Hertzka DAS WUNDER DER HILDEGARD-MEDIZIN

Die Ehre Gottes aus der Natur

Die Himmel rühmen des Ewigen Ehre,
ihr Schall pflanzt seinen Namen fort.
Ihn rühmt der Erdkreis, ihn preisen die Meere;
vernimm, o Mensch, ihr göttlich Wort!

Wer trägt der Himmel unzählbare Sterne?
Wer führt die Sonn' aus ihrem Zelt?
Sie kommt, und leuchtet, und lacht uns von ferne,
und läuft den Weg, gleich als ein Held.

Vernimm's, und siehe die Wunder der Werke,
die die Natur dir aufgestellt!
Verkündigt Weisheit und Ordnung und Stärke
dir nicht den Herrn, den Herrn der Welt?

Kannst du der Wesen unzählbare Heere,
den kleinsten Staub fühllos beschaun?
Durch wen ist alles? O gib ihm die Ehre!
Mir, ruft der Herr, sollst du vertraun.

Mein ist die Kraft, mein Himmel und Erde;
an meinen Werken kennst du mich.
Ich bin's, und werde sein, der ich sein werde,
dein Gott und Vater ewiglich.

Ich bin dein Schöpfer, bin Weisheit und Güte,
ein Gott der Ordnung, und dein Heil;
ich bin's! Mich liebe von ganzem Gemüte,
und nimm an meiner Gnade teil!

Christian Fürchtegott Gellert

VIA·VERITAS·VITA

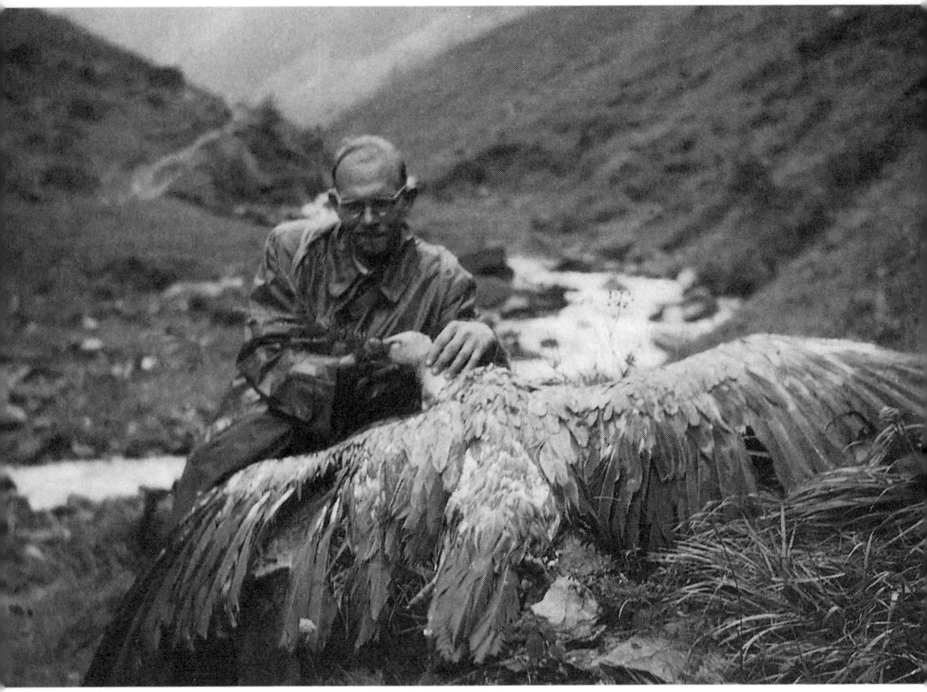

In meiner alten Heimat, dem schönen Salzburg-Land, sieht der Wanderer zuweilen hoch über den stolzen Dreitausendern einen mächtigen Weisskopf-Geier mit seiner stattlichen Flügelspannweite von dreieinhalb Metern, wie ihn unser Bild zeigt, dahingleiten. Das wegen seines Goldreichtums einstmals weltberühmte Rauriser-Tal ist der einzige mitteleuropäische Standort dieses Zugvogels im Sommer. Ich liebe die unverletzte Natur. Aber was soll's? Für zwei wichtige Heilmittel der Hildegard-Medizin (Krebs und Querschnittlähmung) braucht man Rohstoffe vom Geier. Der steht unter strengem Naturschutz. Aber alljährlich gibt die Salzburger Landesregierung zwei Exemplare zum Abschuss frei. Nach langem Hin und Her wurde mir für Forschungszwecke einer davon zugesprochen.

Nachdem ich die Erlaubnis des für das Revier zuständigen ausländischen Jagdbesitzers eingeholt und ein Geierjäger mit dem Auslegen eines toten Schafes als «Luder» (Lockspeise) beauftragt war, wartete ich ab. Aber die Geier kamen diesen Sommer nicht. Im nächsten Jahr fanden die Geier in einem weit entlegenen Gebiet der Hohen Tauern an verunglückten Schafen genug Futter und liessen uns wieder sitzen. Da packte mich der Zorn und ich verschwor mich: Wenn der Geier bis 15. August nicht geschossen ist, geb' ich's auf und mache keinen Handgriff mehr für «mein» Krebsmittel! Am 13. August rief mich der Jäger an: «Herr Doktor! Die Geier sind da!» Die Aufnahme entstand dann am 14. August 1954.

Hat das Vogelbuch Hildegards nicht recht, wenn es dort vom Geier heisst: «... praecavet, ne ab aliis laedatur...» Tatsächlich, «... er hütet sich sorgfältig, dass ja keiner ihm etwas zuleide tut...» Ich hab's erlebt.

DR. MED. GOTTFRIED HERTZKA

DAS WUNDER DER HILDEGARD-MEDIZIN

CHRISTIANA-VERLAG STEIN AM RHEIN

Gottfried Hertzka, geboren in Bad Gastein, aufgewachsen in Salzburg, Medizinstudium in Wien, Arztpraxis in Konstanz, hat als erster für unsere Zeit die Hildegard-Medizin entdeckt und propagiert. Durch sein erstes und viel gelesenes Buch «So heilt Gott» (15. Auflage, 150. Tsd.) wurden weite Kreise für die Medizin der hl. Hildegard aufmerksam gemacht. Im vorliegenden Buch «Das Wunder der Hildegard-Medizin» hat er das falsche Klischee widerlegt, Hildegard sei eine Ärztin und Naturforscherin gewesen und den Nachweis erbracht, dass sie ihre medizinischen Erkenntnisse einem Charisma verdankt, das auf göttlicher Inspiration beruht. Die Hildegard-Medizin hat seither einen wahren Siegeszug erlebt und für die Therapie viele neue Erkenntnisse und Heilmittel gebracht. Der Autor ist bekannt als Initiator vieler Hildegard-Vereinigungen. Auch die Wiederentdeckung des Dinkels geht auf ihn und Hildegard zurück.

Bildnachweis

Erste Umschlagseite: Silberkristalle (x10), Mexiko, Institut für Mineralogie, Ruhruniversität, Bochum

Seite 217: Edeltopas aus Sibirien, Naturhistorisches Museum, Wien

Seite 219: Die Lachsforelle, Agence de presse rapho, 8, rue d'Alger, Paris

Seite 221: Der Papagei, Photo-Archiv Christiana

Seite 223: Der Bernhardinerhund des Hospizes vom Grossen St.Bernhard, Photoglob, Zürich

1. Auflage 1978: 1.– 5. Tausend
2. Auflage 1979: 6.–10. Tausend
3. Auflage 1981: 11.–17. Tausend
4. Auflage 1984: 18.–23. Tausend
5. Auflage 1986: 24.–28. Tausend
6. Auflage 1988: 29.–34. Tausend
7. Auflage 1991: 35.–40. Tausend
8. Auflage 1997: 41.–44. Tausend

Druck: Schmid-Fehr AG, CH-9403 Goldach – Printed in Switzerland

Die Deutsche Bibliothek – CIP-Einheitsaufnahme
Hertzka, Gottfried:
Das Wunder der Hildegard-Medizin / Gottfried Hertzka.
– 8. Aufl. – Stein am Rhein: Christiana Verlag, 1997
ISBN 3-7171-0741-0

Inhaltsverzeichnis

I. Teil: Das Hildegard-Problem

II. Teil: Die Hildegard-Medizin

Register

Abkürzungen

PL	PATROLOGIA LATINA (Migne) Bd. 197 Physika (Naturmittelbuch), Ziffern verweisen auf die Kolumnen
CC	CAUSAE ET CURAE (Lehrbuch), Seiten- und Zeilen-Angaben
NZ	Notizen (Aphorismen Hildegards)
Pi	Pitra, ANALECTA SACRA, Tom. VII.
Echt.	Echtheit der Hildegard-Schriften, Böhlau Verlag Köln–Graz, 1956. Dort auch alle notwendigen Literaturhinweise.
DIVOP	Liber Divinorum Operum
VITMER	Liber Vitae Meritorum
Briefw	Briefwechsel. Müller Verlag Salzburg, 1965
Leben	siehe Literatur «Führkötter»

VORWORT

Dieses Hildegard-Buch ist keine Biographie. Es ist auch kein Lehrbuch der gesamten Hildegard-Medizin. Das würde gut sechs solcher Bände ausmachen. Es geht einfach darum, Hildegard und ihrer Medizin den ihr zukommenden Platz in der modernen Medizin zu verschaffen. Ja, Sie haben richtig gelesen: In der modernen Medizin. Die Rolle, welche die Hildegard-Medizin dabei zu spielen haben wird, kann nicht hoch genug angeschlagen werden. Das reicht von der Frage, ob unsere Diagnosen stimmen, bis zur Möglichkeit eines Universalheilmittels.

Die schwierigste Aufgabe für mich bestand darin, die richtige Mitte zu halten zwischen Volkstümlichkeit und Wissenschaftlichkeit. Ich hoffe, dass mir dies gelungen ist. Ich lege Wert darauf, dass man die wahre Hildegard kennenlernt. Der vertrauliche Ton meines *So-heilt-Gott*-Buches liess sich hier nicht anwenden, und es handelt sich auch nicht um eine weitere Rezeptsammlung. Es soll aber die Vorbereitung dafür sein. Die Zahl der Hildegard-Freunde wächst in erfreulichem Masse und hat mir den Mut zu diesem Buch gegeben.

Als ich mein erstes Hildegard-Buch erstmalig einem christlichen Verlag anbot, wollte er's beinahe drucken – wenn nur nicht so oft der Name *Gott* darin vorgekommen wäre. Der Name findet sich auch in diesem Buche gar nicht selten. Wen's stört, der kann das Buch schon weglegen. Doch viele freut's und nur solche Leser werden Hildegard mit Gewinn lesen. Denn was ich schreibe, nährt sich vom Geiste der Hildegardschriften, aller Hildegardschriften und nicht nur ihrer Schriften über Medizin. Die Medizin aber ist deren Seele.

Das Buch besteht aus zwei Teilen, einem allgemeinen und einem medizinischen. Lieber Leser, scheue bitte nicht die Mühe, den ersten Teil zu lesen.

Im ersten Teil ersteht vor unserem geistigen Auge an Hand der Dokumente ein Hildegard-Bild, welches die zur Zeit übliche Darstellung Hildegards durch eine endgültige ersetzen soll. Bisher hat sich nämlich kein Biograph die Mühe gemacht, ihre Medizin zu studieren. Ich ging den umgekehrten Weg. Zuerst lernte ich ihre Medizin kennen, um mich dann der Person der Schreiberin zuzuwenden. Wer war dieses Wesen? Als ich von Hildegard mehr wusste, dachte ich mir, dass diese «Sekretärin des Heiligen Geistes» so gewesen sein musste.

Im zweiten Teil bringe ich einige Beispiele aus «ihrer» Medizin, welche mir geeignet schienen, den übernatürlichen Ursprung zu beweisen. Ob ich von der Krebskrankheit schrieb oder den zweiundzwanzig Heilmitteln vom Walfisch oder der Hasengalle gegen Schuppenflechte, mich leitete dabei der Wunsch, den Lesern einen lebendigen Eindruck von der unvorstellbaren Wissensfülle zu vermitteln, die in der Hildegard-Medizin verborgen liegt.

Die durchgehend begeisterte Zustimmung zu meinem Buch hat mir genügend bewiesen, dass die Leser mein Anliegen voll begriffen haben. So konnte ich auf etliche Wiederholungen verzichten, welche zum sachlichen Inhalt nichts Neues hinzufügten, sondern nur an die Adresse vermeintlicher Gegner gerichtet waren; der unbefangene Leser hatte dafür kaum Verständnis.

Neben dem «Bund der Freunde Hildegards», welcher über das lesenswerte periodische Mitteilungsblatt «Hildegardkurier» wertvolle Aufklärungsarbeit leistet, wurde inzwischen auch die «Internationale Gesellschaft Hildegard von Bingen» mit Sitz in Engelberg/Schweiz gegründet und in Deutschland der «Förderkreis Hildegard von Bingen» in Konstanz. Ausserdem hat eine Dinkel-Renaissance begonnen, womit einer meiner grossen Wünsche sich erfüllt hat. Soeben ist von mir erschienen: Gottfried Hertzka/Ingeborg Vatheuer, Unser Dinkelbuch – Ein Werkbuch, Verlag St. Hildegardis, Oehningen. In Allensbach am Bodensee wurde unter Leitung von Dr. Wighard Strehlow ein Hildegard-Kurhaus eingerichtet, welches nach der Diät und Heilweise Hildegards arbeitet. Auch die Zahl der lokalen Hildegard-Kreise wächst. Doch bleibt noch viel zu tun, bis das Hildegard-Werk (Opus Hildegardicum) den ihm zustehenden Platz einnimmt. Möchte diese neue Ausgabe «Das Wunder der Hildegard-Medizin» dazu beitragen.

Oehningen,/Schienen, 16. November 1996, am Fest des hl. Othmar

Dr. med. Gottfried Hertka

Adressen:
Bund der Freunde Hildegards e.V., am Weinberg 23,
A-4880 St. Georgen/Attergau
Organ: St. Hildegard-Kurier, Schriftleiter: Helmut Posch

Internationale Gesellschaft Hildegard von Bingen,
CH-6390 Engelberg,
Sekretariat: Basler Hildegard-Gesellschaft, Postfach, CH-4010 Basel

Förderkreis Hildegard von Bingen e.V., Nestgasse 2,
D-78464 Konstanz,
Organ: St. Hildegard-Brief

Papst Johannes Paul II. zum Hildegard-Jubiläum

Anlässlich der Feiern zum 800. Todestag der heiligen Hildegard von Bingen hat der Papst folgende Botschaft an den Mainzer Bischof Hermann Kardinal Volk gerichtet:

Die Leuchte Ihres Volkes und Zeitalters, die hl. Hildegard von Bingen, möge noch heller strahlen, wenn jetzt der Tag gefeiert wird, an dem sie vor 800 Jahren fromm aus dieser Welt, deren Bosheit und Befleckung ihr fremd war, der sie aber, von Christi

Liebe gedrängt, unzählige Wohltaten erwies, in die Ewigkeit zu Gott als Siegerin heimging. An dieser 800-Jahr-Feier nehmen wir freudigen Herzens mit allen teil, die diese Frau von seltener Beispielhaftigkeit bewundern und verehren, und wir bitten Dich, ehrwürdiger Bruder, Dolmetscher und Künder unserer Empfindungen zu sein.

Alle wissen, dass das höchste Lob, das diese Blume Deutschlands schmückte, die Heiligkeit ihres Lebens war: Als Mädchen von acht Jahren wurde sie Klosterfrauen übergeben, um von ihnen unterrichtet zu werden; dann, herangereift, beschritt sie selbst den Weg des Ordenslebens, den sie eifrig und treu ging. Sie sammelte Gefährtinnen mit demselben Vorsatz und gründete neue Klöster, wo «Christi Wohlgeruch» (vgl. 2 Kor 2, 15) sich segensreich ausbreitete.

Vom zarten Alter an mit besonderen himmlischen Gaben reich beschenkt, durchschaute die hl. Hildegard weise die Geheimnisse der Theologie, Medizin, Musik und anderer Künste, schrieb über sie zahlreiche Bücher und stellte die Verbindung zwischen Erlösung und Schöpfung ins Licht.

Sie liebte einzig die Kirche. Aus glühender Liebe zu ihr zögerte sie nicht die Klausur des Klosters zu verlassen, um als unerschrockene Vorkämpferin der Wahrheit und des Friedens mit Bischöfen, staatlichen Würdenträgern und selbst mit dem Kaiser zusammenzutreffen und auch die Volksmassen anzusprechen.

Wenn auch von schwacher Konstitution, aber an geistlichen Kräften stark und eine wahrhaft tapfere Frau, wurde sie damals die «Prophetin Deutschlands» genannt, was bei dieser Jahrhundertfeier für die Christgläubigen ihres Volkes und die anderen nicht ohne Bedeutung scheint. Leben und Werk dieser strahlenden Heiligen lehren vor allem die, die den schwereren Weg im Ordensstand gewählt haben, dass die Verbindung mit Gott und die Erfüllung des göttlichen Willens höchst erstrebenswerte Güter sind. Mögen sie sich von den Worten der hl. Hildegard leiten lassen: «Schauet und wandelt auf dem rechten Weg» (Epist. CXL; PL 197, 371). Mögen sie sich als Bekenner des christlichen Glaubens gedrängt fühlen, die

Botschaft des Evangeliums in unserer Zeit ins Leben umzusetzen. Ausserdem zeigt diese gotterfüllte Lehrerin, dass die Welt nur als Schöpfung eines liebenden und fürsorglichen Vaters im Himmel richtig verstanden und verwaltet werden kann. Schliesslich möge die Sorge, die sie als unermüdliche Helferin des Erlösers gleicherweise dem Nächsten an Seele und Leib zugewandt hat, die heutigen Menschen guten Willens dahin führen, ihren Brüdern und Schwestern, die in Not sind, zu helfen.

Indem wir Gott inständig bitten, dass aus dem festlichen Gedächtnis der hl. Hildegard reiche geistliche Früchte erwachsen, erteilen wir Dir, ehrwürdiger Bruder, den übrigen Bischöfen und allen Christgläubigen, die zur Verehrung dieser Heiligen zusammenströmen, als Beweis unserer Liebe gern den Apostolischen Segen.

Aus dem Vatikan, am 8. September 1979, im ersten Jahr unseres Pontifikats

Papst Johannes Paul II.

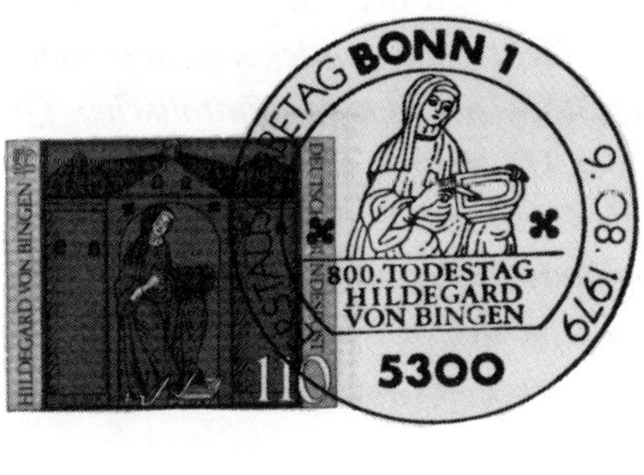

Gedenkbriefmarke der Deutschen Bundespost zum 800. Todestag

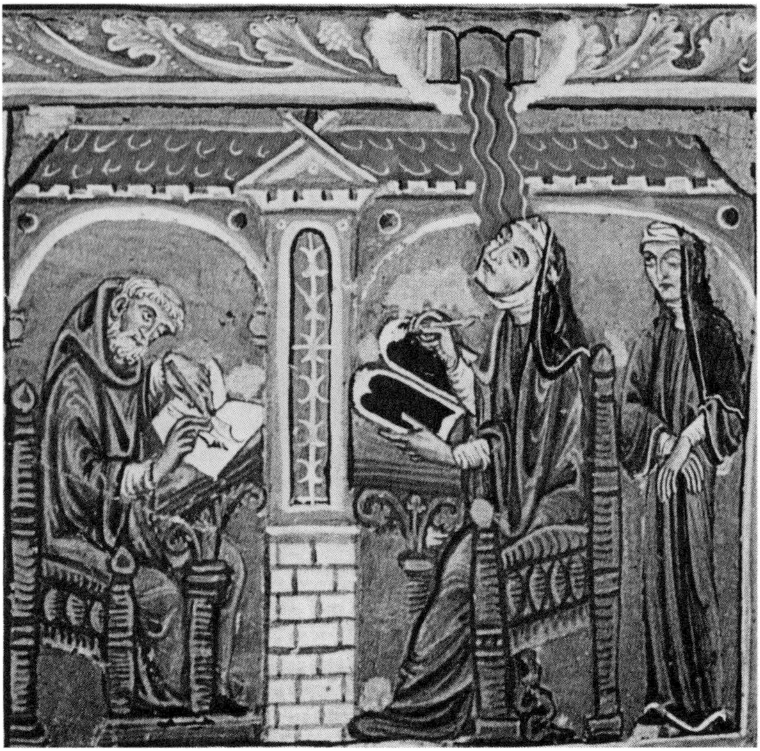

Die obige Darstellung deckt die These dieses Buches, dass nämlich die Erkenntnisse nicht von Hildegard stammen, sondern von oben, von Gott. Gespeist von einer himmlischen Quelle, ergiessen sich Visionen über Hildegard, die das Geschaute aufschreibt auf Tafeln, die an die Gesetzestafeln des Mose erinnern. Ihr Sekretär, Volmar von Disibodenberg, bringt ihre Visionen zu Papier, während Schwester Richardis von Stade als Zeugin zuhört.

Bildnachweis: Miniatur aus dem Codex Latinus der Bibliotheca Governativa in Lucca/Italien.

I. TEIL: DAS HILDEGARD-PROBLEM

Um 1100...

Zweimal die Eins, zweimal die Null. Wird es schwer sein, sich die Jahreszahl 1100 zu merken? Man wird sie sich merken müssen, diese einzige wirklich wichtige Jahreszahl zum Lebenslauf Hildegards von Bingen. In ihrer Autobiographie schreibt Hildegard:

«Um das Jahr elfhundert nach der Menschwerdung Christi begann die Apostellehre zu verblassen und das Glühen der Gerechtigkeit nachzulassen, welche Christentum und Geistlichen die Grundlagen gegeben hatte und sie geriet ins Stocken. Zu jener Zeit wurde ich geboren und von meinen Eltern unter Seufzen Gott geweiht...» (PL 102 D/103 A). Hildegard war erfüllt von der Glut der Gerechtigkeit Gottes. Aufgerührt von der Tatsache, dass in ihrer Zeit ein Widergeist zunehmend um sich griff, erhob sie ihre warnende Stimme. Der Kern ihrer zahlreichen Prophetien beruht auf dieser Tatsache.

Hildegards Eltern, die frommen Edelleute Hildebert und Mechthild, spürten den ungeheuren Schatten, der sich auf die Christenheit niedersenkte. Als ihnen auf dem reichen Herrenhof zu Bermersheim bei Alzey im Rheinland Hildegard als zehntes und letztes Kind (Pi 408) geschenkt wurde, da brachten sie diese Leibesfrucht wahrscheinlich schon vor der Geburt gewissermassen als «Zehent» Gott zum Opfer dar.

Wie ein Mozart die Musikträume seiner Eltern wohl schon unter dem Herzen seiner Mutter träumte, ein Bruder Klaus schon im Mutterschoss den Stern über seiner späteren Felsschlucht hat leuchten sehen, so dürfen wir auch einer Hildegard eine heilige Mutter zutrauen, die um das Herz des werdenden Kindes bereits ihre frommen Kreise zog.

«Aus dem Leuchten der Liebe (Caritas) lehrt mich die Weisheit und befiehlt mir zu erzählen, wie diese Visionsgabe in mich gekommen ist. So sage ich das Folgende nicht mit eigenen Worten, sondern die wahre Weisheit legt sie mir in den Mund als Aussage über mich und spricht so zu mir: Höre, o Mensch, diese Worte und berichte sie nicht von deinem Standpunkt aus, sondern von meinem. So, wie ich dich belehre, rede über dich selbst: Schon beim ersten Werden meiner Gestalt, als mich Gott im Schosse meiner Mutter mit Seinem Hauche zum Leben erweckte, hat Er diese Visionsbegabung in meine Seele gelegt...» (PL 102C). Diese hochfeierliche Aussage Hildegards im Namen der «wahren Weisheit», wobei sie nicht mehr mit eigenen Worten und Gedanken, sondern nach dem Diktat der Weisheitsvision über sich schreibt, gehört zu den spärlichen und überaus kostbaren Resten einer Selbstbiographie, welche Hildegard in hohem Alter verfasst haben muss. Diese Reste finden sich eingearbeitet in die älteste Lebensbeschreibung (Vita) Hildegards, welche kurz nach ihrem Tode von Mönch Theoderich vollendet wurde auf Grund eigener Kenntnisse des Rupertsberges und Informationen aus ersten Quellen.

Leider hat man dieses wichtige Dokument, welches noch zu Hildegards Lebzeiten auf dem Rupertsberg begonnen worden war, in der Endfassung erheblich gekürzt (Echt. S. 11). Es mutet überhaupt recht merkwürdig an, dass Hildegard eine Autobiographie verfasste, über deren Entstehung und Zweck wir nichts Näheres wissen, und zugleich der Abt ihres übergeordneten Mutterklosters den Auftrag zu einer «amtlichen» Biographie gibt. Wusste er von Hildegards Selbstbiographie nichts oder wollte es «besser» machen? Denn das Verhältnis Hildegards, welche auf Gottes Geheiss (1147) ihr Kloster vom Doppelkloster Disibodenberg gelöst hatte, zu den Äbten und Brüdern auf dem «verlassenen» Disibodenberg war seitdem gespannt bis schlecht. Man hat ihr von dort Schwierigkeiten gemacht, wo man konnte, und, wie ich stark vermute, auch ihre Biographie vorzensiert, so dass die für uns so wichtigen Angaben über die Entstehung der Hildegard-Medizinbücher fehlen. Immerhin gilt die uns überlieferte Vita Hildegards als unverfälscht und zuverlässig (Führkötter S. 38). Ihr wurden die beiden vorgenannten Autobiographiestellen entnommen, welche in ihrer Kürze mehr aussagen, als es scheinen mag.

Hildegard war demnach schon vorgeburtlich von den Eltern Gott geweiht worden. Die Kraft Gottes hat in Gestalt ihrer einmaligen Visionsgabe die Embryonalentwicklung begleitet, war gewissermassen in ihren Körper eingebaut und mit ihrem Lebensmodus untrennbar verbunden. Nach den Büchern Hildegards ergreift die Seele im vierten bis fünften Embryonalmonat von der Frucht im Mutterleib Besitz und begleitet nach den ihr eigenen Gesetzen das ganze Wachsen und Leben des Menschen. So hatte Hildegard zeitlebens eine Visionsseele, wie Ähnliches übrigens auch von der 1824 in Dülmen in Westfalen verstorbenen Anna Katharina Emmerick bekannt wurde: Unbedingte Abhängigkeit von der Führung Gottes und viele Krankheiten. Ich betone dies schon hier, weil daraus geschlossen werden kann, dass eigenwilliges Arbeiten, etwa aus Forschungsehrgeiz oder Wissensdurst, bei diesen Personen zur Unmöglichkeit wird.

«Zu jener Zeit wurde ich geboren ...»

Haben wir uns die Jahrzahl 1100 gemerkt? (Zweimal die Eins, zweimal die Null.) Damals begann das Aposteldogma zu stocken und die Glut der Gerechtigkeit nachzulassen, wie wir sinngemäss vorhin in Hildegards Selbstbiographie gelesen haben. Wir ahnen nicht, dass in so einem echt hildegardischen Kurztext gleich zwei Leitmotive aus dem unerschöpflichen Schatz der Hildegardprophetie aufleuchten. Nach den Hildegard-Texten wurde die Apostellehre, die Doktrin der zwölf Apostel, der Kern des heute viel geschmähten Dogmas, aus den Sternen geschöpft und an den Jahreslauf der Sonne gebunden (PL 1005 B). Genauso wie das Jahr aus den zwölf Monaten zu einer Einheit sich rundet und ein Jahrteil an den anderen anknüpft und alle zwölf zum Ganzen gehören, so hatte jeder Einzelne der Apostel aus der Lehre des Meisters seine spezielle Auffassung herausgeholt, entwickelt und in das Ganze der christlichen Dogmatik eingebaut. Das uralte Duodezimalsystem der Astronomie, welches auch in der Einteilung des Kreises in dreihundertsechzig Grad und des Tages in zwölf bzw. vierundzwanzig Stunden mitspielt, beruht auf einem Gottesgesetz, dessen feinste Nuancierung von den Aposteln in ihre Lehre, in ihr Leben und in ihre Predigtweise endgültig eingearbeitet wurde. Man lese darüber im Alterswerk Hildegards nach (PL 1007 D - 1012 C; vergleiche auch PL 877 B - 884 D). Wenn also alle Christen ein apostolisches Glaubensbekenntnis gemeinsam haben, so bekennen wir damit, dass unsere Dogmen auf die 12 Apostel zurückgehen und sich zu einer unteilbaren Einheit zusammenfügen wie die Monate eines Jahres.

Der oben zitierte Hildegard-Satz besagt, dass dieses apostolische Prinzip zu den Zeiten Hildegards sich erschöpft, seinen Schwung verloren hatte und anfing, träge, stumpf, unbrauchbar zu werden. Das Dogma war gealtert, gewissermassen müde geworden. Die Welt hatte sich schon damals daran übersättigt. Wir dürfen dies nicht unbedingt negativ ansehen. Denn nach den Prophetien Hildegards hat das Christentum drei Glanzlichter, welche nicht gleichzeitig, sondern nacheinander die Welt erhellen sollten. Das erste davon war die apostolische Lehre, welche nach dem Tod des Liebesjüngers Johannes, des letzten Apostels, in einer Blütezeit von rund tausend Jahren (100 n. Chr. bis 1100) das zeitliche Wesen des Christentums in der Welt bestimmt hatte. Diese erste Phase des Christentums war also in den Tagen Hildegards abgelaufen. Die zweite begann.

Aber in den Tagen Hildegards begann auch noch etwas anderes in die Welt einzubrechen. Etwas Böses, das die Gerechtigkeit fast zum Erlöschen brachte. Ein böses Prinzip, welches fortzeugend immer Böses muss gebären, bis in die Zeiten des Antichrist hinein. Die Hildegard-Texte lehren, dass sich das antichristliche Prinzip (vgl. A. Dempf, Sacrum Imperium, 2. Aufl. 1954, S. 279 ff) am Ende der Tage in einer Person manifestieren wird. Seine Vorläufer und Wegbereiter haben in den Tagen Hildegards ihr Werk schon begonnen und dieses wird nie wieder aus der Weltgeschichte verschwinden. Mit dem Niedergang, dem Veralten des apostolischen Einheitsdogmas verschwand die Gerechtigkeit aus der Welt. Schon damals und nicht erst heute. Das äussere Zeichen für die Sprengung der apostolisch-dogmatischen Einheit war vier Jahrzehnte vor Hildegard die Trennung der Ostkirche von der Westkirche im Schicksalsjahre 1053. Wenn also in unseren Tagen dank der Vorarbeit Johannes XXIII. sich wieder eine grundsätzliche Einigung aller Christen anbahnt, so kann es für uns das Zeichen sein, dass die Tage der Gerechtigkeit zurückkehren. Nach wiederum fast tausend Jahren neigt sich die zweite Phase der Kirche Christi ihrem Ende zu. Ein Neues beginnt - auch in der Christenheit. Wir spüren das.

Hildegard nennt diese beginnende dritte Phase das (christliche) «Leben in der Welt» (Saecularis vita, PL 489Aff). Die Apostel waren in der Welt - aber nicht von der Welt. Religion, welche im Sinne Hildegards und des Mittelalters so viel wie Treue zu einer Ordensregel bedeutete, bestimmte als Zweites die hinter uns liegende Zeit. Nun erst soll das Leben selbst verchristlicht werden. Gerade heute, wo man das Leben sogar im Mutterschoss mit Füssen tritt, soll eine neue, christlichere Auffassung des Lebens Platz greifen? Hildegard meint nämlich mit «Leben» das Menschenleben vom Mutterschoss an! Darum symbolisiert sich die kommende dritte und letzte Glanzzeit des Christentums «wie eine weisse Wolke vom Nabel (der Frau Kirche) abwärts» (ebd.). Am Nabel hängt die Gebärmutter, hängt das Leben, das säkulare Leben. Das irdische Schicksal des Menschen entscheidet sich weitgehend im Mutterschosse, ja schon lange vorher. Hildegard gibt dafür eine treffliche Kronzeugin ab. Was in einem echt christlich geborenen Menschen steckt, welche unerhörten Fähigkeiten noch unerschlossen sind, zeigt uns die lebenslange Tonbildvision Hildegards. Haben nicht auch unsere Gelehrten festgestellt, dass im Laufe unseres Daseins von unserem Gehirn normalerweise praktisch nur ein Zehntel benützt wird? Waren bei Hildegard die sonst unerschlossenen neun Zehntel auch noch in Tätigkeit gesetzt?

Das Prinzip der göttlichen Gerechtigkeit über Generationen hinweg war in den Tagen Hildegards zerbrochen, war in der Welt von einem antichristlichen Prinzip des In-den-Tag-hinein-Lebens abgelöst worden. An höchster Stelle, in der Familie des Kaisers des Heiligen Römischen Reiches! Man könnte die ganze Geschichte der christlichen Reiche seit den Tagen Hildegards bis in unsere Tage als die Geschichte eines grossen Irrtums, einer grossen Täuschung, eines grossen Missverständnisses ansehen. Hildegard wurde am Ende jener Zeit reineren Christentums als letzte Blüte am Stamme vieler, frömmerer Generationen geboren, um durch ihre Schriften die Gerechtigkeit in spätere Jahrhunderte hinüberzuretten.

Hildegard war sich dessen durchaus bewusst, soweit man bei dieser demütigen Frau überhaupt von einem Selbstverständnis reden kann. Durch ihre ganzen Prophetien spricht der göttliche Mund diese Sprache.

Die Zeitdiagnose

Die «göttliche Zeitdiagnose» aus dem Munde Hildegards lautet: Die Männlichkeit ist aus der Welt verschwunden. Eine weibische Zeit ist es geworden (PL 1006D und an vielen Stellen der Hildegard-Schriften). Aber gerade deshalb hat Gott in Hildegard «das Schwache erwählt, um das Starke zu beschämen.» Begreiflich, dass ihr die Geistesmänner ihrer Zeit und namentlich die für sie im Abt vom Disibodenberg verkörperte Autorität schon aus diesem Grunde keineswegs wohlgesonnen waren. Die wirklich Grossen ihrer Zeit, ein Kaiser Barbarossa und ein Papst Eugen, ein Bernhard von Clairvaux anerkannten in Hildegard «Geist von ihrem Geist». Aber viele andere, kleinere Geister machten ihr das Leben so sauer wie nur möglich. Wahrscheinlich ist der letzte Kampf, den Hildegard mit den Männern des Mainzer Domkapitels (in Abwesenheit des Erzbischofs) ein halbes Jahr vor ihrem Ableben noch im Alter von achtzig Jahren ausfechten musste, auch letzten Endes auf Ressentiments der beleidigten Männlichkeit dieser Herren zurückzuführen. Und weil ich schon bei diesem Thema bin, möchte ich nicht unerwähnt lassen, dass einige Jahre nach ihrem Hinscheiden der Herr Erzbischof von Mainz es fertig brachte, ihr über das Grab hinaus im Gehorsam zu befehlen, keine Wunder weiterhin zu vollbringen (PL 138C). Und Hildegard gehorchte.

Wenn ich Hildegard richtig deute, so dauerte die weibische Zeit vierhundert Jahre (1100–1500). Demnach begann ungefähr mit Luther eine überschiessend männliche Zeit. Es scheint so zu sein, dass dieses Zeitalter der Männlichkeit mit seiner Verherrlichung von Heroismus, Kampf und Krieg - bis in die Geschichtsbücher unserer Tage hinein - wiederum vierhundert Jahre dauerte. Wir würden jetzt am Anfang eines neuen Zeitalters stehen.

Das Zeitalter, das mit uns beginnt, nennt Hildegard das Zeitalter des Pferdes, des kranken (bleichen) Rosses. Wenn die Welt kränkelt, was wird dann aus den Christen? Werden auch wir uns anstecken lassen, da wir ja auch in dieser Welt leben müssen? Oder werden wir anders sein, falls wir «die Welt nicht lieb haben, noch was in ihr ist...»? (1 Joh 2,15). Viriditas besitzen, nennt Hildegard diese Fähigkeit zum Erblühen eines neuen Geschlechtes.

Ich will hier nicht näher darauf eingehen. Wenn in unseren Tagen eine Hildegard-Renaissance, ja überhaupt erst ein wahres Hildegard-Verständnis sich Bahn bricht, so möchte ich darin ein gutes Zeichen sehen. Über achthundert Jahre hinweg reicht Hildegard uns ihre Hand. Nicht nur unserer Zeit. Nein, sie wird ein Licht der Christenheit bleiben bis ans Ende der Zeiten wie die Bibel. Die Hildegard-Schriften sind nämlich durchsetzt von einer Fülle von Bibelzitaten samt ausführlichen mystischen Kommentaren. Genug für Jahrhunderte.

Nur in den Medizinbüchern stehen fast keine Bibelzitate. Darin liegt eine grosse Tragik. Man hat deswegen ihre Medizin nicht ernst genommen und begnügte sich in kirchlichen Kreisen damit, in Hildegard eine Heilige zu haben. Niemand dachte daran, dass Gott mit Hildegard doch noch mehr vor hatte, als nur eine kanonisierte Persönlichkeit vorzustellen.

Als nach mehrhundertjährigem Dornröschenschlaf Hildegards Bücher wieder entdeckt wurden, hatte die gelehrte Welt jeden Sinn für den Wert des Heiligen verloren. Für die Wissenschaft existierte so etwas nicht mehr. Auch katholische Christen verleugnen heute beinahe jene unvergleichliche Elite des Christentums, ohne die wir überhaupt nicht wüssten, was Christsein bedeuten kann. Die weithin unbekannte Hildegard wäre geeignet, hierin einen grundsätzlichen Wandel zu schaffen.

Die Heilige

«Heilige, das sind Menschen, die es den anderen möglich machen, an Gott zu glauben», sagt der lutherische Theologe Nathan Söderblom. Wie trefflich lässt sich dieses Wort auf Hildegard anwenden! Der Gott Hildegards ist der Gott, an den wir heute und morgen mit gutem Gewissen und voller Überzeugung glauben können. Gerade weil Er uns auch eine Medizin lehrt. Die Philosophie, das nachempfundene Weltverständnis der Menschen, wird weitgehend von den medizinischen Vorstellungen einer Zeit geprägt. Das zeigt der Buddhismus ebenso wie die altgriechische, klassische Philosophie. Wieweit medizinische Irrtümer den Nationalsozialismus unglücklich beeinflusst haben, wissen wir noch aus jüngster Zeit. Müsste uns nicht eine göttliche Medizin eine göttliche Philosophie bescheren?

Es wird manchen verwundern, dass ich die heilige Hildegard von Bingen schlichtweg nur Hildegard nenne. Da ich sie oft in diesem Buch erwähnen muss, ergibt sich daraus eine Textvereinfachung. Doch habe ich noch einen anderen Grund. Meine

Hildegard-Medizin soll dem ganzen Volk zugute kommen. Darunter gibt es nicht wenige, denen der Begriff eines heiligen Menschen fremd, ja unverständlich ist.

Für mich dagegen war die erwiesene Heiligkeit Hildegards ein starker Anziehungspunkt. Die Medizin einer Heiligen zog mich mehr an als jede andere. Je besser ich sie kennenlernte, desto glücklicher war ich, sie gefunden zu haben. Dabei verschwand die anerzogene Scheu vor dem Heiligen. Nicht im Sinne einer Respektlosigkeit, sondern in der Freude, wieder einmal einen ganzen, einen echten Menschen vor mir zu haben.

Über die Hildegard-Medizin zu schreiben, bedeutet, Hildegard ganz anzunehmen. Weil dies bisher nie geschehen ist, muss ich meinem Buch über Hildegards Medizin einen ersten Teil vorausschicken, welcher beweisen soll, wie sehr man Hildegard verkannt hat und noch immer verkennt. Nur wer auch die Medizin Hildegards ernst nehmen kann, versteht Hildegard richtig, nur dann ist Hildegard wirklich die Hildegard, wie sie Gott sich gedacht hat. Wenn man vierzig Jahre Hildegard-Forschung erlitten hat, darf man ein gewichtiges Wort in Sachen Hildegard mitreden, zumal es gelungen zu sein scheint, den Menschen und das Werk Hildegards auf einen Nenner zu bringen.

Das Volk spricht zu Lebzeiten schnell jemanden heilig. Über das Grab hinaus wird dieser Titel nur wenigen zuerkannt. Das geschah bei Hildegard. Zu einem erklärten Heiligen gehört allemal ein gerütteltes Mass von Leid, von willig und freudig angenommenem Leid. Hildegard war zeitlebens krank, wenn auch vielleicht krank vor Liebe. Das Seufzen ihrer Eltern über das Böse in der Welt war in Hildegard Fleisch geworden. Sie war des Guten Antwort auf das Böse zu ihrer Zeit wie Katharina Emmerick die Antwort auf das beginnende neunzehnte Jahrhundert. Die Stauferzeit sieht im Lichte Hildegards anders aus, als die Welt uns weismachen will. Einiges davon lässt der echte Briefwechsel Hildegards durchschimmern.

Im Grunde genommen war Hildegard zeitlebens aus der Welt herausgenommen, um im Schutz der klösterlichen Gemeinschaft wenigstens vor dem organisierten Bösen bewahrt zu sein. Es ist ein grosser Unterschied, ob man sich mit einer Weltöffentlichkeit herumraufen muss, welche das Böse verherrlicht oder ob das in der Brust verborgene Böse zwar den Einzelnen unter Druck setzt, im Alltag aber nicht so zum Zuge kommt, wie es möchte. Diese Aufgabe übernahmen die klösterlichen Gemeinschaften. Als man bei der kleinen Hildegard schon mit drei Jahren erkannte, dass in ihr in hohem Masse eine andere, heile Welt angeboren schlummerte, stand für die Eltern fest, dass dieses kostbare Blümchen seinen eigenen Nährboden brauche, um sich dereinst voll entfalten zu können.

Viele Klöster gab es damals, aber keines von ihnen schien diesen Ansprüchen zu genügen. Man baute darum der kleinen Hildegard, als sie acht Jahre alt war, an das Benediktinerkloster auf dem Disibodenberg im Nahetal eine Frauenklause an, in welcher sie unter der Obhut der seligen Jutta erzogen wurde. Durch fast dreissig Jahre wachte diese aus hochadeligem Geschlecht stammende und von Gott für diese Aufgabe bestimmte Frau über das verborgene Leben Hildegards. Hildegard stand zeitlebens - mehr als siebzig Jahre - unter der massvollen Zucht klöstlichen Lebens nach der Regel des heiligen Benedikt ebenso wie unter der noch strengeren und leidvolleren Führung ihres inneren, göttlichen Lichtes, welches alle ihre Lebensschritte bestimmte.

Ein Hildegard-Brief

Hören wir doch einmal, was die siebenundsiebzigjährige Hildegard rückblickend auf ihr Leben dem Mönch Wibert 1175 nach Gembloux geschrieben hat:

«Die nachfolgenden Worte rede ich nicht von mir aus noch auf Veranlassung eines anderen Menschen. Sondern ich trage sie vor, wie ich sie empfangen habe in der Über-Vision.

O Diener Gottes durch deinen Spiegel des Glaubens, durch den du dich leiten lässt in der Erkenntnis Gottes; o Sohn Gottes durch deine menschliche Gestaltung, in welche Gott seine Wunder hineingelegt und kenntlich gemacht! Wie man den Spiegel, in welchem alles sichtbar wird, in einen Rahmen spannt, wird auch die denkende Seele in den Leib wie in einen Apparat eingebaut, damit der Körper von ihr durch Schauen gelenkt werde und damit die Seele durch das Glauben himmlische Einblicke gewänne. Höre, was aus dem fehlerlosen Leuchten spricht:

Der Mensch ist himmlisch und irdisch. Himmlisch nämlich durch das Wissen des Guten seiner denkenden Seele; durch das Wissen des Bösen zerbrechlich und verfinstert. Je mehr er sich im Guten wiedererkennt, um so mehr liebt er Gott. Wenn er sein Antlitz im (Seelen)Spiegel schmutzig und staubbedeckt erblickt, dann bemüht er sich, es zu säubern oder abzuwischen. Wenn er aber merkt, dass er gesündigt und sich verwickelt hat in Zersplitterung durch Nichtigkeiten, seufzt er: Dann weiss er sein Wissen um das Gute verdorben und im Ton des Psalmisten erhebt er klagend seine Stimme:

‹Arme Tochter Babylons! Selig, der dir dein Geschenk zurückgibt, das du uns geschenkt hast. Und selig, der behalten wird und auf den Felsen wirft, was klein in deinen Augen.›

Das ist so gemeint: Durch das Gift der Schlange wurde die menschliche Begierlichkeit verdorben. Die Arme und Mittellose ist sie. Man hat keine ehrenhafte Meinung von ihr, weil kein Wunsch nach der Herrlichkeit ewigen Lebens, dem so köstlichen Wissen um das Gute, sie plagt. Selig jener, der festhalten wird an dem, was durch Gott lebt und dessen Wissen ihn belehrt, wie Gott ihn erschaffen und erlöst hat. Der durch die Befreiung, durch die Gott ihn frei gemacht, an seinen Sünden alles gewohnheitsmässig Böse abhobelt und all sein Elend und Armsein an himmlischen Gütern auf jenen Felsen wirft, der aller Seligkeit den Halt gibt. Denn merkt der Mensch, dass lehmige Fäulnis in ihm steckt und bringt er es trotzdem nicht fertig, sich zu enthalten vom Genuss der Sünden, dann beschmutzen ihn die schwarzen Vögel ganz. Doch im Vertrauen auf Gott schöpft er Glauben durch die denkende Seele, auch wenn er sie nicht sieht und nicht kennt. Mag auch der Mensch wissen, dass er so beschaffen ist und ein ewiges Leben lebt, er kann sich nicht enthalten, oft und oft zu sündigen. O wie wunderlich und kläglich klingt daher die Botschaft, dass Gott solch tönerne Gefässe einst dennoch mit dem Wunder seiner Sterne übersäte, wenn sie doch das Sündigen nicht lassen können, ausser wenn Gott aus Gnade sie daran hindert. Auch Petrus war nicht sicher, der sich gar verschwor, den Sohn Gottes niemals zu verleugnen; so erging es vielen anderen Heiligen, die in Sünde fielen, aber nachher brauchbarer und vollkommener wurden, als sie gewesen wären, wenn sie nicht gefallen wären.

O treuer Diener, ich arme Frauensperson sage dir weiterhin folgendes, und zwar aus meiner Wahrheitsvision.

Wenn es Gott gefällt, in der Vision meinen Leib und meine Seele zugleich zu erheben, weicht nie dabei mir Furcht aus dem Gemüt und Herzen, da ich doch weiss, ein Mensch zu sein, wenn auch von Kindheit an im Kloster eingeschlossen. Vielen Weisen hat das Wunderbare so den Kopf verdreht, dass sie zuviel Geheimes offenbarten, bloss aus eitler Ruhmsucht, stolz auf sich, und darum fielen sie. Doch die im Aufschwung ihrer Seele von Gott die Weisheit schöpften und sich für nichts erachteten, die wurden zu Säulen des Himmels. So war es bei Paulus, der in der Predigt alle übrigen Jünger übertraf und sich dennoch für nichts hielt. Auch Johannes, der Evangelist, war aller gütigen Demut voll, weshalb er viel vom Born der Gottheit schöpfte. Wenn das so ist, darf ich Armseligkeit mich nicht erkennen? Gott ist's, der schafft und wo er will zum Ruhme seines Namens und nicht eines irdischen Menschen.

Ich also habe immer ein zitterndes Zagen. Denn keinerlei Gewissheit spüre ich in mir, etwas zu können. Gott streck ich meine Hand entgegen, dass er mich trägt wie eine schwerelose Feder ohne Kräfte und eine, die der Wind verweht. Auch was ich schaue, kann ich nicht richtig wissen, solang ich eingespannt bin in den Leib und in die unsichtbare Seele, weil in diesen zweien der Defekt des Menschen liegt.

Seit meiner Kindheit, als meine Knochen, Nerven und Gefässe noch keine Kräfte hatten, schau ich in meiner Seele ununterbrochen die Vision bis heute, da ich nun mehr als siebzig Jahre bin. Wie's Gott gefällt, steigt meine Seele in dieser Schau hoch himmelan zum Firmament und dahin, wo die Lüfte wechseln, und mischt sich unter all die Völker, wenn sie auch noch so weit entfernt von mir in Gegenden und Orten weilen. Weil das die Art des Schauens in meiner Seele ist, erblicke ich dies alles ähnlich dem Spiel der Wolken und des sonst Geschaffenen. Nicht hör ich es mit dem Gehör der Aussenohren und nicht durch Denkprozesse meines Herzens erfass ich es, noch im Zusammenspiel meiner fünf Sinne. Bei offenen Aussenaugen, so dass ich nie umfangen von Ekstase den Blick verlor. Ich schaue wachend tags und nachts. Anhaltend Kranksein fesselt mich jedoch und grossen Schmerzen bin ich oftmals ausgeliefert, die mir den Tod zu bringen drohen. Doch Gott hat mich bisher erhalten. Das Leuchten, das ich schaue, ist nicht raumgebunden und leuchtet heller noch als eine Sonnenwolke. An ihm kann ich mir keine Höhe, keine Länge und keine Breite denken. Es wird des Lebenslichtes Schatten mir genannt. Wie Sonne, Mond und Sterne in einem Wasserspiegel erglänzen mir in ihm die Schriften, Reden, Kräfte und der Menschen Werke.

Was ich in dieser Schau gesehen oder auch gelernt, behalt ich lange im Gedächtnis, so dass ich mich erinnere, wann ich's gesehen und gehört. Sehen, Hören, Wissen und im Moment, wo ich es weiss, auch Lernen ist Eins. Was ich nicht schaue, weiss ich nicht, denn ich bin ungelehrt. Man hat mich nur im Lesen unterrichtet. Was ich schreibe, seh und höre ich in der Vision. Andere Worte, als die ich höre, benütze ich nicht und trage sie als rohe Lateinworte vor, wie ich sie in der Vision höre. Denn kunstgerecht zu schreiben, wie die Philosophen schreiben, lehrt die Vision mich nicht. Die Worte der Vision sind nicht wie Worte, die vom Munde kommen, mehr flackernd einer Flamme gleich und einer Wolke, die am klaren Himmel zieht.

Die Art des Leuchtens kann ich nicht erfassen, wie ich ja auch ins volle Sonnenlicht nicht blicken kann. Manchmal, nicht oft, seh ich in diesem Leuchten Licht; man nennt es mir das Lebenslicht. Ich kann nicht sagen, wann und wie ich's schaue. Doch während ich es schau, fällt alle Traurigkeit von mir und alles Ängstlichsein und es wird mir, als wär ich einfach Mädchen und nicht schon eine alte Frau.

Mein ständig Kranksein, manchmal Leiden, macht, dass mich's verdriesst, die Worte und Visionen vorzutragen, die sich mir zeigen. Wenn aber jene Schau, von der ich oben sprach, ich mit der Seele geniesse, dann werde ich wie umgekehrt, so dass Schmerz und Drangsal mir entschwinden. Und was ich dann in den Visionen schau und höre, schöpft meine Seele wie aus einem Born, der dennoch voll und unerschöpflich bleibt. Das Leuchten, das des Lebenslichtes Schatten heisst, fehlt meiner Seel nicht eine Stunde. Ich sehe es, wie ich am Himmel ohne Sterne in eine lichte Wolke schau und seh in ihm das meiste, was ich rede; nur was den Fragern ich zur Antwort gebe, das blitzt mir aus dem Lebenslicht.

Als Doppelwesen, Leib und Seele, kenn ich mich nicht und bin in meinen Augen nichts. Ich habe den lebendigen Gott im Auge und überlass ihm alles das, damit Er, der ohn End und Anfang, in all dem mich bewahre vor dem Bösen. Darum bete auch Du, der diese Worte hört, und mit Dir alle, die sie hören, betet für mich, dass ich im Dienste Gottes bleibe.

Du aber, o Sohn Gottes, der du Ihn gläubig suchst und Heil von ihm erbittest, sieh an den Adler, der mit zwei Flügeln zu den Wolken fliegt. Ist deren einer nur verletzt, bleibt er am Boden und kann sich nicht erheben, so gern er fliegen möchte. So schwebt der Mensch auf den zwei Flügeln seines Denkens mit dem Wissen um Gut und Böse. Sein rechter Flügel ist das Wissen «*Gut*», sein linker ist das Wissen «*Bös*». Es dient dem *Gut* das *Bös;* durch's *Bös* wird *Gut* geschärft und lenkbar, macht weise ihn in allen Dingen.

O lieber Gottessohn! Mög Gott die Flügel deines Wissens auf rechte Bahnen schwingen, dass, wenn Du Lust zur Sünde schmeckst – das Nicht-ohn-Sünde-können-Sein ist angeboren dir –, dann iss es nicht, indem du's tust. Dann fliegst Du gut. Vom Menschen, der so handelt, singt Gott die Himmels-Harmonie das Lob, weil diese Asche Mensch nur Gott liebt, da er um Gottes willen sich selbst so ganz verachtet. So halte es in diesem Ringen, du tapferer Soldat, bis du sein kannst in Himmelsharmonie, damit von Gott Dir werde gesagt: Du wahrer Israelit! Weil du zu Bergeshöhen blickest mit den Augen des Gefangenen und mit dem Eifer himmlischen Verlangens.

Auch alle, die in dem mir übersandten Brief genannt sind, soll Heil'ger Geist so lenken, dass man sie in das Buch des Lebens schreibe» (Pi 331 ff).

Es wird erzählt, dass Wibert auf den Knien diesen Brief Hildegards empfing und ihn vor dem Lesen eine Nacht auf einem Altar niederlegte. Den ersten Teil verstand wohl nur er selbst. Ich wollte ihn nicht auslassen wie im Buche «Briefwechsel» (Briefw. S. 226), wiewohl er samt seinem offensichtlichen Bibelzitat schwere Kost ist. Jedenfalls ist der Brief echte, ganze Hildegard. Eine solche Frau, ein solcher Geist, forscht nicht, braucht nicht zu forschen, kann nicht forschen wie ein moderner Gelehrter. In ihren Visionen hat sie alles, was sie braucht und noch mehr. Das innere Gesetz, nach dem das Kind schon angetreten war, hielt Hildegard ein ganzes Leben durch. Doch wusste die Welt praktisch dreiundvierzig Jahre lang nichts davon. So wollte es Gott und ihre Erzieherin.

Nach dem Tode ihrer Meisterin Jutta

wurde Hildegard zur Vorsteherin eines inzwischen herangewachsenen Frauenkonventes gewählt (1136). Waren es anfangs nur drei Menschen, welche die an das Männerkloster angebaute Frauenklause auf dem Disibodenberg bewohnten, Jutta, Hildegard und noch ein Mädchen (wohl deswegen, damit die kleine Hildegard nicht ohne gleichaltrige Gespielin aufwuchs), so hatten sich im Laufe von dreissig Jahren dieser kleinen Gemeinschaft noch andere fromme, zumeist adelige Frauen angeschlossen. Hildegard war damals achtunddreissig Jahre alt und behielt die ihr übertragene Leitung bis zu ihrem Tode im Alter von einundachtzig Jahren (17. September 1179).

Aus der Zeit vor 1141 wissen wir nichts Näheres aus dem Leben Hildegards. Wir dürfen mit Recht annehmen, dass es äusserlich fast genauso verlief wie das Leben aller anderen Frauen in den Klöstern der Benediktinerinnen. Fast. Denn vergessen wir nicht, dass am Anfang die Klause stand und Klausnerleben ist noch ein wenig strenger als das Klosterleben schlechthin. Hildegard lebte ein verborgenes Leben, wie sie in ihrer Selbstbiographie schreibt:

«... Von meinem dritten Lebensjahr an sah ich ein so grosses Aufleuchten, dass ich bis in die Seele hinein erzitterte. Aber ich war noch zu klein, um mich darüber äussern zu können. Mit acht Jahren wurde ich Gott in einer klösterlichen Gemeinschaft übergeben. Bis zu meinem fünfzehnten Lebensjahr schaute ich vieles und erzählte vieles davon in meiner Naivität, so dass die es hörten sich verwunderten, woher das käme und von wem ich das hätte. Damals fiel es mir (plötzlich) selbst auf, dass ich etwas innerhalb meiner Seele schaue, während ich doch (gleichzeitig) meine Augen offen habe und ich hörte, dass andere Menschen das nicht haben. Von da an verbarg ich, so gut ich konnte, das Schauen in meiner Seele. Von den Dingen des äusseren Lebens erfuhr ich nicht viel, weil ich häufig an einer Krankheit litt, die ich mir schon mit der Muttermilch zugezogen hatte und die mein Fleisch abmagern liess und durch welche meine Kräfte hinschwanden. Das nahm mich schwer mit und ich fragte meine Erzieherin (Jutta), ob sie denn nicht, abgesehen von den äusseren Dingen, etwas erblicke; sie konnte mir darauf aber nicht antworten, weil sie ja sonst nichts sah. Da bekam ich grosse Angst und ich wagte nie mehr, mich jemandem zu offenbaren. Dennoch hatte ich die Gewohnheit, etliches von der Zukunft teils zu erzählen, teils zu diktieren. Und wenn ich einmal von der Vision ganz eingenommen war, sprach ich von vielen Dingen, die den Zuhörern ganz fremd waren. Liess dann die Gewalt der Vision nach, in der ich mich eher wie ein Kind als meinem Alter entsprechend benahm, schämte ich mich sehr und weinte viel und hätte viel lieber geschwiegen, wenn es möglich gewesen wäre. Aus Scheu, die ich vor den Leuten hatte, wagte ich niemandem zu erzählen, auf welche Weise ich schaue. Nur jene edle Frau, der ich zur Erziehung anvertraut war, nahm davon Kenntnis und weihte einen ihr nahestehenden Mönch ein» (PL 103 A/C).

So war Hildegard. Sie war ein kränkliches, sogar krankes Kind und sie war in dieser ersten Phase ihres Lebens nur darauf bedacht, sich möglichst unauffällig ihrer Klostergemeinschaft einzufügen. Es darf als sicher gelten, dass sie keine Sonderrechte besass und dass nichts Ausgefallenes an ihr geduldet wurde. Vielleicht gab es einen Klostergarten mit einem Kräutergärtlein. Vielleicht. Vielleicht auch nur im Rahmen des benachbarten Männerklosters. Jedenfalls wird uns mit keinem Wort verraten, dass Hildegard irgendwie damit befasst war. Sie war krank, sie war schwächlich. Sicherlich hat sie in dieser Zeit auch keine Studien betrieben, weder medizinische noch sonstwelche. Alle gegenteiligen Behauptungen sind reine Phantasie.

So schreibt Hildegard an den berühmten heiligen Bernhard von Clairvaux: «Antworte mir in deiner Güte, da ich ... seit meiner Kindheit nicht einen Augenblick lang sicher war. Nach deiner feinen Art und Weisheit denk (über meine Art zu schauen) in deiner Seele nach ... Du, der so sichere und feingebildete Vater ...; denn ich bin ein ungebildetes Menschenkind und auf keine Weise über die Dinge der Aussenwelt unterrichtet, sondern nur von innen heraus durch meine Seele belehrt, so dass ich nur wie im Zweifel (davon) reden kann...» (PL 189C ff und Echt, S. 105). Der Brief ist um das Jahr 1146 geschrieben, als die Aussenwelt und auch Bernhard von ihr noch nicht viel wussten.

Ich finde, das sind sehr eindeutige Aussagen. An der Dauerkrankheit Hildegards kann nicht der geringste Zweifel sein. Das war ein Teil des Preises, den ein Mensch für seine hohe Begnadung zahlen muss. Hildegard war oft sogar zu schwach, um auch nur über ihre Visionen zu reden. Von Studieren konnte da keine Rede sein. Ich wundere mich daher, wie es Leute gibt, die unbedingt haben wollen, dass Hildegard geschult, unterrichtet und ausgebildet worden sei. Auf solche Ideen verfiel erst unsere ungläubige Zeit, während man früher die Hildegard-Existenz als Wunderzeichen der göttlichen Allmacht gelten liess.

Unter den wenigen, die sich bisher intensiver mit Fragen der Hildegard-Medizin beschäftigt haben, ragt eine Doktordissertation hervor, die sich speziell mit den zahnheilkundlichen Texten Hildegards befasste (Riethe, Diss. Johannes Guttenberg Universität zu Mainz, P.R. 1952). Wie anders nicht gut möglich, nimmt der Verfasser auch zu der Frage Stellung, wie dieses phänomenale Wissen Hildegards über dieses Spezialthema zu erklären ist. Der Dissertant meint, dass sie es von Bischof Siward hatte. Der aufmerksame Leser, der mir bisher gefolgt ist, weiss die Antwort auf diese Frage. Nun gab es aber 1911 eine neuere Biographie über Hildegard, deren Verfasser unter anderem herausgefunden hatte, dass zur Zeit Hildegards das Mönchskloster Disibodenberg eine neue, schöne Kirche errichten liess, die freilich heute längst in Trümmern liegt. Als 1138 dort drei Altäre eingeweiht werden sollten, besorgte dies für das Erzbistum von Mainz, dessen Bischofsstuhl damals gerade verwaist war, stellvertretend (1137/38) am 13. März 1138 der «Herr Bischof Siward, der aus seinem Bistum Uppsala verjagt worden und in das Bistum Mainz (zur Aushilfe) gekommen war und dort viele Kirchen und Altäre im Auftrag der Diözese Mainz konsekrierte...» (Monumenta Germaniae, Bd. 17, S. 25).

Diese Vermutung aus dem Jahre 1911 «machte unter der Hildegard-Literatur Schule» (Diss. S. 31). Beim nächsten Biographen ist es schon keine Vermutung mehr, sondern wird zur Behauptung, «dass der schwedische Bischof Siward... mit Hildegard bekannt wurde und sie zu ihren naturwissenschaftlichen Studien anregte...» (E. Wasmann, 1913, ebd.). Seitdem geistern die naturwissenschaftlichen Studien Hildegards durch die Hildegard-Literatur und verderben das wahre Bild Hildegards (Helma Riefenstahl, 1927, ebd.). Von Bischof Siward, der 1158 starb, wird berichtet, dass er fromm war und «was er sich während seiner Bischofszeit verdienen konnte, vermachte er dem Kloster Rastede» (a.a.O., S. 33), als dessen Abt er gewählt worden war. Zu seinem Nachlass gehörten naturwissenschaftliche und sechs medizinische Bücher.

Das war aber damals nichts Besonderes. Ein anderer Bischof, Bruno von Hildesheim, besass zum Beispiel sogar 18 konstantinische Medizin-Schriften (ebd., S. 35). Von einem besonderen naturwissenschaftlichen Interesse dieses Bischofs Siward ist nichts bekannt. Im übrigen ist es unwahrscheinlich, dass der vermutlich nur sehr vorübergehend zu Amtshandlungen im Männerkloster weilende Bischof dabei im angeschlossenen Frauenkloster mehr als einen Höflichkeitsbesuch machte. Hildegard war damals 1136 zur Äbtissin gewählt worden. Von ihrer Visionsgabe war nach aussenhin wenig oder gar nichts bekannt, weil Hildegard selbst sie streng zu verbergen suchte. Sie hatte bis dahin auch noch nicht eine Zeile ihrer Bücher und wahrscheinlich auch noch nicht einen Brief geschrieben. Ihr Bücherschreiben wurde erst fünf bis sechs Jahre später dem Bischof von Mainz bekannt. Und ihre Medizinvision setzte erst fünfzehn Jahre später ein.

Visionärinnen waren nicht ungewöhnlich in der Kirche des Mittelalters und Bischof Siward hätte keinen Grund gehabt, mit Hildegard näheren Kontakt aufzunehmen, wenn dies unter mittelalterlichen Bedingungen in einem Frauenkloster überhaupt möglich gewesen wäre. Spekulationen, die sich an diese harmlose Amtshandlung Siwards im benachbarten Männerkloster knüpfen, sind nach meiner Meinung nur Mutmassungen. Eine so von Gott ergriffene Hildegard war mit der Bürde ihrer Visionen mehr als genug belastet und liess sich gewiss nicht zu etwas Neuem und Aussergewöhnlichem von irgend jemandem «anregen». Aber das Bild der naturforschenden Hildegard war in die Welt gesetzt und wird seitdem von allen Hildegard-Biographen bedenkenlos weitergereicht.

Das Corpus Hildegardicum

Das umfangreiche Schriftwerk, welches uns unter dem Namen des berühmten Arztes Hippokrates hinterlassen wurde, bezeichnet man als «Corpus (Hippokraticum)», als den «Leib» des Hippokrates. Auch das von Hildegard hinterlassene Schriftwerk kann man mit Corpus Hildegardicum bezeichnen. Ihren Schriften gegenüber war ihr immerhin auch nicht uninteressantes Dasein doch vergleichsweise bescheiden.

Hildegards bewusstes Leben weist zwei fast gleichlange Hälften auf. In der ersten lebte sie das verborgene Leben einer Reklusin, Klausnerin, unter der Leitung der etwa 14 Jahre älteren Jutta von Sponheim. «Diese erzog sie sorgfältig im Gewande der Demut und Unschuld, unterwies sie einzig in den Gesängen Davids und lehrte sie das Singen der Psalmen. Ausser dieser einfachen Kenntnis der Psalmen empfing sie von niemandem Unterricht, weder im Lesen noch in der Musik ...» (Leben S. 47; PL 93 A/B).

Wir können uns schwer in die damalige Mentalität hineinversetzen, welche im Klausnerleben einen frommen Brauch sah, aber nichts Ungewöhnliches darin fand. Hildegard hatte zudem ihr ununterbrochenes visionäres Schauen, das ihr überreich Kenntnisse und Erkenntnisse lieferte. Dabei handelte es sich nicht um eine Form von ekstatischen Schauungen, wie zum Beispiel bei Teresa von Avila, sondern um eine eigentümliche Naturanlage, eine Art drittes Auge, so dass sie alle ihre Gesichte in normalem Zustand schaute «bei Tag und bei Nacht». Nur in den späteren Jahren, wo sie bei Erkrankungen tagelang das Bewusstsein verlor, könnte sich so etwas wie eine Entrücktheit eingestellt haben, wenn sie z.B. die bösen Geister sah, die zu früh über ihren angeblich schon nahen Tod jubelten. Es gab aber keine Poltergeister bei ihr, keine Elevationen, keine Verzückungen, keine mystische Verlobung oder andere seltsame Erscheinungen, welche uns sonst von Mystikern öfter berichtet werden. Man hat darum von Hildegard gesagt, dass sie keineswegs an den Anfang der grossen Reihe von mittelalterlichen Mystikerinnen gehöre, sondern einen einmaligen Heiligentyp für sich darstelle. Im übrigen führte sie das ruhige, einfache, wohlbehütete und geregelte Leben einer Benediktinerin. Daran hatte sich auch nicht viel geändert, als sie im Alter von 38 Jahren (1136) nach dem Tod ihrer Vorgängerin zur Vorsteherin und Magistra ihres Konventes gewählt und berufen wurde.

Doch plötzlich war es mit der beschaulichen Ruhe ihrer Vorbereitungsjahre aus. Die zweite Phase ihres Lebens begann. Im Vorwort zu ihrem ersten Band schreibt Hildegard: «Es war im dreiundvierzigsten Jahre meines irdischen Lebenslaufes. Als ich unter zitternder Spannung mit grosser Erschütterung an einem himmlischen Gesicht hängen blieb, schaute ich ein mächtiges Aufleuchten, in welchem eine Stimme vom Himmel sich formierte und zu mir sprach: ‹O zerbrechlicher Mensch! Asche von Asche und Fäulnis von Fäulnis! Rede und schreibe, was Du (nun) siehst und hörst!› (PL 383 A ff). Das war die sogenannte Prophetenweihe, das Einweihungserlebnis des amtlich-göttlichen Auftrages, ab sofort aus der Verborgenheit heraus an die Öffentlichkeit zu treten. Bis dahin hatte Hildegard und der Konvent ängstlich ihre Visionsgabe gehütet und verheimlicht. Die Stimme fuhr fort:

‹Aber zum Reden bist Du zu scheu, und um Dich zu exponieren, zu einfältig, und um etwas zu schreiben, zu ungebildet. Darum rede und schreibe es nicht so, wie die Menschen daherreden, und nicht so, wie menschliche Intelligenz etwas verfasst und auch nicht so, wie es die Menschen anlegen würden, sondern genauso, wie Du es am Himmel oben im Reiche der Wunder Gottes erblickst und erlauschst. So genau sollst Du es ausdrücken, wie ein Hörer die Worte seines Professors aufnimmt und dem Tonfall seiner Rede getreu wiedergibt, wie sie gemeint, wie sie beabsichtigt und wie sie befohlen sind. Genauso sollst auch du es halten, o Mensch, mit der Wiedergabe dessen, was Du siehst und hörst. Du sollst es nicht im eigenen Stile niederschreiben und auch nicht nach dem eines anderen, sondern wie der will, der alles weiss und alles sieht und alles lenkt auf Grund der Geheimnisse seiner Mysterien!› Und noch einmal hörte ich die Stimme vom Himmel zu mir sagen: ‹Dieses Wunderbare also berichte und schreibe es so, wie Du nun belehrt bist und rede!›» (ebda). Und mit eigenen Worten fährt Hildegard fort zu erzählen:

«Im Jahre 1141 nach der Menschwerdung des Sohnes Gottes Jesus Christus, als ich zweiundvierzig Jahre und sieben Monate alt war, kommt unter freiem (offenem?) Himmel ein feuriges Leuchten von grösster Helligkeit, breitet sich über mein ganzes Gehirn aus und setzt mein ganzes Herz und meine ganze Brust in Flammen, doch ohne zu verbrennen, eher wärmend wie Sonnenstrahlen, die auf einen Gegenstand fallen und ihn erhitzen.

Da plötzlich besass ich die Gabe der Bücherauslegung, nämlich der Psalmen, der Evangelien und anderer alt- und neutestamentlicher Texte, doch ohne dass ich dabei den (grammatikalen) Satzbau erklären, die Wortzusammensetzung unterteilen oder die (lateinischen) Fälle und Zeiten der Worte begreifen konnte. Die Fähigkeit zu mystischen, geheimnisreichen und wunderbaren Visionen hatte ich schon von meiner Kindheit an, nämlich seit meinem fünften Lebensjahr bis zum jetzigen Zeitpunkt in mir bemerkt. Doch habe ich nie jemandem davon Mitteilung gemacht mit Ausnahme von ganz wenigen, die mit mir im Kloster lebten. Vielmehr habe ich bis jetzt, da es Gott durch seine Gnade offenbar machen will, darüber geschwiegen und diese Gabe verborgen gehalten. Diese Visionen habe ich nicht im Traume und auch nicht im Schlafen, nicht in Anfällen, noch auch unter Zuhilfenahme der körperlichen Augen und Ohren des äusseren Menschen und auch nicht an geheimen Orten empfangen, sondern wach, klaren Geistes umherblickend habe ich sie empfangen mit Hilfe der inneren Augen und Ohren des Menschen an öffentlichen (offenen) Plätzen gemäss dem Willen Gottes. Für den normalen Menschen ist das schwer zu begreifen.

Als ich nun den Mädchenjahren entwachsen war und das obengenannte Alter der ausgereiften Kräfte erreicht hatte, hörte ich die Stimme vom Himmel sprechen:

‹Ich, lebendiges Licht und Erleuchtung alles Finstern, habe einen Menschen (Hildegard), den Ich gewollt und nach Belieben durcheinander geschüttelt hatte, (nun) in eine grossartige Wunderwelt versetzt noch weit über das Mass der Alten hinaus, die in Mir doch auch viele verborgene Dinge schauten. Zu Boden habe Ich ihn niedergestreckt, damit er sich nicht aus Eingebildetheit überhebe. In ihm habe Ich keinen Raum frei gelassen für Freuden oder Vergnügungen der Welt und keinen für das Erlernen irgendwelcher Dinge, die sich auf Weltliches beziehen. Denn Ich habe ihm den kühnen Wagemut ausgetrieben, Angst hat er und blass wird er, wenn er etwas tun muss. Denn Schmerzen hat er in seinem Nerven(mark) und seinen (Muskel)Venen. Beschränkten Gemütes und Sinnes, körperlich schwer leidend, blieb ihm daher keinerlei (Selbst)Sicherheit, sondern in allen Erlebnissen hielt er sich für schuldbelastet. Um sein gebrechliches Herz habe Ich einen Panzer gelegt, damit er nicht aus Hochmut oder Ehrgeiz seinen Sinn erhebe, sondern dabei mehr Ängste und Schmerzen als Freuden und Zerstreuungen fühle. Nur aus Liebe zu Mir hat er sich den Kopf zerbrochen, wie er einen fände, der (mit ihm) den Weg des Heiles dahineile. Er hat ihn gefunden und geliebt und erkannt, dass er treu ist und in seinen Bemühungen Mir gegenüber irgendwie ihm ähnlich...» (PL 384/385 A).

Die Himmelsstimme berichtet hier über den Mönch Volmar aus dem Disibodenbergkloster, welcher fast während der ganzen Zeit ihrer Buchvisionen Hildegard als Schreiber, Eingeweihter ihrer Visionen, Lateiner und wahrscheinlich auch als Beichtvater und Seelenführer diente.

Von Gott gewollt! Von Anfang an nach den Gesetzen des göttlichen Wollens vorausbestimmt war also Hildegard ein Geschöpf des göttlichen Willens, eingeplant vom Mutterschoss für diesen Augenblick, da Gott ihr Gabe und Auftrag der Niederschrift seiner Geheimnisse erteilte. In den vorhergehenden achtunddreissig Mädchenjahren, wie es heisst, war sie durch «Süss und Sauer» gezogen worden, um ihr jedes Selbstvertrauen und jede Selbstsicherheit, ja sogar Arbeitsfähigkeit zu nehmen, wenn ich den Satz recht verstehe. Gott selbst hat seine Hildegard so verunsichert wie nur je einen Menschen. Darum brauchen wir uns nicht zu wundern, dass sie auch jetzt noch nicht den göttlichen Schreibauftrag in Angriff nahm. Was schreibt sie selbst darüber?

«Ich aber, die ich das doch gesehen und gehört habe, weigerte mich zu schreiben, wie es die Demut doch erfordert hätte. Allerdings nicht aus Widerborstigkeit, sondern wegen des Misstrauens und der Gefahr von Vorwürfen und auch wegen der Ausdrucksarmut der menschlichen Sprache. Bis dass ich auf das Krankenlager fiel, getroffen von der Geissel Gottes. Gezwungen durch schwere Krankheitszustände habe ich dann erst... Hand ans Schreiben gelegt...» (PL 386 A).

Für den Beginn der ersten Schreibphase Hildegards ist die Situation also klar: Gott hatte Hildegard für die ihr zugedachte Aufabe, seine Bücher nach wörtlichem Diktat niederzuschreiben, auf seine Art vorbereitet und in ihrer ersten Lebenshälfte ihr alles weltliche Interesse ausgetrieben, wenn es je vorhanden war. Sie stand nun in einem Alter, in dem viele andere grosse Heilige vollendet oder fast schon am Ende ihres Lebens angelangt waren. Für sie begann nun erst die Konfrontation göttlichen Wissens mit der Welt und deren immer gleich rebellischen und überheblichen Geist.

«In den Tagen des Erzbischofs Heinrich von Mainz und des (deutschen) Königs Konrad und unter dem Pontifikat des Abtes Kuno auf dem Berg des seligen Disibod unter Papst Eugen geschahen diese Visionen und Worte ... O gebrechlicher Mensch, Staub vom Staub der Erde, Asche von Asche, verkünde und schreibe von den Anfängen des unverdorbenen Heilsweges, damit die belehrt werden, die zwar ins Mark der Schriften blicken, aber davon weder erzählen noch predigen wollen, weil sie zu stumpfsinnig und faul sind, die Gerechtigkeit Gottes zu hüten. Schliess ihnen auf die Schatzkammer der Mysterien, die ängstlich und fruchtlos verborgen in einem entlegenen Acker liegen. Tummle dich in einer überreichen Quelle und ströme aus mystische Belehrung, dass sie von deinen überströmenden Wassern erschüttert werden, welche dich verächtlich machen wollen als (Tochter der) Eva, die (einst) das Gebot übertrat. Denn nicht vom Menschen her fasst du die Gipfel deiner Tiefenerkenntnis, sondern von oben, vom höchsten und furchtbaren Richter empfängst du sie, wo solche Durchlichtung unter Leuchtenden in klarem Scheine hell erstrahlt.

Erhebe dich! Rufe! Erzähle, was dir mit der Allgewalt göttlicher Hilfe geoffenbart wird. Denn *Er,* der aller Kreatur machtvoll und gütig waltet, übergiesst mit der Klarheit höherer Erleuchtung die, welche Ihn fürchten und Ihm mit zarter Liebe im Geiste der Demut dienen und führt die auf dem Wege der Gerechtigkeit Beharrenden ans Ziel der Freuden ewiger Schau ...»

Dieses Zitat stammt aus der Einleitung zu Hildegards erstem Buch Scivias. Zunächst schrieb sie im Verborgenen. Aber schliesslich musste der Abt eingeweiht werden und der berichtete wiederum an die bischöfliche Behörde nach Mainz und man erhielt den Bescheid, sie solle nur so weiter machen. Hildegard schrieb und diktierte einer eingeweihten Nonne, Richardis von Stade, und ihrem Sekretär Volmar, welcher den lateinischen Rohworten jene gut lesbare Form gab, die in den Hildegard-Büchern vorliegt. In der Vita steht darüber:

«Es ist etwas Grosses und Staunenswertes, dass Hildegard das, was sie mit dem Geiste hörte - oder sah - sinngetreu und mit den gleichen Worten eigenhändig niederschrieb oder mündlich weitergab, dabei hellwach und wohlüberlegt; sie begnügte sich mit einem einzigen treuen Mitarbeiter, welcher nur zur Übereinstimmung mit der Grammatik, welche sie nicht verstand, die Fälle, Zeiten und das Geschlecht (der Lateinworte) zurechtrückte, es sich aber nicht herausnahm, am Sinn oder Inhalt etwas anzufügen oder zu streichen...» (PL 101 C). Und es wurde (von der Himmelsstimme) hinzugefügt: «Weil du (Hildegard) das vom Himmel dir Gewiesene nicht in der üblichen menschlichen Lateinform vorträgst, denn das bist du nicht gewöhnt, soll der, welcher es ausfeilt (Volmar), keine Bedenken haben, es so zu vervollkommnen, dass es sich dem (lateinischen) Klangbild der (anderen) Menschen anpasst...» (PL 101 C und 132 D).

Nachdem nun Hildegard einmal in dieses Amt des Schreibens nach göttlichen Tonbildern gedrängt war, blieb sie sich auch darin treu. Was vom Anfang dieser Tätigkeit (1141) im Vorwort zum Scivias ausgesagt wird, lautet nach vierunddreissig Jahren (1175) noch genauso: «Was ich nicht sehe, kenne ich nicht, weil ich nichts studiert habe. Was ich schreibe, sehe und höre ich in der Vision. Andere Worte als die, welche ich höre, benütze ich nicht und gebe sie als ungefeilte Lateinworte wieder, wie ich sie in der Vision höre...» (Pi 333).

Gott hatte seine Auserwählte so gründlich vorbereitet, dass sie den Gottesplan, der ihrem Leben zugrunde lag, weder verlassen konnte noch wollte. Die während fast achtzig Jahren auf sie hereinstürzende Fülle von göttlichen Einblicken in die Geheimnisse der Welt konnten ihrem Charakter nichts anhaben. Die Unsicherheiten ihrer leiblichen Existenz liessen in ihr keinerlei Hochmut oder Übermut oder Neugierde aufkommen. Sie blieb zeitlebens die gehorsame Magd des Herrn. Wir werden diese Feststellung gerade für die Medizinbücher Hildegards brauchen. Trotz ihres einmaligen Arbeitsauftrages als auserwähltes Werkzeug Gottes unterscheidet sie sich dennoch in ihrer Haltung in nichts von den anderen vergleichbaren heiligen Frauen. Jedoch ist mir keine Mystikerin und Heilige bekannt, die ebenfalls über fast acht Jahrzehnte mit mystischem Schauen begnadet war. Fast allen kam diese Gabe erst im Laufe ihrer asketischen Entwicklung und dann zumeist in Verbindung mit Ekstasen. Das war bei Hildegard anders, damit sie das Geschaute später auch gleich in nüchterne Schreibarbeit umsetzen konnte.

Etwa dreiunddreissig Jahre war Hildegard mit der Niederschrift ihrer visionären Themenkreise beschäftigt. Alle Buchvisionen Hildegards sind völlig frei von jeder persönlichen Meinungsäusserung. Zum Unterschied von den eigentlichen Mystikerinnen späterer Zeit pflegte sie in ihren Schriften nie einen «vertraulichen» Verkehr mit Gott, sondern war den ununterbrochen aus den Urgründen der Welt auf sie einflutenden Strömen lebendigen Lichtes hingegeben. Darum sind ihre Bücher von einer heiligen Nüchternheit, was besonders ihrem Medizinbuch zustatten kommt.

Hildegards Hauptmission waren die visionären Bücher. In ihnen harren noch viele Wunder Gottes ihrer Entschlüsselung. Nur ihr erstes Werk *Scivias* wurde bisher etwas populärer. Es erregte schon vor seiner Vollendung Aufsehen, weil es jenes Buch war, das dem Papst Eugen anlässlich der Synode zu Trier (1147/48) in die Hände fiel und von ihm mit Begeisterung aufgenommen und gelesen wurde, nachdem er sich zuvor durch eine Kommission hatte überzeugen lassen, dass man es bei Hildegard mit einer hochbegnadeten, untadeligen und vertrauenswürdigen Klosterfrau zu tun habe. Er schrieb daraufhin Hildegard und dem Kloster Disibodenberg einen ermunternden und anerkennenden Brief.

Zehn Jahre schrieb nun das dreiköpfige, zeitweise vierköpfige Hildegard-Team an diesem Buch Scivias. Es brauchte die längste

Abfassungszeit. Gerade als sie mitten im Niederschreiben war, erhielt Hildegard von Gott nämlich den Auftrag, ihr Frauenkloster von der bisherigen Verbindung mit dem benachbarten Männerkloster zu trennen. Das schien Hildegard ungeheuerlich und wieder musste sie erst krank werden, bis sie sich zu energischem Handeln entschloss. Das Stammkloster aber wollte sie nicht mehr ziehen lassen. Begreiflich. Denn Hildegard war nun von höchster Stelle anerkannt worden. Ausserdem hatten die Mönche sehr wohl bemerkt, welchen Segen die Gegenwart Hildegards der ganzen Gemeinschaft brachte, welche in ihren Tagen die höchste Blüte erlebte. Erst musste der Abt sterben, ehe dessen Nachfolger dann die Erlaubnis gab. Aber die Mönche haben es Hildegard zeitlebens nicht verziehen und Schwierigkeiten gemacht, wo sie nur konnten.

Aber nicht genug damit. Der Ort der Übersiedlung, der Rupertsberg, welchen die göttliche Vision Hildegard gezeigt hatte, war eine verwilderte Gegend. Man musste von vorne anfangen und sich zunächst so primitiv behelfen, dass es zu einer Meuterei unter Hildegards Schwestern kam (PL 107/102). Waren es doch zumeist begüterte und sogar etwas verwöhnte Frauen und Töchter des Adels, welche sich Hildegard unterstellt hatten. Das alles musste Hildegard meistern. Verständlich, dass darunter das Schreibtempo litt. Aber 1150 war man endlich übersiedelt und 1151 wurde das Buch *Scivias* vollendet. Nach vielen Jahrhunderten schrieb wieder einmal jemand «aus dem Geiste der alten Propheten» (PL 384B) und enthüllte Plan und Sinn der ganzen Weltschöpfung in streng logisch aufgebauten Bildern.

Dieses Buch Hildegards prägte bis in die jüngste Zeit ihr Bild. Dass es Fachleuten auf dem Gebiete der Theologie, Philosophie und Moral uneingeschränkte Bewunderung abnötigte, will schon etwas heissen (PL 139A). Auf ihrem ureigensten Spezialgebiete mussten sie eine überlegene Autorität anerkennen. Sie kamen zu dem Schluss, dass es nicht Menschen- sondern nur Gottes-Werk sein könne. Davon hörte später Papst Gregor IX. und verlangte 1237 durch ein Breve ihre Bücher, «von denen es heisst, dass sie verfasst wurden als Offenbarungen des Heiligen Geistes» (PL 87D).

Der erste Schreibauftrag Hildegards war abgeschlossen und der nächste kam. Die zweite Schreibepoche Hildegards dauerte von 1151 bis 1158. Darauf folgte sofort die dritte von 1158 bis 1163 und die vierte von 1163 bis 1173/75. Dann hörte Hildegard auf, Bücher zu schreiben. Sie war inzwischen 76 Jahre alt geworden. Ihren Schriften aber merkt man den Altersunterschied nicht an. Sie wirken vom ersten bis zum letzten Buch wie aus einem Guss und aus dem letzten spricht die gleiche Geistesfrische wie aus dem ersten. Ganz typisch lautet die Einleitung zu diesem letzten Buch *(Divop):*

«Im Jahre 1163, als der Apostelstuhl zu Rom noch nicht zur Ruhe gekommen war, unter dem römischen Kaiser Friedrich, erscholl vom Himmel eine Stimme und sprach zu mir: ‹Jammergestalt, Tochter vieler Mühsal, gereift durch schwerste Körpergebrechen, doch voll der Geheimnisse des Lichtes! Mache dein innerstes, geheimstes Seelenleben den Menschen zugänglich, damit sie dadurch ihren Schöpfer erkennen und nicht müde werden, Ihn würdig zu verehren. So schreibe, was Ich, Leben ohne Anfang und Ende, dir offenbare und was Ich vor Anfang der Welt und Erschaffung des Menschen in weiser Voraussicht bestimmt habe. Nicht dein Herz hat solches erfunden, noch je ein Mensch es erdacht.›

Da begann ich Ärmste trotz meiner Körpergebrechen zu schreiben, wie jener heimlich gesuchte und gefundene Vertraute *(Volmar)* bezeugen kann, und das auch schon erwähnte Mädchen, welche ich in meinen früheren Weissagungen genannt habe. Ich blickte auf zum lebendigen Lichte der Wahrheit, was ich nun schreiben solle. Wie ich früher schon sagte, entstammen seit jeher alle meine Bilder und alles, was ich später erfahren habe, ausschliesslich der himmlischen Eingebung. Ich sehe mit inneren Augen und höre mit inneren Ohren, nicht im Schlafe, nicht im Rausche. Leib und Sinne wachen.

Wiederum hörte ich die Stimme vom Himmel, die mich belehrte und sprach:

‹Schreibe, wie ich dir weise! Sieh inmitten südlicher Lüfte das Bild Gottes, des ewigen Lichtes, geheimnisvoll schön wie ein Mensch . . .»

Ähnlich beschreibt Hildegard am Beginn eines jeden ihrer grossen Bücher Zeit und Entstehung des in Angriff genommenen Buches. Zum Beispiel lautet der Anfang ihrer Psychotherapie *(Vitmer)* am Beginn ihrer dritten Schreibepoche (1158) folgendermassen:

«Es geschah im neunten Jahr. Nämlich im ersten Jahr nach acht vorhergehenden Jahren, in welchen mir unter dauerndem Kranksein und bei reichlicher Arbeitslast eine Vision bekanntgegeben hatte: ‹Die feinsten Unterschiede der natürlichen Geschöpfe›, zudem noch ‹Antworten und Mahnungen vieler niederer und höhergestellter Personen› und ausserdem ‹Das harmonische Zusammenklingen der himmlischen Offenbarungen›, ferner ‹Die unbekannte Sprache und Schrift›, dazu noch weitere andere ‹Auslegungen›, nachdem mich noch früher diese Wahrschau durch ein Jahrzehnt mit wahren Visionen (Scivias, 1141–1151) schwitzen gemacht hatte. Ich war also 60 Jahre alt, da schaute ich eine starke und wunderbare Vision, deren (Niederschrift) mir fünf Jahre zu schaffen machte. In meinem 61. Lebensjahre also, und zwar im Jahre 1158 nach der Inkarnation des Herrn, als der Apostolische Stuhl unter Bedrängnis stand und der römische Kaiser Friedrich an der Regierung war (Barbarossa), hörte ich die Himmelsstimme zu mir sagen:

‹Du! Von deiner Kindheit ab durch den Geist des Herrn von einer geistlichen, wahrhaftigen und nicht leibbedingten Visionsgabe belehrt, verkünde es, was du jetzt siehst und hörst. Anfangs hast du deine Visionen geoffenbart bekommen gleich einem Milchsüpplein. Die folgenden Visionen wurden dir zu süsser und leicht verdaulicher Speise; jetzt aber wird dir eine Offenbarung dritter Art wie feste und vollkommene Kost sein. Also sprich jetzt

Mir nach und nicht wie's dir gefällt. Nach *Mir* schreibe und nicht nach *dir!* . . .» (Pi 7/8).

Echt Hildegard auch am Anfang ihrer dritten Schreibphase, am Beginn ihres zweiten Grossbuches *(Vitmer)*. Sie blickt zurück auf die zehn Jahre Scivias-Arbeit und auf die nachfolgenden acht Jahre ihrer zweiten Schreibepoche. Wie Paulus (1 Kor 3,2) seine leicht verständlichen Einführungspredigten als «Milchnahrung» für Anfänger im Glauben bezeichnete, solange sie solidere Geisteskost noch nicht vertragen, klärt die Himmelsstimme auch unsere Hildegard drüber auf, dass der Inhalt ihres ersten Visionsbuches noch leichtflüssig wie Milch, sozusagen Nahrung für geistige Säuglinge gewesen war; dass ihre zweite Visionsreihe schon festere Kost, aber noch süss und dem Leser leicht verdaulich gewesen. Jetzt aber, das dritte Buch, ist starke Kost, solid und vollkommen. Das kann man von ihrer Psychotherapie *(Vitmer)* schon sagen.

Was aber war's mit der süssen Geistesnahrung der zweiten Visionsepoche Hildegards, von der wir bisher noch nicht viel hörten? Es waren mehrere, recht verschiedene Werke, welche Hildegard damals aus der Quelle ihrer Visionsbegabung schöpfte. Eadem Visio, heisst es, aus der gleichen visionären Schau. An erster Stelle wird die Medizin genannt. Diese also stand am Anfang dieser zweiten, «süssen» Visionsreihe. Die Medizin heisst dort Kenntnis der geheimnisvoll verborgenen «Spezialunterschiede aller Naturdinge», der Bäume, Tiere, Pflanzen, Edelsteine und was gemäss der Schöpfungsordnung sonst noch alles von Anfang an ins Dasein getreten war. Die ursprüngliche Gestalt dieser zunächst mit einem einheitlichen Titel versehenen Naturalienschrift kennen wir nicht. Bald nach dem Tode Hildegards bekam das Werk zwei Überschriften: Buch der einfachen Medizin und Buch der Medizinalkompositionen. Man hat es offenbar so wenig geschätzt wie verstanden. Schon das nächstfolgende Werk dieser Epoche, das Briefbuch, fand grössere Beachtung und Verbreitung. Zu ihm gehörten wohl kaum die Hälfte der 281 heute als echt nachgewiesenen Briefe Hildegards (Echt. S. 84).

Die Mehrzahl der Briefe wurden später und aus konkreteren Anlässen geschrieben. Im Briefbuch handelt es sich ausschliesslich um mystisch-theologische Briefe. Aus keinem einzigen Wort dieser Briefe kann der Leser auch nur ahnen, dass Hildegard vorher «ihr» Medizinbuch niedergeschrieben hat. Das gilt genauso von dem dritten Werk dieser Reihe, das wie ein benotetes Liederbuch eigenartiger Komposition aussieht, in Wirklichkeit aber wahrscheinlich den kosmischen Harmonieschlüssel zu ihren Visionen darstellt. Es folgte ihre geheimnisumwitterte unbekannte Sprache, eine Schrift mit 23 (24) Buchstaben und etwas über tausend daraus gebildeten Wörtern, darunter fast alle in ihrem Arzneibuch genannten Pflanzen und Bäume. Es geht dabei keineswegs um eine Spielerei Hildegards. Der als Biograph viel geschmähte, aber doch wohl unterschätzte Hildegard-Verehrer und Abt Trithemius (um 1500) hat uns in seinen zwei Büchern über die Geheimschrift ein wenig ahnen lassen, wie kompliziert in Wirklichkeit die Sache mit den Geheimschriften liegt.

Da auch dieses Werk der Vision Hildegards entstammt, hätten ernsthafte Forscher vermuten können, dass ein göttlicher Sinn darin verborgen sein müsse. Die Leichtfertigkeit, mit der in den zurückliegenden hundert Jahren Berufene und Unberufene sich über Hildegard-Schriften hergemacht haben, bedeutet für uns eine schwere Hypothek, die wir noch abzutragen haben.

Das letzte Werk dieser Reihe ist eine Sammlung von Auslegungen etlicher Sonntagsevangelien. Das also wäre die wohlschmeckende Geisteskost der zweiten Visionsepoche Hildegards. Gegenüber den drei grossen, geschlossenen Büchern zeigt sie eine eigenartig bunte Mischung. Gerade im Zusammenhang mit der Medizin tauchen dabei einige Fragen auf, die je nach den Standpunkten und dem Wissen der bisherigen Hildegard-Forscher verschieden beantwortet werden: Naiv, dumm, höhnisch oder mit Verleumdung. Ist es etwa keine Verleumdung, wenn man der armen, visionsgeplagten Hildegard gewissermassen Sexualstudien unterstellt, weil Gott in seiner Weisheit auch solche Dinge in seine Medizin einbaute?

Man bedenke, wie noch kein halbes Jahr zuvor Hildegard das Scivias-Buch schliesst:

«Hört her, merkt alle auf, die ihr euch Lohn und Glück von oben wünscht! O ihr Menschen, die ihr im Herzen bereit seid zum Glauben und mit Lohn vom Himmel rechnet! Nehmt dies göttliche Sagen an und legt es im Innern eures Herzens nieder. Versagt euch nicht der Mahnung, wenn sie euch entgegenkommt. Denn der Garant der Wahrheit, Ich, der Lebendige, der Gott der Wahrheit rede. Ich schweige nicht, Ich sag's und sage es nochmals. Wer ist es, der Mich übertreffen kann? Er soll es nur versuchen! Stürzen werde ich ihn! Niemand kann ein Gebirge vom Platz rücken, kein Mensch soll solches versuchen. Im Tal der Demut soll er bleiben. Da geht einer in die Wüste, ohne dass er Wasser mitnimmt? Dreht sich nach dem Winde? Bricht die Früchte, ohne sie zu essen? Und bei einem solchen soll Ich wohnen? Nein! Ich schlage mein Zelt nur an Orten auf, die des Heiligen Geistes Wasser tränken. Und das heisst? Gott der Mitte bin Ich! Und wie das? Wer Mir naht auf rechten Wegen, der verfehlt sich nicht, nicht nach oben, nicht nach unten, nicht ins Weite. Und was heisst das?

Ich bin die Liebe (Caritas), gegen die auflodernder Hochmut nichts vermag, welche Tiefgesunkene nie ausloten und der Bösen noch so grosse Menge niemals überstimmt. Bin nicht Ich der Baumeister in des Himmelsthrones Höhen? Mächtige, die sich nur in den Tiefen stark erzeigen, blicken Mich verächtlich an. Abgestumpfte, im Tageslärm Ertaubte lehnen Mich ab. Die Superklugen, kurz alle, die sich verkriechen in die Burg des eigenen Dünkels, spotten meiner Kost. Ich bereite ihnen Untergang durch die Kleinen und Bescheidenen, wie ein Knabe (David) dem Goliath, wie Judith einem Holophernes.

Weist einer die mystischen Worte dieses Buches von sich, auf den ziel Ich meinen Bogen, ihn durchbohre Ich mit den Pfeilen meines Köchers und vom Haupte reisse Ich ihm seine Krone. Und Ich werde dafür sorgen, dass es ihm geht wie jenen, die einst zu Oreb versanken, als sie wider Mich murrten.

Wer gar gegen diese Prophezeiungen Flüche ausstösst, über den wird der Fluch kommen, welchen Isaak ausgesprochen hat. Doch mit Himmelstau wird erfüllt, wer sie mit Liebe umfängt und wer sie fest in seinem Herzen behält und ihnen die Wege zur Verbreitung bahnt. Wer sie geniesst und dem Gedächtnis fest einprägt, wird zu einem Berg aus Myrrhe und aus Weihrauch und aus Düften, die Heimstatt vieler Segnung, und er wird von Segen zu Segen steigen wie Abraham. Die erwählte Braut des Lammes wird vor dem Angesicht Gottes sich ihm vermählen als einer Säule, die im Haus des Herrn steht, ja, des Herren Hand wird ihn beschatten.

Wollte einer, ganz verblendet, diese Worte Gottes verbergen, aus Wahnwitz verkürzen, aus rein menschlichem Vernünfteln an den falschen Platz stellen und sie so zum Spott machen, der wird ein Verworfener werden und Gottes Finger wird ihn zerdrücken.

Lobet und preiset Gott, glückselige Frauen, wegen all der Wunder, die Gott dem Schwachen (Hildegard) des erhabenen Geschlechts (der Menschen) anvertraute, die Er aus der Rippe jenes Mannes, den Er sich aus Lehm erschaffen hatte, schon vom Anfang an vorhersah.

Wer die scharfen Ohren inneren Verstehens hat, der verlange liebentbrennend die Worte dieses Buches und präge sie ein in das Bewusstsein seines Unbewussten. Amen.» (PL 738 A/D).

Darin erklingt die majestätische Stimme JAHWES und erinnert an den Gott des Alten Bundes und der alten Propheten Israels. Man wird den Schluss des ersten Hildegard-Buches nicht ohne einen gewissen Schauer lesen. So schliesst nach einer zehnjährigen Abfassungszeit der erste Schreibauftrag, welcher Hildegard jede freie Stunde, Tag und Nacht, beschäftigte. Eine normalerweise unvorstellbare Erinnerungs- und Gedächtnisleistung, die sich nur aus der Begabung Hildegards erklärt, ganz entfernt höchstens noch dem phantastischen Musikgedächtnis eines Mozart vergleichbar.

Wohl noch im gleichen Jahre der Vollendung des Scivias-Buches begann mit dem Medizinbuch jene zweite Schreibphase

Hildegards. Haben wir es nun auf einmal mit einer anderen Hildegard zu tun? Spricht plötzlich ein anderer Geist, ein Forschergeist aus ihr, und zwar nur für die rund vier «medizinischen» Jahre? Denn schon in den nachfolgenden Evangelienauslegungen und in den Briefbüchern und Liedern der gleichen Periode wird der Stil der grossen Visionsbücher wieder aufgenommen. Es ist wahr, das Medizinbuch Hildegards hat eine eigene Note, worauf ich noch zu sprechen komme. Aber ebenso wahr bleibt es auch, dass es, wenn es von Hildegard ist, nur aus ihrer visionären Quelle stammen kann. Und es ist von Hildegard, von der gleichen Hildegard, welche ihrer himmlischen Fernsehvision lebenslang «tremula intentione», mit zitternder Aufmerksamkeit folgte. Hildegard hätte gar nicht anders schreiben können mit ihren drei Unfähigkeiten, von denen wir oben hörten:

> «Zum Reden zu ängstlich,
> zum Erklären zu naiv,
> zur Schriftstellerei zu ungebildet...» (PL 383 A s. o. S. 34)

Die Überlieferungen sind in diesem Punkte lückenlos und ohne Widersprüche. Damals konnte man Unerklärliches als Gotteswunder verstehen. Heute werden Offenbarungen als Erklärung nicht angenommen. Lächerlich, Gott als Lehrer der Medizin! Dennoch hat dieser Gott sich die einzigartige Visionsbegabung Hildegards schon vom Mutterschoss an für den Zweck seiner Mitteilungen geschaffen.

Aber erst mit dreiundvierzig Jahren war Hildegard für die Schriftvisionen reif geworden. Erst dann wurde sie in ihre eigentliche Aufgabe eingeweiht, um dieser bis zu ihrem Lebensende treu zu bleiben. Das Schreiben nach visionärem Diktat war die Aufgabe ihres Lebens. Hildegard wurde mit ihren Schriften und erst durch diese zur Vollendung geführt.

Im Verlaufe ihrer Tätigkeit als Geheimschreiberin Gottes vollzog sich das, was wir mit der modernen Tiefenpsychologie (C. G. Jung) Persönlichkeitsbildung (Individuation) nennen können. Es mag Zufall sein oder Gesetz: In den vier gut trennbaren Schreibperioden Hildegards spiegeln sich genau die vier Phasen der Persönlichkeitswerdung der Tiefenpsychologie: 1. Ich-Werdung, 2. Wir-Findung, 3. Du-Findung und schliesslich 4. Gott-Findung. Warum nennt sich Hildegard am Schluss ihres ersten Werkes einen simplex homo, einen simplen, einfachen Menschen? Das Ich ist einfach, auch wenn es wie bei Hildegard die Natur des zweiten Gesichtes besitzt. Liest sich darum ihr Erstlingswerk vergleichweise einfach gegenüber den späteren Werken? Wurde es darum zur beliebtesten ihrer Schriften bis zum heutigen Tag? Aber es war erst ein Anfang. Auch dass sie zur gleichen Zeit ihr eigenes Kloster gründen musste, um für die übrige Lebenszeit ihren freien, individuellen Spielraum zu haben, passt gut in diesen Rahmen.

In die acht Jahre ihrer zweiten Schreibphase fällt das buntgemischte Schriftwerk, von dem ich oben geschrieben habe und zu dem auch die Medizin gehört. Wer will, kann in dieser aufgelockerten Vielfalt verschiedenartigster Themen auch die Auseinandersetzung mit der Buntheit der Welt erkennen: Briefliche Ratschläge an Hoch und Nieder, Medizin den Kranken, den Theologen die Auslegung der Evangelien; dem Mystiker und Sänger die Lieder und die geheimnisvolle Sprache. Hildegard hatte das Wir der vielen Zeitgenossen gefunden, nachdem sie sich bis dahin praktisch streng in ihr Kloster verschlossen und hinter ihrer Regeltreue verschanzt hatte. Als Arzt möchte ich in dieser Wir-Findung bei der Frau die Lebensphase der Wechseljahre wiedererkennen. Hildegard war am Schluss dieser achtjährigen Phase sechzig Jahre alt geworden. Solange die Frau von ihrem biologischen Rhythmus gebunden wird, kann sie sich nicht allzuweit von sich selbst entfernen. Im Ablösen dieser Zwänge wird sie freier für die Welt der anderen, das Wir.

Aber am wundervollsten passt zur folgenden Epoche der Du-Findung ihr psychotherapeutisches Werk Vita Meritorum *(Vitmer).* Jede Du-Bejahung bedeutet auch die willige Annahme des

Dunklen in sich und im Nächsten. Kein Mensch lebt ohne seinen Schatten und ohne die Schatten seiner Mitmenschen. Für den urchristlichen Menschen ist Christus das Haupt des Mannes und der Mann ist das Haupt, die Ideensphäre des natürlich-menschlichen Frauseins. Hildegard bekam das an einer Stelle ihrer Bücher mit den Worten gesagt: Eva sah in das Antlitz Adams wie in den Himmel... Was Wunder, wenn die Leitfigur dieser dritten Schreibphase Hildegards einen idealen Mann und den in ihm tobenden Kampf zwischen Gut und Bös Glied für Glied schildert? Jetzt, in dieser Lebenszeit, macht Hildegard auch ihre erste Predigtreise mainaufwärts nach Bamberg, die Schläfer ihrer Zeit durch öffentliches Auftreten und Ansprechen von Angesicht zu Angesicht aufzurütteln. Der Mann, das Du der Frau, war nun in ihr selber erwacht.

Hildegards Alterswerk schliesslich, das Buch «Divina Opera» *(Divop)* wäre nach dieser Einteilung mit der vierten Persönlichkeitswerdung, der Gott-Findung identisch. Denn Hildegard sieht nun die Herrlichkeit Gottes in dessen vornehmstem Werk, dem Menschen. Schreibt nicht auch Paulus, dass man den Werkmeister aus seinen Werken (am besten) erkennen kann? Was ist der Mensch, was steckt nach Gottes Plan in ihm? Die ganze Welt mit Sonne, Mond und Sternen, mit Himmel und Erde, mit Meeren und Gebirgen, Gegenwart und Zukunft steckt in jedem Menschen! Hildegard schreibt:

«Mensch, sieh den Menschen an! Der Mensch hat nämlich in sich Himmel und Erde und auch (all) die anderen Wirklichkeiten und ist eine Form (aller Formen) und alles liegt verborgen in ihm!» (CC2, 17). Der Mensch ist das Werk Gottes schlechthin. Wer an Hand der umfangreichen *Divop*-Texte Einblick in die Werkstatt Gottes erhalten hat, der muss eine Ahnung bekommen von der Grösse des Werkmeisters. Die Werkstatt Gottes? Ist diese nicht der Mutterschoss? Sind nicht die zehn Gesichte des *Divop* die Bescheibung aller Vorgänge bei der Menschwerdung während der zehn Mondmonate im Schosse der Mutter? (Zehn mal 27 Tage

= zweihundertsiebzig Tage = neun Kalendermonate.) Das sind grosse Dinge. Ganz im Stile Hildegards schliesst auch dieses, das letzte Grosswerk der damals etwa sechsundsiebzigjährigen Hildegard:

«Abermals hörte ich eine Stimme vom Himmel, die mich diese Worte lehrte: Gottes Lob ist jetzt sein Werk. Dieses ist der Mensch. Für seine Würde schlug er den grossen Kampf auf Erden. Er wird für wert gehalten, in den Himmel aufgenommen zu werden, um mit den Engeln zusammen vor seinem Angesicht die Einheit zu loben, die wahrer Gott und wahrer Mensch ist.

Der allmächtige Gott selbst scheute sich nicht, eine armselige Frau (Hildegard) zur Offenbarung dieser Schrift mit dem Öle seines Erbarmens zu salben. Sie lebt ohne jede eigene Sicherheit, besitzt auch kein Wissen vom Gebäude der Schriften, welche der Heilige Geist zur Unterweisung der Kirche bekannt machte und welche dem Gemäuer eines Riesenbauwerks gleicht.

Vom Tage ihrer Geburt an wurde sie in ein Netz von Schmerzen und Schwächen verstrickt. Ununterbrochen wurden ihre Adern, ihre Markstränge, all ihr Fleisch von Schmerzen gequält. Gott gefiel es nicht, sie davon zu lösen, damit ihre vernünftige Seele im Gehäuse manche der Geheimnisse Gottes geistig schauen könne. Denn diese Gesichte durcheilten die Spalträume (Venen) dieses Menschen, so dass er ihretwegen von grosser Mattigkeit befallen wurde. Zu gewissen Zeiten hatte er mehr, zu anderen weniger darunter zu leiden. Darum unterschieden sich auch seine Lebensgewohnheiten von den Sitten der anderen Menschen; sie waren wie die eines Kindes, dessen Adern noch nicht voll sind, weshalb es die Sitten der Menschen durchschauen kann. Unter dem Einfluss des Heiligen Geistes ist sie zu wirken gezwungen. Ihre Anlage hatte sie von der Luft. Von der Luft haftet ihr deshalb auch eine Schwäche an, vom Regen, dem Winde und jeder Witterung, so dass ihr Fleisch sie nie in sicherer Ruhe lässt. Aber sonst könnte die Eingebung des Heiligen Geistes sie gar nicht anrühren. Durch die Übermacht der Frömmigkeit scheuchte der Geist Gottes sie manchmal aus dieser Todesschwäche auf, sie wie Tau erfrischend, damit sie unter dem Einfluss des Heiligen Geistes ihre zeitlichen Aufgaben erfüllen könne. Der allmächtige Gott kennt die leidvolle Erschöpfung dieses Menschen und lässt sich herab, ihn mit seiner Gnade zu füllen, so dass man seine Frömmigkeit gar noch rühmt und seine Seele sich freut, nach dem Abschied von dieser Welt von Ihm zu ewiger Ruhe huldvoll aufgenommen und gekrönt zu werden.

Durch eine schlichte, ungebildete Frau, ohne Benutzung menschlicher Gelehrsamkeit, gefiel es dem Buch des Lebens, diese Schrift wunderbarlich zu offenbaren, die Schrift vom Worte Gottes, durch welches alle Geschöpfe wurden und welches nach dem Willen des ewigen Vaters alles Leben ausgehaucht hat, wie ihm geboten worden war.

Darum wage es kein Mensch, den Worten dieser Schrift irgend etwas mehrend anzufügen oder mindernd abzustreichen, damit er nicht aus dem Buche des Lebens getilgt und von jeder Seligkeit unter der Sonne verbannt werde, es geschehe denn wegen lesbarer Glätte oder zu Auszügen, welche die Einfalt unter dem Mitwirken des Heiligen Geistes vornimmt. Wer anderes zu tun gedenkt, sündigt wider den Heiligen Geist. Darum wird ihm weder in dieser noch in der künftigen Welt vergeben werden.

> Nun sei Lob dem allmächtigen Gott in allen
> seinen Werken von Ewigkeit zu Ewigkeit.

Vernimm, Treugläubiger, diese Worte mit ergebener Herzensregung. Sie sind zum Nutzen der Gläubigen geoffenbart durch Jenen, welcher der Erste und Letzte ist.»

Fassen wir zusammen: Hildegard war sich treu geblieben. Nirgends ist in ihren Schriften ein Bruch festzustellen. Die Hildegard des Erstwerkes *Scivias* ist auch die Hildegard des Letztwerkes *Divop,* mag dazwischen auch die Medizin und eine Fülle moralischer, theologischer und philosophischer Abhandlungen liegen.

Die vier Schreibepochen Hildegards lassen keine Frage offen, welche ein reif gewordener Mensch an den allmächtigen Gott stellen könnte. Erst als Hildegard selbst reif und erwachsen geworden war, zog Gott ihr den Schleier von den Augen, welcher bis dahin immer noch über ihrem zweiten Gesicht gelegen hatte. Nun bekamen die Tonbilder Reife, Programm und die Geschlossenheit von Büchern und mit zunehmendem Alter entwickelte sich parallel ihre Schau.

In den Wechseljahren waren biologische Fragen aufgetaucht und so die Medizinschriften entstanden. Während die Menschen früher mit fünfzig Jahren meist schon dem Ende nahe waren, war Hildegards Leben noch nicht abgeschlossen. Tatsächlich folgte auf die zweite Schreibperiode eine echte Lebenskrise Hildegards. Die Heilige rang buchstäblich wochenlang mit dem Tode, empfing die Sterbesakramente und man erwartete stündlich ihr Ableben (PL 110A). Aber sie hatte nur ein Weilchen in die Sonne geblickt und gleich dem Adler davon neue Lebenskräfte geschöpft. Eine dritte Buchvision war das Ergebnis. Ihre Psychotherapie *Vitmer* brachte die Lösungen der Fragen um Gut und Böse, Recht und Unrecht, Lohn und Strafe. Würden nur unsere Beichtväter mehr in diesen Spiegel schauen!

Als unter Schmerzen und Reisen dieses Buch entstand, war Hildegard alt geworden. Nun erst liess Gott sie den Menschen beschreiben, so wie Er sich ihn gedacht hatte. Hildegard sah nun das Eingebundensein des Menschen in die grossen Zusammenhänge des Kosmos als Spiegel der Welt- und Schöpfungsgeschichte. Noch einmal schaute sie von höchster Warte in die Zukunft. Das *Divop* enthält die Summe aller vorhergehenden Bücher.

Der Stil aller grossen Hildegard-Bücher ist vollkommen einheitlich von der ersten bis zur letzten Zeile. Nirgends ein Unterschied oder auch nur eine Unsicherheit in der Logik der Gedanken. Nirgends tritt die Schreiberin selbst in den Vordergrund. Nie hätte ein Forscher sich und sein Werk so total verleugnen können. Man könnte mit den Worten des Psalmisten von ihr sagen: «Es ist ein Wunder in unseren Augen und vom Herrn ist's geschehen» (Ps

118, 23). Nachdem Er ihr das dritte Auge geöffnet hatte, wachte Gott darüber, bis alles mitgeteilt war, was späteren Generationen zur Orientierung dienen sollte. Ich bin überzeugt, dass Hildegard ihr letztes Wort noch nicht gesprochen hat.

Die bequeme Etikettierung ihrer Schriften als Privatoffenbarung besagt im Grunde genommen wenig. Heute, wo von vielen sogar die Religion zur Privatsache, wenn nicht zum «Opium für das Volk» erklärt wurde, verläuft die Front zwischen Licht und Finsternis so weit jenseits von Religion, dass die Treugebliebenen ruhig nach jeder göttlichen Geisteshilfe greifen dürfen, wo immer sie ihnen geboten wird. Hildegard hat noch viele unausgeschöpfte Wahrheiten zu bieten.

Zudem besitzen wir eine einmalige Autorisierung von höchster Warte. Nach dem übereinstimmenden Urteil aller Geistesmänner auf der Synode zu Trier (1148), eines Papstes Eugen III., eines heiligen Bernhard von Clairvaux spricht aus Hildegard der Geist der alten Propheten. Wenn also Hildegards Schriften dem Geiste eines Ezechiel und Jesaias entsprechen, darf man da noch von Privatoffenbarungen reden?

Im Sinne eines Paulus (1 Thes 5, 19 ff) geht der Strom der Weissagungen weiter. Die Hildegard-Prophetien verweisen auf ein Gesetz der Symmetrie in der Geschichte. Von Christus als welthistorischer Mitte ausgehend, musste es tausend Jahre nach ihm eine prophetische Hochblüte geben, wie es tausend Jahre vorher (David/Salomo) eine solche gegeben hatte, wobei es nicht auf die genaue Jahrhundertzahl ankommt. Die anerkannten alten Propheten wirkten nachhaltiger durch ihre Schriften als durch ihr Sein. So auch Hildegard. In diesem Sinne sollten wir uns hüten, Hildegard als Privatoffenbarung abzutun. Man hat die Hildegard-Schriften lang genug auf ein Nebengeleise abgeschoben. Es wäre nun an der Zeit, zu tun, was schon ein heiliger Bernhard vor mehr als achthundert Jahren empfohlen hat, nämlich sie auf den Leuchter zu stellen.

Die Arbeitslast des Schreibens

Hildegard hat selbst einen Teil ihrer Visionen niedergeschrieben, einen anderen Teil diktierte sie ihrem geistlichen Helfer, der als Sekretär diente, und einer vertrauenswürdigen Nonne ihres Klosters. Sie schrieb vermutlich mit Griffel und Wachstafeln. Ihr Sekretär, ein offensichtlich versierter Lateiner, besorgte unter sorgfältiger Wahrung des Grundtextes die grammatikalische Redaktion. Bis zur Reinschrift - erst dann war es ein Buch - wurde also mindestens ein zweimaliger Arbeitsgang unter den Augen Hildegards nötig. Sehen wir einmal ganz von der Leistung ab, welche die Abfassung der gewaltigen Inhalte einem Menschenhirn abverlangt hätte, so überragt rein vom Standpunkt des Zeitaufwandes und der mechanischen Arbeit des Schreibens der Umfang des hildegardischen Gesamtschriftwerkes alle anderen Zeitgenossen.

Die Schreibfähigkeit und Schreibwilligkeit war nicht zu allen Zeiten so gross wie heute. Erst hundert Jahre nach Hildegard hat ein Thomas von Aquin annähernd gleich viel geschrieben. Thomas war gegenüber Hildegard ein junger, kerngesunder, studierter, schreib- und lateingewandter Mann. Er starb schon mit 50 Jahren, in dem Alter, in welchem Hildegard an ihrem Erstlingswerk schrieb. Vergleicht man die unerhört flüchtige Thomas-Handschrift mit einer zur Zeit Hildegards auf dem Rupertsberg geschriebenen und korrigierten Handschrift (Genter Kodex, Echt. S.47; Tafel XI), so mutet diese wie eine kunstvoll gemalte Druckschrift an. So eine Schreibweise benötigte unvergleichlich mehr Zeit.

Wir dürfen annehmen, dass Hildegard und ihre zwei Mitarbeiter beim ersten Schreiben die Buchstaben im gleichen Stile malten. Auch bei gewisser Übung war es ein mühsames und zeitraubendes Werk, so Buchstabe für Buchstabe zu zeichnen. Schon die reine Schreibleistung imponiert. Wir verstehen, dass Hildegard zur Niederschrift ihres Erstlingswerkes *Scivias* unter Ausnützung aller verfügbaren Zeit zehn Jahre benötigte. Wenn wir auch nicht wissen, wie sich das in praxi abspielte, so hat Hildegard sicher jede freie Stunde dazu verwendet. War's doch ein Gottesauftrag höchster Dringlichkeit. Auch drängte ihr genialer Mitarbeiter Volmar Hildegard unablässig zum Niederschreiben ihrer Vision. Wir können uns seine Wissbegierde und seinen Arbeitseifer gut vorstellen, wenn wir an den in ähnlicher Lage befindlichen Clemens Brentano denken. Auch dieser begriff die Wichtigkeit einmaliger göttlicher Schauungen und geizte um jede Stunde, die ihm entging. In einem Nachruf Hildegards zum Tode ihres getreuen Eckhart Volmar (1173) nach dreissigjähriger Tätigkeit (Briefw. S. 165) schreibt Hildegard an den befreundeten Abt Ludwig von St. Eucharius in Trier:

«Gott dienend hatte er (Volmar) in ununterbrochener Mühe alle Worte meiner Schau mit grosser Sorgfalt aufgenommen und sie durchgesehen. Immer hatte er mich gemahnt, ja nicht wegen irgendeiner Körperschwäche nachzulassen, sondern Tag und Nacht an dem, was mir in der Vision gezeigt wurde, zu schreiben und zu arbeiten...» Nach ihm sollte die arme Hildegard sogar nachts schreiben! Schreiben, schreiben, nicht forschen. Eine hübsche Miniatur hat uns sein Bild überliefert, wie er, den Kopf am Klausurfenster, den Worten der Meisterin lauscht.

Von der Abfassung dieses ersten Grosswerkes schreibt rückblickend Hildegard selbst, dass zehn Jahre nur ganz knapp ausreichten, diese Schreibarbeit zu bewältigen (PL 386B).

Nun lässt sich in einer einfachen Überschlagrechnung der Zeitaufwand für alle vier Schreibepochen Hildegards vergleichen. Das Erstlingswerk *Scivias* umfasst in der Migne-Ausgabe (PL) 354 kleingedruckte Spalten. Man muss berücksichtigen, dass die zehnjährige Schreibarbeit belastet war von zahlreichen, oft wochen- und monatelangen Krankheitszuständen sowie von den gerade damals fälligen Schwierigkeiten der Klosterneugründung und der Übersiedlung vom wohleingespielten Mutterkloster nach einem «wüsten Ort», von Widerständen innerhalb des Konvents und von vielem anderen, das ausserdem noch zu bewältigen und von Hildegard zu verkraften war. Wir dürfen mit Recht vermuten, dass die 354 kleingedruckten Spalten der Migne-Ausgabe von Scivias ziemlich das Maximum darstellten, das unter den gegebenen Umständen geleistet werden konnte.

Sehen wir uns nun die sofort (1151–1158) anschliessende zweite Schreibepoche Hildegards an. Ohne dass vorher irgendwelche derartige Themen aufgeklungen wären oder auch nur eine Andeutung darüber gefallen war, geht Hildegard plötzlich auf ihr naturmedizinisches Werk über. Nur acht Jahre dauerte diese Schaffensperiode, in welcher aber neben dem Buch der medizinischen Naturgeheimnisse auch noch ein Buch der Briefe, das Evangelienbuch, das Liederbuch und die «Unbekannte Sprache» von Hildegard geschaut und diktiert wurden. Die zwei Medizinbücher allein haben bereits einen grösseren Umfang als das ganze Erstlingswerk *Scivias,* nämlich etwas 390 Spalten.

Das Liederbuch mit Noten umfasst schätzungsweise rund 90 Spalten. Der Umfang des ursprünglichen Briefbuches ist zwar nicht bekannt, doch ergibt sich aus bestimmten Überlegungen, dass es etwa die Hälfte der überlieferten Hildegard-Briefe umfasste, was etwa 90 Spalten ausmachen würde. Zieht man davon für sogenannte Anfragebriefe etwa ein Drittel ab, dann verbleiben für reine Hildegard-Briefe 60 Spalten. Dazu kommen noch die Evangelienauslegungen mit rund 80 Spalten und die Sprache mit etwa 18–20 Spalten. Das macht dann zusammen 640 Spalten in rund acht Jahren. Welch eine Temposteigerung gegenüber dem Erstlingswerk! Und dies bei einem so schwierigen Thema, wie es die Medizin und das Komponieren und Schreiben von Noten ist.

Es handelt sich um Hildegards fruchtbarste Schreibzeit. Nie wieder hat Hildegard und ihr Team so ein Tempo erreicht. Für das nächste Buch *Vitmer* ergeben sich 250 Spalten in fünf Jahren und beim Alterswerk *Divop* 300 Spalten in zehn Jahren, wobei freilich eine lange Krankheitsperiode und andere Unterbrechungen berücksichtigt werden müssen.

Wenn heute jemand ein wissenschaftliches Buch schreibt, stützt er sich auf oft jahrelange Vorarbeiten und Aufzeichnungen. Das scheidet bei Hildegard sicher aus, da sie überhaupt erst beim Scivias-Buch auf Gottes Befehl zu schreiben anfing. Ein so kompliziertes Lehrbuch der Medizin aus dem Ärmel zu schütteln, das weder vorkonzipiert war, noch sich auf Studienmaterial oder Forschungen stützen konnte, ist menschenunmöglich. Was aber bei Menschen unmöglich, macht Gott möglich. Nur Abschreiben kommt für diese kurze Zeit in Frage. Wovon? Vom himmlischen Fernsehprogramm. Ein solches Sachbuch in dieser Geschlossenheit und Tiefgründigkeit, wie es nun einmal das Thema Medizin und Krankheit mit sich bringt, in diesem Tempo auf die Schreibtafel zu werfen, scheint mir einer der grossartigsten Beweise für den himmlischen Ursprung der hildegardischen Medizin. Vielleicht war die Leistung beim Niederschreiben der theologischen Werke nicht minder staunenswert. Doch möchte ich fragen: Was ist leichter, ein theologisch-philosophisches Buch oder ein Medizinbuch zu schreiben, das Kopf und Fuss hat? Damit die Menschen aber wissen, dass Gott auch die theologischen Werke diktieren kann, hat er seiner Hildegard das noch schwierigere Medizinwerk diktiert. Theologische Bücher haben viele Heilige geschrieben, aber nicht einer ausser Hildegard ein medizinisches. Wenn aus diesen Überlegungen eines mit Sicherheit hervorgeht, dann ist es die Feststellung, dass Hildegard bei der Abfassung der naturmedizinischen Themen mindestens ebensowenig mit sachlicher Gedankenarbeit belastet war wie bei den moralisch-theologischen. Hat bei diesen die reine Diktierzeit das Tempo bestimmt, so auch bei jenen. Blieb bei den einen keine zusätzliche Zeit zum Studieren übrig, dann auch nicht bei den anderen. Es bestätigt sich die Aussage Hildegards, dass alles von ihr Verfasste dem himmlischen Diktat entstammt.

Es gab noch keine Hildegard-Medizin

zur Zeit Hildegards. Ihre Zeitgenossen kannten sie nicht und Hildegard praktizierte sie nicht. Nachdem Hildegard in ihrer zweiten Schreibepoche das Buch *Subtilitates,* die Feinunterschiede der Naturgeschöpfe, niedergeschrieben, beziehungsweise diktiert hatte, war dieses Thema für sie abgeschlossen. Das war bei allen ihren Büchern so. Sie schrieb, was sie schreiben musste. Auch ihre Umgebung erwartete nichts anderes von ihr. Nie kam jemand zu ihrer Zeit auf die Idee, die Person der Schreiberin mit dem Inhalt ihrer Bücher zu identifizieren.

Es reihte sich im Leben Hildegards ein Diktat an das andere. Was geschrieben war, wurde abgelegt und das nächste in Angriff genommen. Ein längeres Verweilen bei einem abgeschlossenen Buch lässt sich nicht feststellen. Es hätte die Perzeption der nachfolgenden Schriften unmöglich gemacht, die jedesmal volle Konzentration auf die neuen Bilder und Texte verlangte.

Die Zahl der Abschriften, welche zu Lebzeiten Hildegards von ihren Büchern gemacht wurden, war klein. Andere Interessenten als die befreundeten Klöster gab es dafür nicht. Auch hinderte der für die damalige Zeit schwerverständliche und ungewohnte Inhalt eine grössere Verbreitung. Zudem liegt namentlich über der Entstehung und dem Schicksal der Hildegard-Medizin bis heute ein Schleier des Geheimnisses.

Vier Umstände machen dabei den Forschern viel Kopfzerbrechen: Erstens wissen wir nicht, wie Hildegard überhaupt dazu kam, über Medizin zu schreiben. Alle ihre anderen Schreibepochen begann Hildegard mit der Erklärung eines dafür ausdrücklich erhaltenen Gottesbefehls. So war es beim Erstlingswerk *Scivias,* so beim Psychotherapiebuch *Vitmer* und so beim Alterswerk *Divop.* Nur die zweite Schreibepoche verzeichnet keinen Schreibbefehl. Nicht die Medizin, nicht das Briefbuch, nicht das Liederbuch, nicht das Evangelienbuch. Nur am Beginn der nächsten, dritten Schreibepoche steht wörtlich, dass die acht Jahre vorher verfassten Schriften der gleichen Visionsquelle entstammen; also auch die Medizin. Wurde die Erwähnung eines Schreibbefehles im Einführungsteil unterschlagen? Von wem? Wem konnte daran gelegen sein? Auffallend bleibt jedenfalls, dass auch in der Hildegard-Autobiographie jene Stellen zensuriert wurden, in welchen Hildegard von dieser Zeit hätte reden müssen.

In einem erhaltenen Bruchstück ihrer Autobiographie (Vita II/31 - PL 113 B) schreibt Hildegard: «In einer wahren Schau sah ich die Beschaffenheit des Menschen. Obwohl er in seiner zweifachen Natur aus Seele und Leib besteht, ist er dennoch ein einziges Bauwerk... Der Mensch ist das Werk Gottes...» Diese Stelle bezieht sich nicht nur auf ihr Medizinbuch, sondern gilt ganz allgemein, wie auch jene Stelle, wo sie von ihrer Berufungs-Vision schreibt: «... Aufgrund dieser (Berufungs)-Vision verstand ich die Schriften der Propheten, der Evangelien und der anderen heiligen Philosophen ohne irgend einen menschlichen Unterricht und ich erklärte einiges davon, wobei ich nur eine sehr beschränkte Kenntnis von Schriftstücken hatte, eben nur so viel, als mich die ungelehrte Frau (Jutta) gelehrt hatte. Aber auch das Lied samt Melodie trug ich zum Lobe Gottes und der Heiligen vor ohne menschlichen Unterricht, und ich komponierte, ohne je Neumen (mittelalterlicher Ausdruck für Notenzeichen) oder Sangeskunst gelernt zu haben...» (PL 104 A). Alle diese Kenntnisse der zweiten Schreibepoche waren schon mit der Berufungsvision gekommen. Sehr beachtlich scheint mir der Satz, dass Hildegard auch die Bücher der «Philosophi» inhaltlich begriff.

Als Philosophen bezeichnete man früher auch die Naturkenner. Es wäre durchaus möglich, dass Hildegard mit dem «Heiligen Philosophen» den Isidor von Sevilla (und den Physiologus) gemeint und seine Schrift einmal in der Hand gehabt haben könnte. Viel mehr als Namen und Fachausdrücke hat sie davon nicht behalten, weil ihre Medizin völlig anders lautet. Wir wissen auch nicht, wie sich Hildegards Arbeit am Medizinbuch im einzelnen abgespielt hat. Ob Hildegard zeitgenössische «Naturgeschichte» kannte, wird sich wohl nie ganz entscheiden lassen. Hat solches Wissen im Unterbewusstsein eine Rolle gespielt? Ihre Visionsgabe hätte es ihr übrigens durchaus ermöglichen können, in historisches Material visionär Einblick zu nehmen.

Wir dürfen annehmen, dass Hildegard die Grundbegriffe der Medizinsprache ihrer Zeit so kannte wie jede andere Klosterfrau. Sehr hoch brauchen wir dieses Wissen nicht anzusetzen. In ihren Briefen werden keine medizinischen Themen behandelt. Welche allgemeinen Vorstellungen Hildegard damals im Alter von etwa 53 Jahren von Gesundheiten und Krankheiten besass, lässt sich schwer sagen, weil sie sich persönlich nie darüber äusserte. Das eigene Kranksein empfand sie nicht als eine Krankheit, die man heilen müsse, sondern als den Preis für ihre Visionsgnade, damit sie nicht überheblich werde (PL 113Bff). Dabei war Hildegard keine Asketin. Die Hildegard-Schriften warnen vor eigenwilligen Selbstkasteiungen, die höchstens dem Hochmut dienen.

Als zweiter Stein des Anstosses fällt auf, dass Hildegard nur im Medizinbuch auch eine Reihe deutscher Worte und Eigennamen einflicht. Dafür haben wir keine plausible Erklärung, wenn wir ehrlich sind. So gibt die Entstehung der Hildegard-Medizin Rätsel auf. Sie entheben uns Ärzte jedoch nicht der Pflicht, den so klaren, sachlich eindeutigen Inhalt zu prüfen und bei Bewährung in unser Medizinprogramm aufzunehmen.

Die dritte Auffälligkeit dieser Schreibepoche besteht in der bunten Vielfalt von Schreibthemen. Sonst gehört zu jeder Hildegard-Epoche nur ein einziges grosses Buch. Wir dürfen daraus nicht schliessen, dass wir es deswegen mit einer anderen Hildegard zu tun haben. Ihre Arbeitsweise blieb all die Jahre die gleiche audiovisuelle.

Die vierte Merkwürdigkeit schliesslich besteht darin, dass man nach dem Tode Hildegards ihre Medizin nicht in den grossen Sammelband aufnahm. Die Hildegard-Medizin wurde von vornherein zur Seite geschoben. Weil sie den Zeitgenossen nichts zu sagen hatte?

Jedenfalls bleibt es für uns rätselhaft, dass man damals nicht mit beiden Händen darnach griff. Welch ein Gegensatz zu unserer Zeit! Man hat den Eindruck, dass Krankheit und Kranksein früher eine vergleichsweise geringe Rolle spielten. Wer nicht gesund und lebenstüchtig war, starb in jungen Jahren. Männer gegen den Teufel gab es damals genug, aber nur wenige gegen Tod und Krankheit. Das könnte ein gewisses Desinteresse an Hildegards Medizinbuch erklären.

Wir müssen so etwas annehmen. Als man kurz nach Hildegards Ableben «alle» ihre Werke in einem mächtigen Sammelband zusammenfasste (1180–1190), liess man ihr Medizinbuch weg. Dadurch wurde die Aufmerksamkeit der Öffentlichkeit für Jahrhunderte von ihrer Medizin abgelenkt. Jenen Prachtband nannte man später den «Riesenkodex». Lange Zeit war er allein für die Allgemeinkenntnis hildegardischer Schriften zuständig. Mit Recht konnten darum die besten Kenner des Hildegard-Schrifttums, die Eibinger Klosterfrauen Marianne Schrader und Adelgundis Führkötter (Die Echtheit des Schrifttums der heiligen Hildegard, Köln/Graz, 1956), ein Kapitel ihres Buches überschreiben: Die bisherige Hauptquelle (der Hildegard-Forschung): Der «Riesenkodex».

So geriet die Hildegard-Medizin von Anfang an und für lange Zeit in Vergessenheit. Wer sich aber in neuerer Zeit mit ihr beschäftigte, kümmerte sich wenig oder garnicht um die Schreiberin und ihr übriges Schrifttum. Das konnte nicht gut gehen und ist auch nicht gut gegangen, wie wir noch erfahren werden.

Schweigen als Beweis

Eine Fehlanzeige aller Quellen über ein Bücherstudium Hildegards kann «ex silentio» als Beweis dienen, dass die ausdrücklich überlieferte Mitteilung, dass Hildegard nie studiert oder wissenschaftlich gearbeitet hat, zu Recht besteht. Ein Beispiel für den «Beweis des Schweigens» bietet die Überlieferung vom Sterben des Apostels Petrus in Rom. Von einem anderen Sterbeort weiss man nichts. Also war die einzige Tradition, die Rom als Sterbeort nannte, die richtige. Das wurde in unseren Tagen durch Grabungen bestätigt.

Da sämtliche zeitgenössischen Dokumente von einer ärztlichen Tätigkeit Hildegards rein gar nichts wissen, sollte über diesen Punkt eigentlich kein Zweifel bestehen. Die Vita, jene von Augen- und Ohren-Zeugen verfasste Lebensgeschichte Hildegards, schweigt bezüglich einer Arzt- oder Forscher-Tätigkeit Hildegards (vgl. PL 122D/127A).

Die Inquisitionsakten aus dem dreizehnten Jahrhundert schweigen darüber. Es schweigt darüber Papst Gregor IX,. als er in seinem Briefe nach Mainz Hildegard rühmt und verlangt, «... dass man ihm die Bücher Hildegards schicke, von denen es heisst, dass sie Enthüllungen des Heiligen Geistes wären, weil Hildegard ausser dem Psalterium nichts gelesen habe ...» (PL 87D).

Als man daraufhin die echten, also visionär entstandenen Hildegard-Bücher übersandte, rechnet man im Verzeichnis ausdrücklich das Buch der Einfachen Medizinen (unser Arzneimittelbuch) und ein Buch der medizinischen Zusammenhänge (unser Lehrbuch) unter die visionären Bücher (PL 139A). Diese Aussagen machen verlässliche und vereidigte Zeugen.

In den zahlreichen Briefen Hildegards kommt kein Wort von Medizin vor. Weder macht Hildegard auch nur eine Andeutung, die darauf schliessen liesse, sie habe von Medizin etwas verstanden, noch kommt einem Briefschreiber je die Idee, sie als Ärztin um einen medizinischen Rat zu fragen. Unter grossen Lobssprüchen schreibt man an Hildegard, doch nie rühmt man bei ihr etwaige medizinische Kenntnisse. Ganz im Gegenteil. Wo an drei Stellen von Krankheitszuständen die Rede ist, wendet man sich ausnahmslos an die charismatisch-wundertätige Heilige. Hildegard erteilt demgemäss ausschliesslich mystische Ratschläge, die mit ihrem Medizinbuch oder auch nur mit Medizin überhaupt nichts zu tun haben. Das gleiche gilt auch von ihrer Hilfe gegen Besessenheit, wo Hildegard immer nur Gebet und Opfer und Wunderkraft einsetzt, nie jedoch eines der zahlreichen, dagegen empfohlenen natürlichen Mittel ihres Medizinbuches (PL 258ff; 279Dff; Pi 521).

Von einer ärztlichen Tätigkeit schweigen alle Hildegard-Bücher. An der Stelle, wo Hildegard unter den anderen Schriften der zweiten Schreibepoche das Medizinbuch aufzählt (Pi 7), nennt sie ausdrücklich ihre Visionsgabe als dessen Entstehungsquelle. Sonst steht bei Hildegard nie etwas über «ihre» Medizin. Hätte sie je geforscht, hätten sich in ihrem Lebenswerk Spuren davon finden müssen.

Auch der neugierige, seiner Hildegard tiefergebene Wallone und Mönch, Wibert von Gembloux, weiss nichts von einer medizinischen Hildegard. Er, der von Hildegard alles genau wissen möchte, fragt nicht nach medizinischen Studien oder ärztlichem Tun.

Hildegard antwortete ihm (Pi 328ff): «Das Licht, das ich schaue, ist nicht an den Raum gebunden. Es strahlt heller als eine sonnendurchstrahlte Wolke und ich habe dabei die Empfindung einer Grenzenlosigkeit an Höhe, Länge und Breite. Es wird mir der Schatten des Lebendigen Lichtes genannt. Wie Sonne, Mond und Sterne sich im Wasser spiegeln, so leuchten mir von diesem (Bildschirm) Schriften, Gespräche, Naturkräfte entgegen und die von Menschenhand geschaffenen Werke. Was ich in diesen Tonbildvisionen gesehen oder erfahren habe, haftet lang in meinem Gedächtnis und ich erinnere mich (später), wann ich es gesehen und gehört habe. Ich sehe, höre und weiss dabei gleichzeitig. Sozusagen im gleichen Augenblick habe ich es auch gelernt. Was ich nicht (auf diese Weise) sehe, kenne ich nicht, weil ich keine Schulung habe. Man hat mich nur in den Grundzügen des Lesens unterwiesen ...»

Als schliesslich Wibert von Gembloux anno 1177 Hildegards zweiter und letzter Sekretär wird, schildert er in einem Brief an seinen Freund, wie's unter Hildegard auf dem Rupertsberg zugeht: «... An Feiertagen arbeitet man nicht ... An Privattagen (= Werktagen) beschäftigt man sich mit Bücherschreiben oder mit dem Anfertigen von Messgewändern oder mit anderen Handarbeiten ...Wunderbar ist, wie ein so junges Kloster schon mit grossen, würdigen und für Ordensleute bestens geeigneten Räumen und mit Wasserleitungen in allen Werkräumen ausgestattet ist ... Für die Aufnahme von Gästen ... und für die zahlreichen Angestellten des Hauses und auch die fünfzig Schwestern ist hinreichend vorgesorgt ... Die Mutter und Führerin dieser grossen Schar ... bannt das Laster der Überheblichkeit durch das grosse Gewicht, welches die Demut bei ihr hat. Sich allen liebevoll zuneigend, ist sie voll beschäftigt damit, Rat zu geben, wo's not tut; schwierige Fragen zu lösen, die man an sie heranträgt; Bücher zu schreiben; ihre Schwestern zu unterrichten und die zu ihr kommenden Sünder aufzurichten ..., so dass man viele Paulusstellen auf sie anwenden könnte. Zum Beispiel: Allen bin ich alles geworden, um alle reich zu machen. Oder: Fehlt mir auch die Redegabe, so doch nicht die Erkenntnis. Oder: Gern rühme ich mich meiner Schwachheit, damit Christus in mir stark ist. Denn wenn ich schwach bin, bin ich stark ...» (Pi 406f).

Kein Wort von Krankenbetreuung oder einem Zustrom von Heilungsuchenden. Kein Wort von Forschungstätigkeit. Nur die Hildegard, wie wir sie schon kennen.

Es gibt einen Katalog von achtunddreissig Fragen, die man dringend von Hildegard beantwortet haben wollte. Ein medizinisches Thema ist nicht darunter. (PL 1057Dff).

Als hundert Jahre nach Hildegard mit Albert von Bollstätt

(Albertus Magnus) wirklich eine Naturforschung in Deutschland einsetzte, greift diese nicht auf die inhaltsschweren Naturschriften Hildegards zurück. Von einer Forschungstätigkeit oder gar Forschungsergebnissen einer Hildegard war ihm offenbar nichts bekannt. Das lässt sich nicht erklären, wenn es so etwas gegeben hätte. Ohne ihr Naturwissen ausdrücklich für unbrauchbar zu erklären, nahm man einfach keine Notiz davon. Das gleiche gilt von ihrer Medizin. Wäre es eine zeitgenössische Medizin gewesen – und etwas anderes kann Forschung nicht sein –, hätte die Zeit das Ihrige gewiss aufgegriffen. Das war eben nicht der Fall. Darum das Schweigen.

In einem Kloster wurde bereits im dreizehnten Jahrhundert ein Hildegard-Fest offiziell gefeiert, dessen Texte «Pitra» veröffentlichte (Pi 434f). In den rühmenden Lesungen dieses Hildegard-Offiziums wird von einer ärztlichen Tätigkeit kein Sterbenswörtchen berichtet. Wenn es dort heisst, dass sie körperliche Nöte erleichterte und die Mühsal der Bresthaften «... weil sie im Geiste die Lebensweise und Lebensgewohnheiten und von einigen auch das Lebensende schaute und gemäss ihren Verdiensten Ruhm oder Schande ihrer Seelen» (ebda), so ergibt sich daraus als Grundlage der helfenden Liebe eindeutig ihr Charisma der Seelenkenntnis. Zum Schluss heisst es: «Wie sie Kranken die Gesundheit wieder herstellte, den Unfug von Illusionsgeistern machtvoll abstellte und aus den besessenen Körpern verjagte, wie sie nicht nur Anwesenden, sondern auch Fernen zu Hilfe kam..., steht das nicht in ihrer Lebensgeschichte...? (ebda).» Dort aber steht nur von der Gabe wunderbarer Krankenheilungen. Kein Wort von ärztlicher Tätigkeit.

Auch die Ikonographie schweigt. Nie wird Hildegard mit Emblemen der Medizin oder Botanik dargestellt, was nicht möglich wäre, wenn es eine medizinische oder botanische Hildegard gegeben hätte.

So lässt sich «ex silentio», aus dem Schweigen der Quellen nachweisen, dass Hildegard nie ärztlich oder wissenschaftlich tätig war. Auch in der Überlieferung des Hildegard-Klosters, das immerhin bis zu seiner Zerstörung durch die Schweden im Dreissigjährigen Krieg (1631) bestand, ist von einer ärztlichen Hildegard-Tradition nichts bekannt.

Bei dieser Sachlage scheidet auch die absurde Idee aus, man hätte vielleicht in Hildegard-Kreisen in einer ärztlichen Tätigkeit etwas Ehrenrühriges gesehen und alle Nachrichten darüber totgeschwiegen, um nicht ein schlechtes Licht auf sie fallen zu lassen. Bei dem Umfang, der Originalität und sachlichen Tiefe der Hildegard-Medizinbücher müsste eine so intensive Tätigkeit Hildegards auf diesem Gebiet vorausgesetzt werden, dass diese unmöglich hätte verborgen bleiben können.

Auch wären ärztliche Exravaganzen einer Klosterfrau als etwas Ungewöhnliches sicher bekannt geworden. Dass sich davon nicht die leiseste Spur erhalten haben sollte, scheint um so unwahrscheinlicher, als man alle Ausserordentlichkeiten Hildegards sorgfältig aufgezeichnet hat. Als ein Gutes hätte man's ganz gewiss mitgeteilt, schon um die Grösse des Schöpfers in seinem Geschöpf zu preisen.

Auf den Standpunkt kommt es an

Mit der Erfindung des Buchdruckes war fast schlagartig die Möglichkeit gegeben, das bislang den Klosterbibliotheken vorbehaltene Wissensgut einer breiteren Öffentlichkeit zugänglich zu machen. Der Mönch hatte die Welt von einem einheitlich geschulten christlichen Standpunkt aus gesehen. Jetzt aber konnte jeder, gleichgültig welche Voraussetzungen er mitbrachte, an das allgemeine Wissensgut herankommen. Jeder Gelehrte machte sich nun selbst zum Massstab der Dinge.

Das erste gedruckte Buch Hildegards war ihr bekanntes Scivias (Paris 1513). Merkwürdigerweise wurde Hildegards Naturmittelbuch das zweite und blieb - abgesehen von den Briefen - für lange Zeit auch das letztgedruckte Werk Hildegards. Dem Drucker J. Schott war offensichtlich die Strassburger Handschrift von Hildegards Buch der Naturgeheimnisse in die Hände gefallen, welches der Mönch Alberich schon im dreizehnten Jahrhundert dort gesehen hatte (Echt. 55). Der Name Hildegard war diesem Strassburger Drucker offenbar ein Begriff. Obgleich man damals in Deutschland anfing, alles Heilige und die Heiligen selbst aus dem Volksglauben zu verdrängen, bildete Hildegard insofern eine Ausnahme, als sie gerade von protestantischer Seite gerne als Kronzeugin der prophezeiten Revolution angeführt wurde. Warum aber fand der Strassburger Drucker an Hildegards Naturmittel-Handschrift so grossen Gefallen? Vermutlich faszinierte ihn daran die Fülle der enthaltenen medizinischen Ratschläge. Doch war es sicher nicht das allein, welches ihn zu seinem Erstdruck anno 1533 veranlasste.

Als Drucker der Reformationszeit dachte er ganz modern, wenn er in der grossen Hildegard lieber eine Ärztin als eine Heilige sehen wollte. Darum schreibt er getrost in der Vorrede zu seinem Erstdruck, er veröffentliche die ärztlichen Erfahrungen der berühmten Hildegard. So hatte J. Schott aus der heiligen Hildegard eine Ärztin gemacht. Er wollte wahrscheinlich damit keine absichtliche Falschmeldung in die Welt setzen. Von einer Ärztin Hildegard war bis dahin nie die Rede und von einer ärztlichen Tätigkeit Hildegards konnte Schott nichts wissen. Er nahm das vermutlich als selbstverständlich an, so wie es oberflächliche Hildegard-Kenner auch heute noch tun. Sprach denn nicht aus dem Text ihres Naturmittelbuches die Riesenerfahrung eines genialen Arztes? Wenn Schott nichts Näheres von Hildegard, ihrer Arbeitsweise und der Entstehung ihrer Bücher wusste, lagen solche Gedanken nahe. So wurde der Strassburger Drucker J. Schott zum Erfinder der Ärztin Hildegard.

Seitdem spukt die Ärztin Hildegard sogar in den Köpfen berufener Sachbearbeiter. Aber nicht nur die Ärztin, nein, auch die Naturforscherin Hildegard, denn der Herausgeber Schott gab dem Naturmittelbuch Hildegards den falschen Namen «Physika». Aber es handelte sich dabei weder um das, was wir heute Physik nennen, noch um eine Naturkunde im Sinne der Alten, welche als Physik bezeichnet wurde, sondern um ein reines Medizinalbuch. Dieser Name blieb ihm jedoch bis in die jüngste Zeit.

Massgeblich trug dazu bei, dass der Name *Physika* im Sammelband der Hildegard-Schriften wieder aufgegriffen wurde, welcher in der Migne-Reihe der lateinischen Väter (Patrologia Latina, PL) im Jahre 1855 erschien. In seinem lateinischen Vorwort zur genannten Migne-Druckausgabe des Hildegard'schen Arzneimittelbuches, welche sich auf eine (Pariser) Papierhandschrift aus dem vierzehnten Jahrhundert stützt, erfindet der Würzburger Professor Dr. F. A. Reuss aus dem naturforschenden Geiste seines Jahrhunderts heraus zum Physika-Namen noch eine naturforschende Hildegard.

Das Erstaunliche dabei ist, dass er die Hildegard-Tradition genau kennt. Er zitiert nämlich aus der Hildegard-Vita die richtige Angabe des Biographen Theoderich, dass Hildegard die Geheimnisse der Natur aus ihrem prophetischen Geist heraus geoffenbart hat und die Wundergabe der Krankenheilungen besass. Ebenso selbstverständlich schreibt er auch über das Arzneimittelbuch Hildegards: «Immer wird diesem Werk ein hervorragender Platz in der Geschichte der Medizin und der Naturwissenschaft gebühren, in welchem die selige Jungfrau, vollkommen eingeweiht in die heiligen Geheimnisse der Natur, das Verwickeltste und zutiefst Verborgene, was sie durch schärfstes Nachdenken und aus innerster Erkenntnis der Dinge erforscht hatte, auf göttlichen Antrieb erzählt. Es steht fest, dass Hildegard vieles schon bekannt gewesen war, was die anderen Schriftsteller des Mittelalters nicht wussten, scharfsinnige Forscher jetzt erst entdeckten und dann als eigene Neuigkeit an den Mann bringen. Doch kann man dies noch viel deutlicher aus ihrem Buch Divinorum Operum *(Divop)* ... ersehen, freilich nicht ohne fleissiges und intensives Studium und offensichtliches Einfühlungsvermögen in alle Werke der heiligen Hildegard, in welchen sie überall in ihrer bildlichen und figürlichen Redeweise, anders als man es sonst bei Autoren gewohnt ist, dem Aufbau des gesamten Universums nachspürt ...» (PL 1122).

Professor Reuss bemüht sich, Hildegard gerecht zu werden und hat auch vor ihrer Heiligkeit keine Angst. Er weiss, dass ihre Bücher aus ihrer mystischen Schau entstanden. Er weiss, dass sie das Wissen der Zeitgenossen weit überragen und erst durch moderne Forscher (inhaltlich) wieder erreicht werden. Doch das Wort vom Erforschen (perscrutari) ist nun einmal bei ihm gefallen. Wenn er es vielleicht auch nicht im strengen Sinne unserer Forschung gemeint haben mag, so wurde es doch von späteren Hildegard-Forschern kritiklos, ja begeistert übernommen. Keiner bedachte, dass man damit Hildegard einen schlechten Dienst erwies. Schöpfte Hildegard nämlich unmittelbar aus den Quellen göttlichen Urwissens, dann kommt ihren Medizinbüchern unvergleichlich grösserer Wert zu, als wenn man sie nur in die Reihe medizingeschichtlicher Kuriosa einreiht, wie es seither alle Biographen taten.

Nun war die Hildegard-Medizin Freiwild für jede Spekulation geworden. Je nach dem Standpunkt konnte man die arme Hildegard entweder zur Ärztin oder zur Naturforscherin machen. Das geschah denn auch weidlich. Mit der Erklärung zur mittelalterlich-primitiven Naturkunde - entsprechend dem Titel *Physika* - verlieren die Medizinbücher ihren hohen Rang und werden zu einem höchstens noch historisch interessanten Kuriosum. Es wäre vergebliche Mühe, nach medizinisch wertlosen und unbrauchbaren Ausgaben Heilversuche anstellen zu wollen. Wer Hildegard für medizinisch wertlos hält, dessen Buch wird eben auch medizinisch wertlos (Naturkunde. P. Riethe, Salzburg 1959).

Wenn man in Hildegard eine Exponentin der phantastischen Naturvorstellungen des Mittelalters sieht - es könnte kein grösseres Missverständnis geben -, dann darf man auch eine Hildegard-Ausgabe für Bücherliebhaber mit jenen scheusslichen mittelalterlichen Tierbildern illustrieren, wie es A. Huber (Wien, 1923) getan hat. Damit wird Hildegard und ihrer Medizin der Makel des Abstrusen angehängt. Wir können die mittelalterlichen Naturkenntnisse nicht mehr brauchen, weil sie weitgehend falsch waren. Gerade weil sich die echte Hildegard grundsätzlich von den veralteten Vorstellungen unterscheidet, war sie mir lieb geworden und besitzt für mich das signum veritatis, alle Zeichen der Wahrheit. Von diesem Standpunkt aus getraue ich mir zu sagen, dass einige Absonderheiten (nur im oben genannten Hildegard-Tierbuch) von einem frühen Abschreiber des Original-Manuskriptes eingeschoben wurden. Wahrscheinlich wunderte er sich, dass Hildegard die damals in Gelehrtenkreisen geläufigen Tierfabeln nicht bringt und meinte, vom Standpunkt der Wissenschaft seiner Zeit ein gutes Werk zu tun, wenn er durch Ergänzungen solchen vermeintlichen Mangel beseitige. Der rein medizinische Text Hildegards wurde übrigens davon nicht berührt.

Selbstverständlich gibt es eine legitime Hildegard-Forschung, welche auch textkritisch vorgehen muss. Das hat im Falle des schon genannten *Riesenkodex* zu erstaunlichen Ergebnissen geführt. Es wurde nämlich festgestellt, dass in der dort kunstvoll aufgebauten Briefsammlung zum Teil Änderungen an den originalen Hildegard-Briefen vorgenommen und teilweise sogar fingierte Adressen angegeben wurden. Das war für die Hildegard-Forschung zunächst ein Schock. Doch stellte sich heraus, dass – abgesehen vom Briefteil dieser bekanntesten Hildegard-Handschrift – die übrigen Hildegard-Werke getreulich und richtig kopiert worden waren. Nun aber war der Zweifel gesät und es war nur ein kleiner Schritt bis zu jenem Gelehrten, der sich auf den Standpunkt stellte, alle Werke Hildegards seien gefälscht und unterschoben, weil eine Frau ein solches Wissen gar nicht gehabt haben konnte. Nur wer das Wesen Hildegards nicht kennt, kann zu einem solchen Standpunkt kommen, der übrigens schon widerlegt wurde.

Meinen Standpunkt kennen Sie. Ich bin zu dem Schluss gekommen, dass alle Werke Hildegards und auch ihre Medizin dem himmlisch-visionären Diktat entstammen. Dafür bringe ich in diesem Buch eine Fülle von Gründen und Beweisen, ehe ich auf den Inhalt der Hildegard-Medizin selbst eingehe und dort meine Annahme ihres göttlichen Ursprungs glänzend bestätigt finde. Ich möchte auch meine Leser von diesem Standpunkt überzeugen, damit später keine Zweifel mehr in ihnen aufkommen. Denn die Hildegard-Medizin hat ihre Tücken, welche Zweiflern sehr wohl Argumente für ihren Unglauben liefern können und geliefert haben. Wer dagegen das Göttliche im grossen Aufbau wie auch in den minutiösen Einzelheiten der Hildegard-Medizin bereiten Herzens annimmt, wird meinen Standpunkt bestätigen.

Die Wiederentdeckung der Hildegard-Medizin

Die Hildegard-Renaissance setzte fast schlagartig mit dem Erscheinen (1855) der Migne-Sammelausgabe ein. Dazu kam noch im gleichen Jahrhundert (1882) die Analecta Sacra genannte, ergänzende Ausgabe des Kardinal Pitra (Pi). In ihr wurde zum ersten Mal einer breiteren Öffentlichkeit ein kleiner Auszug aus der jüngst in der Königlichen Bibliothek zu Kopenhagen wiederentdeckten und bisher einzigen Handschrift des Lehrbuches der Hildegard-Medizin mitgeteilt (Pi 468). Für die eigentlichen medizinischen Abschnitte hatte der Kardinal wenig Interesse, er bringt eher eine Auswahl aus einigen klimatischen Angaben und Allgemeinverständliches. Vom überwiegend medizinischen Teil bringt er nur die Überschriften. Weil das Buch des Kardinal Pitra fast nur für Theologenkreise bestimmt war, wird kaum ein Arzt diese Zeilen zu Gesicht bekommen haben.

So blieb es bis 1900 und würde bis zum heutigen Tag so geblieben sein, wenn nicht der Philologe Paul Kaiser, Lateinprofessor an einem Berliner Gymnasium, die Herausgabe des ganzen Medizin-Lehrbuches gewagt hätte. Die Erstausgabe des lateinischen Originals des Hildegard-Lehrbuches der Medizin (Teubner, Leipzig, 1902), die wir Dr. Paul Kaiser verdanken, war eine folgenreiche Pioniertat der Hildegardforschung. Er nannte das Buch *Causae et curae* (CC), was wir heute etwa mit Pathologie und Therapie übersetzen könnten. Er entnahm diesen Titel der letzten «amtlichen» Nachricht, welche wir von diesem Werk haben, als Matthäus von Westminster anno 1292 (PL 77A) darüber schrieb, es gäbe von Hildegard «ein Buch der Einfachen Medizin gemäss der Schöpfungsordnung und ein Buch der Zusammengesetzten Medizin über die Ursachen *(Causae),* Zeichen und Kuren *(Curae)* der Krankheiten ...».

Nun war ihr Lehrbuch, das Buch der Medizintheorie, wieder aufgetaucht. Medizin verlangt wissenschaftlich-theoretisches Denken. Solches findet sich in dem genannten Hildegard-

Lehrbuch reichlich. Vor dieser Ausgabe konnte es in diesem Sinne keine Hildegard-Medizin geben. Bis dahin war nur die bekannte Physika, jene Hildegardsammlung der Naturmittel, veröffentlicht. Diese bot zwar einen riesigen Schatz von Einzelheiten, aber keine ärztlich-medizinische Theorie. Das war also jetzt anders geworden. Nun hätte ein Arzt sich ernstlich mit der Hildegardmedizin befassen können. Das geschah nicht, sondern zur Fehldeutung Hildegards als Naturforscherin trat nun wieder verstärkt das falsche Bild von der Ärztin Hildegard. Dass der Lateinprofessor Dr. Paul Kaiser schon in seiner vorausgehenden Programmschrift (Die Naturwissenschaftlichen Schriften der Hildegard von Bingen, Berlin, 1901) Hildegard von vornherein für eine Ärztin erklärt, braucht uns nicht zu wundern. Auf den unbefangenen Lateinleser macht dieses Werk absolut den Eindruck eines medizinischen Fachbuches. Bei der naiven Auffassung, welche die Jahrhundertwende allem Mittelalterlichen entgegenbrachte, war einer Hildegard alles und nichts zuzutrauen. Alles: Dass eine kranke Klosterfrau auch eine (berühmte) Ärztin gewesen sein könnte. Nichts: Dass man bei Hildegard den Begriff «Heilige» ruhig ignorieren kann. Nur ein medizingeschichtlich einigermassen versierter Arzt hätte erkennen können, dass es sich da um eine geniale, unbekannte Medizinkonzeption von einem für das Mittelalter unvorstellbaren Ausmass handle.

Der Lateinprofessor aus Berlin durfte sich ausserdem auf den schon genannten Strassburger Drucker berufen, welcher 1533 sein Buch als ärztliches Wissen Hildegards angepriesen hatte. So schreibt er denn anno 1901 über Hildegard: «...nicht nur die *Physika*... stammt von ihr, sondern auch ein anderes, viel wertvolleres medizinisches Werk; beide Schriften sind zu ihrer Zeit verbreitet gewesen und noch im 16. Jahrhundert hat Hildegard im Rufe einer grossen Ärztin gestanden...» Diesen Ruf als Ärztin verdankte Hildegard aber ausschliesslich jenem Strassburger Drucker.

Verbreitet war ihre zweite «viel wertvollere» Medizinschrift (das Lehrbuch) offenbar auch nicht, sonst würde heute mehr als eine Abschrift davon existieren und wir wären nicht auf die einzige Handschrift des dreizehnten Jahrhunderts angewiesen. Das spricht ebenso gegen seine Verbreitung wie die Tatsache, dass praktische Medizin und Ärzte nie davon Notiz genommen haben.

Die Gründe dafür sind mannigfach. Abgesehen davon, dass es der Öffentlichkeit eben nicht bekannt war, überstieg es auch weit die Begriffswelt der damaligen Medizin. Das gilt übrigens teilweise auch noch für unser heutiges medizinisches Wissen, obwohl wir uns in einigen Grundvorstellungen bereits stark dem Lehrbuch Hildegards zu nähern beginnen. In der Zeit der Wiederentdeckung ihrer Medizin war natürlich Hildegards Heiligkeit das grösste Hindernis. Dass aus einer visionären Wissensquelle Wahrheit stammen könnte, durfte damals nicht sein. Es verrät Unkenntnis vom Wesen echter Heiligkeit und vom Leben einer Äbtissin des zwölften Jahrhunderts im allgemeinen und der kranken Hildegard im besonderen, wenn ein aufgeklärtes Berlin anno 1901 schreiben kann: «... Das Ansehen, welches die Mönche wegen ihrer Frömmigkeit beim Volke genossen, kam ihrem Rufe als Ärzte zugute. Umgekehrt mag manche glückliche Kur dazu beigetragen haben, sie mit dem Nimbus der Heiligkeit zu umgeben. Die ausgedehnte ärztliche Praxis der Hildegard hat sie beim Volk vielleicht berühmter gemacht als ihre Bücher ...» (ebd. S. 4).

Ich verstehe, dass Professor Kaiser im Rausche der Entdeckerfreude eines medizinischen Hildegard-Lehrbuches übers Ziel hinausschoss. Bedenklich wird es nur, wenn er als gewiegter Lateiner aus der Mignestelle PL 117 ff (ebd.) das Vorhandensein einer «ausgedehnten ärztlichen Praxis der Hildegard» unterstellt.

Nun will auf einmal alle Welt gern glauben, dass Hildegard ärztliche Erfahrungen gesammelt habe. So geriet Hildegard unter die Ärzte und diese Auffassung wird bis auf den heutigen Tag von Hildegard-Biographen immer wieder vertreten. Ich bin der Meinung, dass so etwas von der Sache wie auch von Hildegard her eine Unmöglichkeit darstellt. Nur wer von Geist und Arbeitsweise Hildegards nichts begreift, kann wider alle entgegenlautenden

Dokumente behaupten, Hildegard habe studiert. Wenn man sich allerdings auf den Standpunkt stellt, dass bei Gott das Diktat eines Medizinbuches unmöglich sei, dann muss man zu Hypothesen greifen. Gott als Urheber eines wissenschaftlichen Werkes ist gewiss keine Alltäglichkeit. Viele halten das für lächerlich. Es kommt eben auf den Standpunkt an.

Hildegard-Biographien

der älteren Zeit vermitteln uns einen völlig falschen Eindruck. Ich bringe anschliessend eine Charakteristik, damit die Leser sich selbst ein Urteil bilden können. An sich sind sämtliche überholt durch die neue Standardbiographie:

Eduard Gronau – Hildegard von Bingen, Christiana-Verlag 1985
In diesem umfangreichen Werk (444 Seiten) hat endlich ein Verfasser durch gründliches Vertiefen in die Hildegardwerke selbst sich ein reifes Urteil bilden können und wer die wahre Hildegard kennen lernen will, kann dies nun aus erster Hand. Aus dem Geist der Zeit kann man Hildegards Bücher nicht erklären. Der Mensch verblasst hinter dem Gotteswerk der Hildegardschriften. Gott ist zeitlos und der Inhalt der Hildegardbücher auch. Soweit der Schöpfer über der Schöpfung steht, soweit steht das Hildegardwerk über der Person Hildegards. Die älteren Biographien haben darauf keine Rücksicht genommen.

Es geht nicht an, die Stauferzeit zum Verständnis Hildegards heranzuziehen, was ihre Schriften betrifft. Sagte ich nicht, wir wollen es in diesem Buch ausschliesslich mit dem Corpus Hildegardicum zu tun haben? Auf seinen fast absoluten Inhalt haben Glanz und Unglück der Stauferzeit keinerlei Einfluss. Nehmen wir als Beispiel den missglückten 2. Kreuzzug unter Kaiser Konrad III. Wie sehr hatte sich Hildegards berühmter Zeitgenosse Bernhard von Clairvaux bis zur Erschöpfung dafür verausgabt! Hildegard mischte sich mit keinem Wort darin ein, wie aus ihrem Briefwechsel mit dem heiligen Abt hervorgeht.

Sie hat in Köln auf dem Marktplatz später einmal eine flammende Rede gegen die Liederlichkeit der Geistlichen und die Sekte der Katharer gehalten, wie Gott ihr befahl. Für den Gang der Weltgeschichte war dies ebenso belanglos wie Hildegards andere Klosterreisen. Den Menschen als absolutes Geschöpf, in zeitloser Gestalt und Gültigkeit durch Hildegard wiederherzustellen, war Gottes Anliegen in ihren Büchern. Diese erst gaben seiner Hildegard die Autorität, um auch manchmal öffentlich zu wirken. Gewiss hat dieses Auftreten vor «Volk und Klerus» (PL 244 A ff) die Autorität Hildegards gestärkt. Vor allem bei den Biographen. Deswegen erfahren wir überhaupt, dass es eine heilige Hildegard gibt.

Heilige gab es viele im Laufe der zweitausend Jahre Christentum. Irgendwo gleichen sie sich. Wer Hildegard nur als Heilige erfahren will, lasse es sich mit einer Biographie genügen. Wer dagegen ihre Bücher und deren Inhalt wenigstens teilweise erforscht und durchdacht hat, der kennt die wahre «Hildegard», auch wenn er von ihrem Leben sonst nichts wüsste.

Wenn ich hier darauf zu sprechen kommen musste, geschah dies, um den Hildegard-Freund vor Hildegard-Biographien zu warnen. Unter den modernen Hildegard-Biographen findet sich nicht einer, der Bedenken gehabt hätte, ihr eine Lüge zu unterstellen. Wenn Hildegard von sich schreibt, dass sie nie studiert, nie geforscht, keine Zeile aus eigenem geschrieben habe, so gehen sie lächelnd darüber hinweg: «Wer wird denn das so genau nehmen! Das sind doch nur die im Mittelalter üblichen Bescheidenheitsphrasen der Autoren! Übertreibungen ...» sagen sie.

Was soll sich der Leser denken, wenn bei einem Hildegardbiographen steht: «Die Heilige liess jedoch bei der Ausarbeitung ihres Werkes auch andere Quellen nicht unbenützt, wenngleich ihre Gewährsmänner namentlich nicht angegeben werden.» (J. Ph. Schmelzeis, Pfarrer zu Eibingen: Das Leben und Wirken der Heiligen Hildegardis. Freiburg 1879, S. 500). Hildegard aber beteuert bis ans Lebensende, dass sie für ihre Schriften nie Bücher als Quellen benützte, sondern ausschliesslich ein Wissen wiedergibt, das ihr durch Tonbildvisionen zuteil wurde. Dabei hat Schmelzeis nur einen anderen Hildegard-Biographen zitiert (Prof. Reuss). Von Schmelzeis haben alle weiteren Biographen unbesehen abgeschrieben. Immerhin entschuldigt er sich beim Leser, dass er als Pfarrer von Medizin nichts verstehe und kein eigenes Urteil darüber abgeben wolle. Sein Hildegardbuch ist ansonst eine fleissige, gründliche Arbeit. Doch hätte ihn der Widerspruch zu den überlieferten, anderslautenden Angaben stutzig machen sollen.

Was waren die Motive, dass man sich eine forschende Hildegard erfand, die es nie gegeben hat? Anbetung oder Überbewertung des menschlichen Forschergeistes? Warum haben es medizinische Fachleute bisher für unnötig gehalten, sich mit der Hildegard-Medizin zu befassen? Eben wegen dieser Biographen. Wer Hildegard ernst nimmt, weiss, dass alle ihre Bücher und Kenntnisse (der Natur) aus ihrer Vision stammen. Wer an der Heiligkeit Hildegards nicht zweifelt, darf auch an ihrer Wahrheitsliebe nicht zweifeln.

In der Biographie von Pfarrer Johannes May (1911) steht einmal als Überschrift «Die Naturforscherin». Für May ist's eine ausgemachte Sache, dass die «rheinische Seherin von jeher ein lebhaftes Interesse an der Natur bekundete», und weiter schreibt er in seiner blumenreichen Dichtersprache: «Es mutet uns wie der Morgenwind eines neuen Tages an, wenn sie nun von der Hochwarte der theologischen Forschung zu den sanften Niederungen der stets sich verjüngenden Natur herniedersteigt.» Nun hätte Hildegard sogar noch «theologische Forschung» betrieben, was bis dahin noch niemand zu behaupten wagte. Mit einer Visionärin weiss die moderne Welt nichts anzufangen. Forscherin ja, das klingt gleich anders. Dafür hat man volles Verständnis aus dem Geist der Zeit heraus.

Bei Liebeschütz (Das allegorische Weltbild der Heiligen Hildegard von Bingen, Darmstadt, 1964) handelt es sich um eine wissenschaftlich grossartige Studie, die sich nur im Ansatz völlig verfehlt, wenn er schreibt: «Das langjährige Vertrauensverhältnis der Hildegard zu Volmar ... kann für die Meisterin auch eine Verbindung zu den literarischen Strömungen ihrer Zeit gewesen sein ...» (S. 8). Auf 170 Seiten versucht der Verfasser in allen Werken Hildegards nachzuweisen, dass ihre Schriften voll orientalischer und altchristlicher Symbole und Allegorien stecken. Daraus folgert er, dass sie Hildegard irgendwie zur Vorlage gedient haben müssten. Das ist ein Trugschluss. Die Schau der Wahrheit und der Gottesgeheimnisse bleibt sich durch alle Jahrtausende gleich. Was weise und fromme Menschen früher geschaut, müssen spätere genauso schauen, wenn's die Wahrheit war.

Wie kann nur Liebeschütz die unendlich reicheren und gewaltigeren Hildegard-Bilder und -Texte übergehen und aus einigen geistverwandten Kosmosmotiven Hildegard eine Kosmogonie unterschieben, «die ihre Parallelen in syrischen Traktaten der frühchristlichen Zeit findet» (S. 129)? So schreibt er: «In dem Werk der Hildegard ... eine Wirkung des Nebeneinanders der Quellen, die der Prophetin die Bilder lieferten für die Ausgestaltung der einzelnen Teile ihrer Verkündigung» (S. 135). Oder: «Wenn Hildegard die Prophezeiung von einer kommenden besseren Erdenzeit aus der sibyllinischen Literatur übernimmt ... (S. 148). Oder: «Die Jenseitsschilderungen selbst mit ihren vielen Motiven aus der antiken Religionsgeschichte hängen mit jener Gattung der Visionsliteratur zusammen, die im frühen Mittelalter zahlreiche Vertreter aufweist. Aber ... sie hat die biblische Kosmogonie ... nicht nur durch das verwandte Wissen aus den kirchlichen Handbüchern des frühen Mittelalters zu erweitern gewusst. Ihre Konstruktion des Makrokosmos hat antike meteorologische und astrologische Theorien verwertet, die ihr Seneca, Plinius der Ältere und Firmicius Maternus vermitteln konnten. Unter dem Einfluss der gleichen Zeitströmungen ... hat sie jenes orientalisch-mythische Weltbild sich angeeignet ... Aber daneben hat die Anthropologie bei Hildegard noch ihren eigenen Quellenbezirk. Es handelt sich dabei einerseits um Adamsliteratur verschiedener Herkunft ... der überlieferte Teil des alexandrinischen Henochbuches und die pseudoklementinischen Rekognitionen scheinen dabei kenntlich ... Wahrscheinlich hat Hildegard auch bildliche Darstellungen dieses Kosmosmenschen vor Augen gehabt ...» (S. 157 f).

Diese Texte sprechen für sich. Dabei weiss der über das Hildegardleben gut unterrichtete Gelehrte Liebeschütz sehr wohl von Hildegards «Glaube an den in allem Wesentlichen übernatürlichen Ursprung ihrer Ideen und Bilder» (S. 164) und dass es bei Hildegard «um die Geschichte eines göttlichen Auftrags geht, der in mannigfachen Tätigkeiten verwirklicht werden muss, aber nirgends seinem menschlichen Träger eine wirkliche Mitarbeit gestattet ...» (S. 166). Dennoch ist er der Meinung, das Hildegard vor ihrer «Prophetenweihe» einen riesigen literarischen Stoff kennengelernt und verarbeitet habe, der dann in ihre Bücher aus dem Unterbewusstsein eingeflossen sei. So überspielte man die Rolle Gottes im Leben Hildegards zugunsten eines Götzen menschlicher Gelehrsamkeit.

Aber war nicht Pfarrer May (1911) mit schlechtem Beispiel vorangegangen, wenn er schreibt: «Wie aus dem Vorwort zu ihrem Buch vom verdienstlichen Leben (Pi 7/8) erhellt, widmete sich die Seherin volle acht Jahre (1150 bis 1157) naturwissenschaftlichem Studium. Die Frucht dieser Studien liegt in zwei Büchern vor ...» (II A S. 102). Wie meine Leser sich selbst überzeugen können (siehe S. 42/43), ist daran kein Wort wahr. Das Gegenteil geht aus dieser Stelle hervor, nämlich dass Hildegard diese Bücher genauso wie die Evangelienauslegungen, Briefe und Lieder der gleichen Zeit aus ihrem Visionsdiktat geschöpft hat. May aber schreibt: «Die Quellen, aus denen Hildegard ihr Wissen schöpfte, sind zunächst die Erfahrungen ihrer eigenen Praxis ... Damit ist nicht ausgeschlossen, dass sie auch einzelne Kräuterbücher kannte und zu

Rate zog». (S. 105f). Und so weiter im nächsten Kapitel mit der Überschrift: «Die Philosophin und Ärztin.»

Man will Hildegard anders haben, als sie war. So schreibt ein anderer Biograph: «.... Neben scharfsinnigen Beobachtungen findet man darin Kindereien, kindliche Schlussfolgerungen, kleine, komische Erzählungen guter, alter Dorfbasen...» (Johannes Braun, Die heilige Hildegard, III A, Bonn, 1929, S. 172), um mit unbegreiflicher Inkonsequenz zu schliessen: «...Es muss den Fachleuten überlassen bleiben, der gelehrten Nonne in alle Winkel der unerforschten Wissenschaft zu folgen, wohin sie ein scharfblickender Geist geführt hat...» (S. 175). War Hildegard gelehrt? Ja, von Gott gelehrt war sie schon, aber sie war eben keine Gelehrte.

Hildegard erlebte eine Gotteswirklichkeit in unvorstellbarem Ausmasse. Wenn Gott so in unser aller Leben präsent wäre, gäbe es überhaupt keine Glaubensprobleme. Darum Hildegard ganz – oder gar nicht! Ohne ihre Medizin ist sie ein Torso. Nimmt man Hildegard ernst, muss man ihre Medizin genauso ernst nehmen. Es geht nicht an, Döllinger zu zitieren: «So hoch wie sie hat nie ein Prophet sein Ansehen gebracht. So allgemeinen Glauben und uneingeschränkte Verehrung hat nie ein Heiliger gefunden...» (Braun, S. 7), wenn man im gleichen Atemzug schreibt: «Sie wird heute anerkannt als die Begründerin der wissenschaftlichen Naturgeschichte, gefeiert als die erste deutsche Ärztin, gepriesen als die grösste deutsche Mystikerin» (S. 8).

Wenn noch 1807 ein Botaniker (Sprengel) unbesehen das inzwischen längst widerlegte Urteil über Hildegards Naturmittelbuch fällte: «Die gute Äbtissin...schrieb andere Abschreiber ab...», so schreibt Erich Wasmann (Die heilige Hildegard von Bingen als Naturforscherin, Kösel, 1913): «Selbstverständlich schrieb Hildegard ihre Heilmittelkunde...aufgrund selbständiger Angaben, die meist der Volksüberlieferung entstammen, doch nach dem Muster des Pedanius Dioskurides, dessen *Materia Medica* bis ins 17. Jahrhundert als unumstössliche Grundlage der medizinischen Literatur galt», um einige Zeilen weiter paradoxerweise aus einer

Geschichte der Botanik (Königsberg, 1856) über Hildegard zu zitieren: «...die ersten rohen Anfänge vaterländischer Naturforschung. Auch dem Arzt bietet sie eine für jene Zeit überraschende Erscheinung dar, eine nicht von Dioskurides abgeleitete, sondern unverkennbar aus der Volksüberlieferung geschöpfte Heilmittellehre...» Und natürlich auch den May'schen Irrtum: «dass sie sich volle acht Jahre dem Studium der Naturdinge gewidmet hat...»

Ich kenne die Volksmedizin des Mittelalters einigermassen. Eine aus der damaligen Volksmedizin schöpfende Hildegard würde mich als Arzt nicht interessieren. Aber ihre visionäre Medizin fesselt mich. In der Volksmedizin, damals wie heute, mischt sich zuviel Wahres mit Falschem. Davon ist unsere Hildegardmedizin Gottseidank weit entfernt.

Was man nicht erklären kann

sehe man als naiv an! Es war einmal ein Gelehrter, der behauptete, die Werke der heiligen Hildegard seien fast sämtliche nicht von Hildegard, sondern von einer anderen Person, die auch Hildegard geheissen habe, oder so ähnlich. Jedenfalls hat das schon der erste neuere Hildegard-Biograph längst widerlegt. Aber dafür schien ihm die hildegardische Ausdrucksweise dunkel, unverständlich und unklar. Sicher, das ist sie, wenn man sich nicht intensiv hineinversenkt. Man muss Hildegard lesen und immer wieder lesen, wenn man Wert darauf legt, in ihre Geheimnisse eingeführt zu werden. Warum sind die Schriften Hildegards stellenweise dunkel? «Weil Hildegard», schreibt dieser Biograph, «...in ihrer kindlichen Naivität dem hohen Stoff nicht gewachsen war...» O weh! Das hätte er nicht schreiben sollen, denn das scheint mir doch eine erhebliche Verkennung der hildegardischen Intelligenz. Gott hat sich nie dumme Personen als Vermittler seiner Geheimnisse ausgesucht.

Hildegard war ungeschult, aber nicht dumm. In der Verwechslung dieser beiden Begriffe liegt die ganze Tragik der Fehlurteile über sie. Es geht auch nicht an, die Hildegard-Werke auf Meditation und Kontemplation zurückzuführen, weil Zitate aus Kirchenvätern in den Hildegard-Texten angeblich nicht durch Inspiration und göttliche Eingebung erklärt werden könnten (Roth, Beiträge zur Biographie, 1888). Natürlich könnte Hildegards Gedächtnis ebenso wie Bibeltexte auch Texte aus Kirchenvätern gespeichert haben, an welche ihre Tonbildvision bei Bedarf anknüpfen konnte. Das halte ich durchaus für möglich, wenn auch nicht unbedingt für notwendig. Das himmlische Tonfilmprogramm konnte genauso gut die Bibelstellen und Kirchenväter auf dem visionären Bildschirm aufleuchten lassen, selbst wenn Hildegard nie vorher etwas davon gehört hätte. Die Hauptsache, die vom hildegardischen Kontext gebrachten langen Auslegungen und Erklärungen und Ideenverknüpfungen erst weisen auf die übernatürliche Quelle ihrer Schriften. Wenn man den gewaltigen Gesamtaufbau der Schriften Hildegards zugrunde legt, verschwindet jede Möglichkeit, ihre Visionen auf Meditation oder «Quellen» zurückzuführen. Das gilt von allen ihren Werken.

Wenn Sachbearbeitung der Hildegard-Texte dazu verführt, eigene Ideen in sie hineinzutragen, kommt eine Hildegard-Verfälschung heraus. Eigentlich wäre von Hildegard her diesem Verfahren ein Riegel vorgeschoben. Denn jedes ihrer drei grossen Bücher schliesst mit einer Formulierung, die eine Verfälschung des Textsinnes verflucht. Hören wir nochmals das Ende des *Vitmer*-Buches: «Das sind wahre Dinge und welcher der Wahrhaftige ist, wollte wirklich und wahrhaftig, dass sie in dieser Form bekannt werden. Wer daher durch aufgeblasene Eingebildetheit seiner Schreibweise und persönliche Meinung diesen Wahrheiten aus Widerspruchsgeist etwas hinzufügt, der verdient all die (in diesem Buche) beschriebenen Strafen; oder wenn jemand von den Wahrheiten aus Widerspruchsgeist Abstriche macht, der soll aller (hier) beschriebenen Freuden verlustig gehen!» (Pi 244). Das sind harte Worte und würdig eines Gottes-Diktates.

Sie zwingen den Übersetzer und Hildegard-Forscher zu einem besonderen Mass von Ehrfurcht und Behutsamkeit im Umgang mit den Texten. Es geht nicht an, Hildegard wie irgendeinen beliebigen Text zu manipulieren. Nicht einmal die Bibeltexte stehen so strengen Bedingungen – die Apokalypse ausgenommen! Alle jene Forscher verleugnen also den Geist Hildegards, welche Hildegard-Schriften zum Vorwand nehmen, um ihre eigenen Ideen an den Mann zu bringen. Wer meint, sie korrigieren oder verbessern zu wollen, der setzt sich der Gefahr aus, dem oben genannten Hildegard-Bann zu verfallen und seines wahren Lebensglückes verlustig zu gehen. Da Hildegards *Vitmer*-Buch danteske Höllenstrafen in grünewaldschen Farben aufmarschieren lässt, müsste ein Hildegard-Fälscher die Hölle auf Erden haben. Die Hildegard-Bücher sind ein mit Vorsicht anzufassendes heisses Eisen.

In diesem Sinne wird die saloppe Behandlung von Hildegard-Texten durch die gewiss hochgelehrte Dr. phil. Bertha Widmer (Heilsordnung, 1955) dem Geiste Hildegards nicht gerecht. Die grosse Wahrheit, dass hildegardisch-göttliche Gedankengänge sich auch bei vielen alten Geistesmännern finden, wird zur grossen Unwahrheit, wenn man diese Feststellung dazu benützt, daraus ein literarisches Studium Hildegards ableiten zu wollen. Hildegard war keine Literatin. Was soll Hildegard nur alles «gekannt» oder «studiert» oder «verarbeitet» haben! Da werden – um nur ein paar Beispiele zu zitieren – genannt: Augustinus, Rhabanus Maurus, Wilhelm von Conches, Leo der Grosse, Hilarius von Portier, Plotin, Scotus Eriugena und so fort. Ich freue mich, wenn diese alle im Lichte der Wahrheit mit Hildegard übereinstimmen, dulde aber keine Verfälschung des Hildegard-Bildes, als ob sie die Alten gekannt hätte wie ein moderner Literat. Wer in solchem Ton von Hildegard schreibt, muss erst beweisen, dass Gott solche Werke nicht hätte diktieren können wie Er sie Hildegard diktierte. Auf den Beweis werden wir vergeblich warten.

Die Kenntnis so vieler antiker und älterer Autoren, die Widmer annimmt, ergibt noch kein Buch von derart genialer Gedankenführung wie bei Hildegard. Ich kann nur betonen, dass Gleichheit der Farben bei verschiedenen Gemälden nicht bedeutet, dass ein Maler vom anderen abgemalt habe. Die Unterscheidungsgabe, ob etwas ein Original ist oder eine Kopie, sollte man doch auch bei Hildegard-Forschern voraussetzen. Alles an Hildegard atmet Originalität, welche Hildegards Herabwürdigung zur Literatin verbieten muss.

Es gibt nicht zwei Hildegarden, eine visionäre und eine forschende. Es war ein Unglück, dass die Hildegard-Biographen bisher in Sachen Mystik und Heiligkeit vor den Naturwissenschaftern kapitulierten, die von diesen Dingen gar nichts wissen wollen. Das geht bei Hildegard nicht. Die historische, geschichtliche Hildegard war eine durch und durch visionäre, prophetische Persönlichkeit.

Der Verkündigungsauftrag an Propheten hat immer etwas Hartes und Absolutes. Auch der Gott des Alten Bundes war und ist Gott. Kehrt Hildegard zum Geist des Alten Testamentes zurück? Sie, die an so vielen Stellen in den zartesten Farben die Früchte der Erlösung besingt? Es ist so: Die Welt braucht heute beides, den strengen Gott und den gütig-verzeihenden Gott. Alle Propheten des Alten Bundes waren Schriftpropheten. Das geschriebene Gotteswort war ihr Erbe, wirkte durch alle Jahrhunderte weiter bis der kam, auf den die Völker hoffen. Auch Hildegard ist typische Schriftprophetin für eine böse Zeit. Wer sich dem geschriebenen Wort verbunden weiss, wirke mit Zittern sein Heil, mag er nun das Gotteswort auf die Bibel beschränken oder dem Geiste so viel Raum geben, dass auch Hildegard darin Platz hat.

Gott, der Hildegard zum Schreiben zwang, stellt auch an den Leser die gleichen, unverrückbaren Ansprüche der Bibel. In den theologischen Werken Hildegards steht nichts Neues, aber das Alte in einer unerhört neuen Weise. Irrtumsfrei war dies nur möglich, weil Gott durch sie sprach, lehrte, schrieb, nachdem er sie zum gefügigen Instrument geformt hatte als die eine und gleiche Hildegard in allen ihren Schriften.

Wenn man Hildegard auf medizinischen Gebieten nicht so nimmt, wie sie war und ist, dann braucht man sich nicht zu wundern, wenn man auch auf theologisch-geistlichem Gebiet nach irdischen Quellen ihres Wissens sucht. Ich würde es nie wagen, die so eindeutige und einheitliche Gestalt Hildegard in zwei unvereinbare Persönlichkeiten zu teilen. Möchten doch die Leser, die mir bis hierher gefolgt sind, die gleiche Überzeugung gewonnen haben. Wer aus meinen Ausführungen nur so viel begriffen hat, dass er Gott und Hildegard ernst nimmt, hat begriffen, was ich sagen wollte. Nur von diesem Standpunkt aus lohnt es sich, auf die sachlichen Fragen einzugehen, welche im folgenden auftauchen werden, wenn wir uns mit der Hildegard-Medizin näher befassen. Ohne die nun geschaffene Basis des wahren Hildegard-Bildes wird ihre Medizin falsch eingeschätzt. Für die Hildegard-Schriften muss die Einheit wieder hergestellt werden, um wieder von einem Corpus Hildegardicum reden zu können.

Das Zeugnis Gottes

Wer bisher vom göttlichen Ursprung der Naturschrift Hildegards nicht überzeugt werden konnte, der lese nach, was Gott selbst seiner Hildegard zwanzig Jahre später diktierte. In der achten Vision des «Liber Divinorum Operum» wird von der Weisheit Gottes geschrieben, welche einst am Schöpfungsbeginn alle Proportionen des Kosmos festgelegt hatte. Es heisst dort:

«Sie (die Weisheit) hatte ihr Werk auch damals vor Augen, als sie durch ... jene ungelehrte Frauensperson (Hildegard) die natürlichen Eigenschaften der verschiedenen Dinge und die Texte des «Vita Meritorum» und andere tiefgründige Mysterien offenbarte, wobei jene (Hildegard) unter dem Eindruck dieser wahrhaftigen Schau ganz schwach geworden war ...» (PL 980 D).

Im letzten Hildegard-Buch legt also der Himmel nochmals eindeutig Zeugnis dafür ab, dass auch die Hildegard-Schrift von den «Natürlichen Eigenschaften der verschiedenen Dinge» – das war der ursprüngliche Name des Medizinbuches – genau im selben Rang steht, wie das nachher visionär verfasste «Vita Mertorium». Klarer kann das Gotteszeugnis für den übernatürlichen Ursprung der Hildegard-Medizin nicht mehr ausfallen. Die göttliche Weisheit selbst hat die Naturgeheimnisse entschlüsselt.

Wenn du, lieber Leser, bis hierher gelesen hast und ich dich immer noch nicht habe überzeugen können vom überirdischen Ursprung der Heilkunde Hildegards, dann will ich als letzten Versuch das unwiderleglichste Argument bringen.

Das genannte Grosswerk der Hildegard-Schriften «Liber Divinorum Operum» (Mensch in der Verantwortung – nach Schipperges, nach Pater Paul Suso Holdener, CSSR, 1989, Hovine-Verlag: «Das Buch der göttlichen Werke») ist nach übereinstimmender Ansicht aller Hildegardkenner eindeutig als eine vom Geist Gottes inspirierte Hildegardschrift anerkannt. Und gerade in diesem Buch, an dessen überirdischer Inspiration als Quelle des Inhalts jeder Zweifel ausgeschlossen ist, finden sich im zweiten und dritten Band umfangreiche Angaben zur Medizin. Zwei Bilder sind dort auf weite Strecken durchsetzt von Schilderungen über den geheimsten Ablauf der Säfteströme im Menschen und ihres Zusammenhanges mit Gesundheit und Krankheit. Die Ursache zahlreicher Krankheitsanlagen (Hautausschläge, Leber-Lungen-Erkrankungen, Aussatz, Nervenkrankheiten, Ohrenleiden und so weiter) wird dort einer bis heute unerreichten Genauigkeit beschrieben. Hier ist also gar kein Zweifel möglich, dass die Visionsgabe Hildegards (also ihr «Fernsehapparat») medizinische Texte zur Niederschrift empfangen und diktiert hat. Es bestätigt sich also meine in den vorhergehenden Kapiteln breit ausgeführte «Theorie», dass Gottes Geist der hl. Hildegard auch jede gewünschte medizinische Information geben konnte.

II. Teil: Die Hildegard-Medizin

Ausgerechnet Latein

Im Kloster hatte Hildegard fünfunddreissig Jahre Zeit, das liturgische Latein der Kirchensprache zu erlernen, welches sie später für ihre Bücher brauchte. Alle ihre Schriften wurden lateinisch abgefasst. Latein war die Schriftsprache ihrer Zeit. Als Jesus lebte, galt Latein als Umgangssprache im Römerreiche. Hildegard selbst schreibt an einer Stelle von der Vieldeutigkeit dieser Sprache. Man muss sich darum erst mit Fleiss und Geduld einlesen; sonst überliest man die Stichworte, Leitmotive, von denen es in den Hildegard-Schriften wimmelt.

Ist das nicht ein grosser Nachteil für uns, wenn nur der Lateinkenner Hildegard-Schriften lesen kann? Nun, Medizin und Theologie ist und bleibt in erster Linie Sache der Fachleute, sie mögen den Doktortitel haben oder nicht. Letztlich ist der Patient immer auf fachmännischen Rat angewiesen, auch der Selbstbehandler. Es wird wohl einen Sinn haben, dass die Hildegard-Medizin Lateinkenntnisse und damit höhere Bildung voraussetzt. Es muss nicht jeder Medizin können. Aber wer sich intensiver mit der Hildegard-Medizin befassen will, muss Latein können.

Für ihre grobgeschauten Lateinworte benötigte Hildegard einen Korrektor. Von dem Augenblick an, als der Schreibbefehl an sie erging, wusste sie das und suchte ihren Lateinpartner, wie sie selbst schreibt. Sie fand ihn, *Vulmarus,* den Mönch Volmar aus dem Mutterkloster Disibodenberg. Zweiunddreissig von den fünfunddreissig Schreibjahren diente er Hildegard als Lateiner und auf dem Rupertsberg auch als Klosterprobst. Wir wissen nichts Näheres von ihm. Selbst sein Name war lange Zeit unbekannt. Er starb acht Jahre vor Hildegard und wird also wohl älter als sie gewesen sein. Als Hildegard zu schreiben anfing, mag er an die fünfzig Jahre alt gewesen sein. Er war der kongeniale Partner Hildegards. Echt christliche Partnerschaft im Heiligen Geiste gab es schon immer. Man denke an Franz von Assisi und Klara, an Hieronymus und Paula, Franz von Sales und Franziska von Chantal.

Wir können ermessen, wie reich einem gottgereiften und gelehrten Mann die Begegnung mit Hildegard gewesen sein muss. Gott hat Volmar wie Hildegard auf dem gleichen Disibodenberg ins Kloster geführt. Hildegards Gabe göttlich-visionären Schauens kam dem Wissensdurst seines reinen Herzens entgegen. Seinem männlichen Fragen an die Welt wurde Gottes Antwort durch Hildegard zuteil. Er war der Lateiner Hildegards während vier Schreibphasen, mochte es sich nun um ein theologisches oder ein medizinisches oder ein psychologisches Thema handeln. Aus einem Brief, welchen er im Namen des ganzen Rupertsberger Konventes an Hildegard geschrieben hat, sehen wir, dass er am Inhalt und Stil der Hildegard-Schriften keinen Anteil hatte. Volmars persönliches Latein unterscheidet sich in dem ganz andersartigen Wortschatz, den er gebraucht, in Inhalt, Stil und Satzbau völlig von dem Hildegard-Latein. Wir erkennen die damals übliche überschwängliche Art des Schreibens darin wieder, welche auch sein späterer Nachfolger im Sekretäramt bei Hildegard, Wibert von Gembloux, gebraucht. Hildegards Bücher lesen sich viel leichter. Zehn Seiten Hildgard-Latein lese und übersetze ich lieber. Ich bringe dennoch den Versuch einer Übersetzung dieses Briefes:

«An Hildegard,
die hochverehrte Herrin,
die gütigste Mutter,
die hochheilige Meisterin,
die wahrhaftige und bewährte Vertraute Gottes
im Kloster des seligen *Ruppert* (Ruppertsberg)
von *Volmar,* ihrem Sohn,
wenn er auch diesen Namen nicht verdient,
und von der ganzen Schar ihrer einmütigen Töchter
und allen ihren übrigen Hausgenossen
und ziemlich lauen Dienern Gottes und des hl. Rupert.

Voll schuldiger Ergebenheit, pflichtgemässem Gehorsam und in liebender Gesinnung, wie es sich für Töchter gehört, wünschen Sie sich, von ihrem überströmenden Trost in dieser Zeit so getröstet zu werden, dass sie nach diesem irdischen Verbannungsort Anteil bekommen an der Himmelsheimat.

Auch wenn wir, o zärtlichste Mutter, Dich täglich mit leiblichen Augen sehen, mit leiblichen Ohren hören und alle Tage selbstverständlich mit Dir beisammen sind und erfahren, wie der Heilige Geist durch Dich zu uns spricht, so besteht doch kein Zweifel, dass Dein Nichtmehrdasein, an das wir nicht denken können, ohne in Tränen auszubrechen und das doch im Plane Gottes liegt, schwer auf uns lastet, wenn wir Dich nicht mehr von Angesicht zu Angesicht sehen werden. Gibt es doch keinen Menschen, der lebt und nicht das Sterben erlebt. Dann wird unsere Traurigkeit und unser Elend jene Freude übertreffen, die wir jetzt haben. Was wird dann sein mit den Antworten auf alle möglichen Anliegen der Fragesteller? Was mit den neuen Auslegungen der Evangelien? Was mit der Verkündigung nie gehörter Melodien und der nie gehörten Sprache? Wo bleiben dann die neuen und nie zuvor vernommenen Worte zu den Heiligenfesten? Wo die Hinweise über die Seelen der Verstorbenen? Wo die Offenbarungen über Vergangenheit, Gegenwart und Zukunft? Wo dann *die Auslegungen* über die Natur der verschiedenen Geschöpfe mit Gottes göttlicher *Gnade und Hilfe,* von denen wir Dein Innerstes überströmen wissen auf die freundlichste und demütigste Art und wie eine Mutter allen gegenüber?

O wie gross ist das göttliche Erbarmen in seinen Gaben! O sinnloses Sichsorgen der Menschen! O Eitelkeiten! Warum forschen so viele auf mühsamen Wegen in den fernsten Regionen der Welt vergeblich nach der Wissenschaft der Dinge? Warum geben sie sich preis dem Durst, dem Hunger, der Hitze, um sich dann in den Streitgesprächen der Disputationen wortreich auseinanderzusetzen und sich in langen Nachtwachen, Grübeleien mit überaus dunklen Schriftstellen abzuplagen? Ja, ja, wir wissen, dass sie dabei nicht die Einfalt im Auge haben, sondern es aus übler Gewinnsucht tun. Darum gelingt es ihnen kaum oder überhaupt nicht, das zu erreichen, was sie sich vorgenommen haben. Nein, sie löschen bei sich auch noch das letzte Fünkchen Gottesgeist aus durch die Einbildung, mit der ihnen etwas (wichtig) zu sein scheint. Zur Schande der modernen Scholastiker, die mit der ihnen von oben verliehenen Erkenntniskraft nur Missbrauch treiben, bringt der Geist der Prophetie und Vision dies hervor in einem Organismus aus brüchigem Material (Hildegard) und ohne äusserlich angeregt zu werden durch Hilfsmittel; Dinge, die über ihren Verstand gehen, weil sie (der Geist), der weht, wo er will, eingibt, wie er will. Es scheint sich hier ganz offensichtlich zu ereignen, dass – wie es heisst – Gott das Ungelehrte und Schwache in der Welt erwählt hat, um die Gelehrten und Starken zuschanden zu machen.

Wir erwähnen das, geliebte Mutter, nicht um eine solche Gabe aus Neid herabzusetzen, die Dir in Deiner Einfachheit verliehen wurde an Stelle von Erfahrung durch Studium. Auch nicht aus der Sucht, uns voll Ehrgeiz zu rühmen, dass gerade wir zu Dir gehören und oft mit Dir beisammen sind und Deiner Stimme mit Fleiss lauschen; sondern um zu zeigen, dass die Fleissarbeit jener (Forscher) nichts vermag, um die Geheimnisse der wahren Lehre zu ergründen und zu erlernen, verglichen mit der keuschen Arbeitsweise, der Güte und Frömmigkeit. Denn vergebens bewegt ein Doktor seine Lippen, wenn der Geist nicht drinnen wohnt, der die Herzen der Hörer aufnahmefähig macht. Mehr als wir sagen können und wollen, zeigt sich an Dir die Pracht der Tugenden und der Wunder Gottes und der Werke des Heiligen Geistes. Mögen andere Dich loben und preisen. Wir bewundern, verehren und lieben Dich. Besser als wir hast Du dies alles (am eigenen Leibe) erfahren und weil dem Weisen weniges genügt, um vieles zu begreifen, unterlassen wir es, noch mehr zu sagen und danken Gott, der alles kann und der Dich uns gegeben und zum Ruhme seines Namens und zum Heile vieler Dich mit seinem Geist erleuchtet hat. Demütig und inständig bitten wir Ihn, dass Er Dir Gesundheit des Leibes und Erstarken im Geiste verleihe, damit seine Gabe, die Er in Dich gelegt hat, reichlich dem Wachstum der ganzen Kirche diene (Pi 346f).»

Dieser Brief wurde meines Wissens bisher nicht übersetzt. Dass er an eine abwesende Hildegard gerichtet sein soll, wie der Herausgeber Kardinal Pitra meint, könnte ein Irrtum sein. Ich denke eher, dass Hildegard wieder einmal schwer krank war und ihr Nichtmehrdasein dem Konvent damals nahegerückt wurde. In diesem Brief zählt *Volmar* eine Reihe ihrer Werke auf, die in die zweite Schreibperiode Hildegards fallen, und zwar so genau, dass wir darin ihre Medizin, ihre Evangelienauslegungen, ihre Lieder und Hymnen und ihre unbekannte Sprache exakt wiedererkennen. Offenbar war sie damals damit beschäftigt und der Konvent machte sich Sorge, dass diese Werke unvollendet bleiben könnten.

Die eindeutige Ablehnung des Gelehrten-Wissens, das, aus dem Ehrgeiz geboren, trotz mühsamsten Forschens mit dem eingeflossenen göttlichen Wissen Hildegards nicht mithalten kann, spiegelt sicher die persönliche Überzeugung Volmars. Die Aussage dieses Briefes beweist hundertprozentig die besondere Art des Hildegard-Wissens auch auf dem Gebiete der Medizin. Der Volmarbrief rechtfertigt glänzend meine aus ganz anderen Überlegungen gewonnene Annahme, dass es eine Forscherin oder Ärztin Hildegard nie gegeben hat.

Der Volmarbrief zeichnet Hildegard genau so, wie wir sie kennengelernt haben. Gott wollte durch die ungelehrte Hildegard die Gelehrsamkeit selbst beschämen, die sich vergeblich um ein Wissen mühte, das nicht die Forschung, sondern nur die Gabe Gottes zu schenken vermag. Dass zu diesen freien Gottesgeschenken das ganz reale Medizinwissen gehört, müssen wir zur Kenntnis nehmen.

Die Bücher Hildegards – nicht nur die medizinischen – gebrauchen zwar gewöhnliche und unscheinbare Lateinworte, unterstellen aber vielfach einen anderen, ungewohnten oder gar unbekannten Sinn. Heute, wo die Gelehrten sich langsam mit Vorstellungen und abstrakten Begriffen vertraut machen, welche die Hildegard-Bücher schon immer wie selbstverständlich benützen, werden viele dunkle Stellen erst verständlich. Nur langsam hat sich die Denkweise der Gelehrten dem Verständnis der wahren Wirklichkeit der Welt genähert, die Hildegard auf anderem Wege längst geläufig war. Im Zweifelsfalle möchte ich lieber annehmen, dass wir auch noch heute uns im Irrtum befinden und nicht eine richtig verstandene Hildegard.

Was sagt die Medizingeschichte?

In der genannten Dissertation (s. S. 30) wurde der Versuch gemacht, wenigstens auf dem Sondergebiet der Zahnheilkunde alle Hildegard-Texte zusammenzutragen und sie mit älterer und zeitgenössischer Literatur und namentlich mit Constantinus Afrikanus (gest. 1087 in Monte Cassino), dem Übersetzer arabischer Medizin-Literatur, zu vergleichen. Objektiv gesehen fiel das Prüfungsergebnis negativ aus, wo immer man den Dingen auf den Grund ging. Einzig das Wort Phlebotom (ein Aderlassmesser) und das Ritzen des Zahnfleisches (gegen Zahnweh) ist bei Constantin und Hildegard gemeinsam. Alles andere differiert. Zu ähnlichen Ergebnissen waren auch alle anderen Forscher gekommen: R. Creutz z.B. hat das zur Zeit Hildegards gebräuchliche Edelsteinbuch des Marbod von Rennes mit den hildegardischen Ausführungen verglichen (1931, Riethe 44) und festgestellt, dass nur eines sicher feststeht, «dass Hildegard von dem Lapidarius des Marbod nicht die geringste Kenntnis gehabt hat...» Bei Hildegard findet sich auch nichts «von dem Wust der zeitgenössischen Dreckapotheken...» (Riethe). Der berühmte Hortulus des Walafried Strabo enthält überhaupt nichts Zahnheilkundliches, ebensowenig wie der damals allbekannte Isidor von Sevilla.

Der Spezialvergleich Hildegards mit anderen Autoren beweist dem nüchternen Leser die absolute Eigenständigkeit der Hildegard-Texte. Von Quellen kann da keine Rede sein. Selbst wo entfernte Ähnlichkeiten bestehen, sind die Unähnlichkeiten grösser. Eine einzige Angabe ist bei Plinius und bei Hildegard gleich: Beide kennen den Fenchel gegen Mundgeruch. Auf, Gelehrte, vergleicht Plinius mit Hildegard! Vielleicht findet ihr unter ihren zweitausend «Rezepten» noch ein zweites gleiches? Für mich ist die «Quellen»-Frage entschieden. Wer bei Hildegard wissenschaftliche Quellen sucht, kommt zum falschen Hildegard-Bild. Hildegard-Quellen suchen heisst, nicht glauben wollen, dass Gott so gross sein kann, wie er es bei Hildegard war.

Der Fachmann für Geschichte und Medizin, namentlich für die damals aufkommende arabisch-aristotelische Medizin, Professor Dr. Dr. Heinrich Schipperges, Universität Heidelberg, schreibt:

«Fassen wir die Geschichte der Heilkunde (zur Zeit Hildegards) ins Auge, so begegnen wir einer dramatischen Entwicklung. Die Schule von Salerno steht zu Beginn dieses Jahrhunderts in hoher Blüte; in seiner Mitte baut die Schule von Chartres systematisch eine universelle Naturphilosophie auf, die sie dann gegen Ende des Jahrhunderts an Paris und Oxford weitergibt. Über die Schule von Toledo fliesst ständig neues Rezeptionsmaterial des Arabismus ein und ergreift die wachen Geister des frühen Abendlandes. *Von allem ist Hildegard unberührt geblieben...»* (Heilkunde, Otto Müller, Salzburg, 1957, S. 14).

«... Im Fachgebiet der Heilkunde kennt sie weder den Konstantin von Afrika, jenen zweiten Hippokrates von Monte Cassino, noch den Avicenna, dessen Kanon die medizinische Bibel für Jahrhunderte wurde» (ebd., S. 15). «Woher nimmt Hildegard die Bilder...? Wir wissen es nicht... Anlage und Umwelt erklären nicht das Wesen dieser Bildung, die eher geheimnisvoll aus der Empfänglichkeit ihrer schöpferischen Vernunft quillt. Ja, diese Empfänglichkeit erscheint als die einzige, die totale Erkenntnisquelle... Es ist mit einem Wort etwas vom Mysterium des Schöpferischen selbst...» (ed., S. 16).

Wie eine Medizin von Gott aussehen sollte, können wir uns

überhaupt nicht vorstellen. Dass sie bei Hildegard so und nicht anders ausgefallen ist, müssen wir einfach zur Kenntnis nehmen, auch wenn wir etwas davon nicht verstehen. Abt Trithemius, Sucher und Hildegard-Freund, Lehrer des Paracelsus im 16. Jahrhundert, schreibt einmal, dass man tiefgründige Texte zum Verständnis der geheimen Zusammenhänge wieder und immer wieder lesen müsse und dabei im Fleiss nicht nachlassen darf. Dann erst erschliessen sie sich, wenn Gott will. Das gleiche Gesetz der behutsamen Ehrfurcht gilt einem geoffenbarten Medizintext gegenüber genauso wie bei einem geoffenbarten Theologietext. Man muss daher ihre Medizin ernster nehmen als bisher. Überspitzt formuliert heisst das: Man messe die wahre Medizin an Hildegard - nicht umgekehrt. Wenn jemand die wahre Medizin besitzt, ist's Hildegard - nicht wir.

Die medizinischen Schriften Hildegards

Medizinisches findet sich in fast allen Schriften Hildegards. Grossartig schildert zum Beispiel das Alterswerk *Divop* die natürliche Verankerung des Menschen, seines Leibes und seiner Krankheitsanlagen im Kosmos. Was dort nur so nebenbei als Gleichnis für die Seelenvorgänge dient, ist Medizin von höchster Warte, nie gehörte Weisheit. Unerhört interessant für den Denker und Arzt und für die Theorie, die Schau des Menschen. Es werden sich noch Generationen von Ärzten daran die Zähne ausbeissen. Für die Hildegard-Medizin selbst, für das praktische Handeln den Kranken gegenüber, bieten diese Stellen aber vergleichsweise wenig, weil sie keine Rezepte enthalten. So gesehen gibt es nur drei Hildegard-Schriften, welche die praktische Hildegard-Medizin brauchen kann.

Das Lehrbuch der Naturmedizin, genannt: *Causae et curae* (CC)
Das Buch der Naturarzneimittel, genannt: *Physica* (PL)
Das Notizbuch Hildegards, genannt: *Aphorismen* (NZ)

Für unsere Zwecke genügt es, Lehrbuch und Naturmittelbuch näher ins Auge zu fassen.

Als Hildegard im Alter von sechzig Jahren von einer neuen «starken und wunderbaren Folge von Visionen», wie sie schreibt, nämlich den Visionen ihrer grossen Psychotherapie *(Vitmer)* überwältigt wurde, schaut sie zurück auf ihre kurz vorher abgeschlossene achtjährige zweite Visionsepoche. «Trotz grosser Kränklichkeit» waren ihr unter anderen Schriften damals auch die «allen Geschöpfen innewohnenden Naturkräfte» (Subitilitates diversarum naturarum creaturarum) gezeigt worden (Pi 7, vgl. S. 42). Hildegard spricht also nicht von einem Medizinbuch, sondern einer Offenbarung verborgener Naturkräfte in den verschiedenen Geschöpfen. Im Titel wurde sein medizinischer Zweck zunächst nicht betont. Die Urgestalt dieses Buches kennen wir nicht. Ich habe immer noch die Hoffnung, dass es eines Tages in den Archiven des Vatikans auftauchen wird. Der ursprüngliche Name fasste Lehrbuch und Naturmittelbuch in Eins zusammen. Zu Lebzeiten Hildegards nannte man es nur «Die Erklärung der Naturkräfte all der verschiedenen Geschöpfe» (Volmarbrief, Pi 346).

Kurz nach dem Tode Hildegards gibt die damals verfasste Hildegard-Biographie *(Vita)* die spätere Vorstellung des Konventes auf dem Rupertsberg wieder, wenn es dort von diesem Buch heisst, dass Hildegard in ihm geschrieben habe «mit prophetischem Geiste von der Natur des Menschen und den elementaren Kräften der Naturgeschöpfe und wie man durch sie dem Menschen (in Krankheitsnöten) zu Hilfe kommen kann» (PL 101 A). Von einer eigentlichen Medizin ist auch da noch nicht die Rede. Offenbar war der Inhalt den Klosterinsassen zu fremd, vielleicht auch zu hoch. Theologisches lag ihnen mehr.

Fünfzig Jahre später sagte ein Kustos, Hugo von Sankt Peter zu Strassburg, in den Kanonisationsakten unter Eid aus, dass Hildegard «Ein Buch der Medizinkompositionen» (Liber Compositae Medicinae) verfasst habe. Gleichzeitig wird unter den aktenmässig angeführten Namen der echten Hildegard-Bücher, welche damals nach Rom übersandt wurden, ein einfaches Arzneibuch und ein Kompositionsbuch der Medizin genannt (PL 139 A). Die ursprünglich in einer einheitlichen Naturvision geschaute Hildegard-Medizin hat hier erstmals die Gestalt von zwei Büchern. So blieb es bis zum heutigen Tag.

Im dreizehnten Jahrhundert berichtet ein Mönch Alberich aus Strassburg, dass er Hildegards Medizinbuch gegen die verschiedenen Krankheiten gesehen hat (Echt. S. 55). In einer Chronik aus der gleichen Zeit lesen wir, dass Hildegard ein Buch der Einfachen Medizin und ein Buch der Medizinkomposition «über die Ursachen (*Causae*) der Krankheiten, ihre Zeichen und die Heilmittel (*Curae*) dazu» geschrieben habe (Fischer, 403). Als 1902 die erste Druckausgabe erschien, wählte der Herausgeber die beiden Stichworte des alten Titels (*Causae, Curae*) als Überschrift. Seitdem heisst das Lehrbuch *Causae et Curae.* Übrigens führt auch das Arzneibuch einen Namen, welchen ihm der Erstdrucker anno 1533 gab: *Physica.*

Noch einmal, wohl um das Jahr 1500, will der gelehrte Trithemius das Medizinbuch Hildegards auf dem Rupertsberg gesehen haben. Mehr erfahren wir nicht über die Hildegard-Medizin bis 1855 (PL)/1862 (Jessen, Echt. S. 189). Man erinnerte sich, dass es so etwas gab; mehr nicht.

In jüngster Zeit erschienen eine ganze Reihe deutsche Übersetzungen der medizinischen Schriften Hildegards. So hat zum Beispiel der Pattloch-Verlag die obengenannte «Physika» herausgebracht unter dem Namen «Heilkraft der Natur». Es handelt sich dabei um eine gedruckte Ausgabe der von der Basler Hildegard-Gesellschaft herausgegebenen «Heilmittel» (6 Lieferungen 1982/84), welche zwar die Physika-Texte vollständig zu übersetzen versucht, welche aber für das wissenschaftliche Arbeiten unbrauchbar ist. Für diesen Zweck empfehle ich eher auf die «Lieferungen» zurückzugreifen, obwohl sich auch dort Fehler eingeschlichen haben. Grundsätzlich habe ich gegen alle deutschen Übersetzungen Bedenken, welche nicht von einem in der Hildegardsprache versierten Fachmann vorgenommen werden (z. B. Heilwissen).

Das Lehrbuch

Die zwei Medizinbücher unterscheiden sich grundsätzlich in der Art, wie sie aufgebaut sind. Im Buch der Naturmittel folgt der Reihe nach eine endlose Aufzählung von Heilkräften, die nach Gottes Plan in den verschiedenen Naturdingen liegen. Wenn das Buch schon in einer guten deutschen Ausgabe vorliegen würde, könnte sich praktisch jeder selbst sein Naturmittel dort suchen. Ganz anders das Lehrbuch. Sein Aufbau ist ausgesprochen ärztlich gedacht, und es steckt voll tiefgründiger, wissenschaftlicher Angaben. Die rechte Medizin ist Wissenschaft und Sache des Fachmannes. Der Arzt will nicht nur heilen, sondern auch wissen, wieso und warum Menschen erkranken. Rein handwerkliches Handeln befriedigt keinen rechten Arzt. Nun gab es das hohe Medizinverständnis, welches wir heute haben und welches das Lehrbuch eigentlich voraussetzt, zur Zeit Hildegards noch nicht. Es finden sich darin Vorstellungen, welche einen mittelalterlichen Arzt nur verwirren mussten. Nichts wäre falscher als in dem Hildegard-Lehrbuch eine zeitgenössische Medizin zu vermuten. Zeitbedingt sind nur die lateinischen Namen und Fachausdrücke. Der Inhalt jedoch unterscheidet sich von der damaligen Medizin; jedenfalls weit mehr als von der heutigen. Man darf sich von den «altertümlichen» Namen nicht täuschen lassen. Wenn wir das Lehrbuch richtig lesen, können wir heute vieles leichter begreifen als die alten Ärzte früher. Wir brauchen eigentlich nichts anderes zu tun, als die hildegardischen Fachausdrücke richtig zu verstehen und dem modernen Sprachgebrauch anzugleichen. Nichts anderes. Doch das fällt uns schwer genug, weil wir dabei auch unseren eigenen Medizinvorstellungen kritisch gegenüber stehen und bereit sein müssen, unsere Meinungen gegebenenfalls zu revidieren und unser Wissen an Hand Hildegards zu erweitern.

Das Hildegard-Lehrbuch wurde zweifelsohne für den Arzt geschrieben. Eine Volksmedizin kümmert sich nicht um die verschlungenen Pfade der gelehrten Medizin. Wollte Gott Hildegard nur ein medizinisches Hausbuch diktieren, hätte kein Grund bestanden, noch das tiefsinnige Lehrbuch schreiben zu lassen. Für den Hausgebrauch hätte das vergleichsweise einfache Naturmittelbuch genügt. Solange man nur dieses kannte, durfte man noch von einer Volksmedizin bei Hildegard reden, sofern man die übrigen Schriften Hildegards ignorieren wollte. Das Urteil der Hildegard-Forscher wurde in dieser Hinsicht vorsichtiger, seitdem wir das Lehrbuch kennen und schlug ins Gegenteil um. Nun auf einmal konnte ihre Medizin nicht mehr im Klostergarten gewachsen sein. Man erfindet Lehrer, Quellen und die berühmte ärztliche Erfahrung für das Hildegard-Wissen, um für das Medizinbuch nicht Gott die Ehre geben zu müssen. Man traut Gott alles zu, nur nicht, Hildegard eine Medizin kund getan zu haben.

Es gibt vom Hildegard-Lehrbuch drei Ausgaben: Erstens den lateinischen Urtext (CC). Zweitens eine wörtliche und vollständige deutsche Übersetzung durch Professor Hugo Schulz, Greifswald (München, 1933), welche die für das Verständnis so wichtige hildegardische Reihenfolge beibehält und nichts auslässt, aber auch fast nichts erklärt. Eine dritte Ausgabe (Heilkunde, Otto Müller-Verlag, Salzburg 1957) zerreisst den hildegardischen Zusammenhang, wählt einiges aus und unterschlägt fast vollständig den so wichtigen Heilmittelteil. Eine vierte Ausgabe erfolgte als deutsche Übersetzung durch Manfred Pawlik (Pattloch-Verlag ohne Jahreszahl; vermutlich 1990), welche gegenüber der Übersetzung durch Hugo Schulz keine Verbesserung aufweist und eigentlich ziemlich überflüssig war. Bis wir eine gut erklärte, vollständige Übersetzung haben, welche sich genau an den hildegardischen Aufbau des Lehrbuches hält, müssen wir auf den Lateintext zurückgreifen, wenn wir das Lehrbuch verstehen und wirklich etwas daraus lernen wollen.

Im Verlaufe des Lehrbuches steht zweimal der Satz: «Die angeführten Arzneimittel sind von Gott gewiesen ...» Die Vision hat Hildegard diesen Satz nicht diktiert. Ihre Sprache ist eine andere. Wer hat diesen Satz geschrieben? Warum wird das betont? Ist das bei Hildegard nicht selbstverständlich?

Mögen nun anhand dieses Lehrbuches noch so viele Fragen auftauchen, eines steht jedenfalls fest, dass die sachlichen Angaben niemals dem bewussten Denken Hildegards entsprungen sein können. Wir wissen, dass dies ihre eigene Überzeugung und auch die ihrer Zeitgenossen war. Wir kommen zu dem gleichen Resultat, wenn wir uns mit Inhalt und Aufbau des Lehrbuches befassen. Ich kann nur einige wenige Beispiele herausgreifen, welche einen Menschen guten Willens fürs erste überzeugen müssten.

Vier Frauen-Typen

Wie modern und für unsere Zeit geschaffen die Hildegard-Medizin konzipiert wurde, erkennen wir aus der Sexualpathologie des Lehrbuches. Ja, Sie haben richtig gelesen. Die Sexualpathologie der heiligen Hildegard stammt einmal sicher nicht aus der Erfahrung. Es geht auch nicht an, gewissermassen verschämt entschuldigend auf Hildegard den Spruch anzuwenden: Naturalia non sunt turpia! (Natürliches kann keine Schande sein). Für den Arzt und auch vor Gott bleiben medizinische Tatsachen eben Tatsachen. Für eine keusche Nonne nach bald fünfzig Jahren Klosterleben vom visionären Rang einer heiligen Hildegard – all das muss man bedenken – scheiden Studien über das angeborene Sexualverhalten der Männer und Frauen aus. Was jedoch die Hildegard-Medizin darüber zu berichten weiss, übertrifft die raffiniertesten Statistiken der Sexualforscher unserer Tage, die man auf diesem Gebiete gewiss als Spezialisten bezeichnen kann, wie noch in keinem Jahrhundert vorher.

Wer hätte je die Frauen zum Beispiel in vier grundverschiedene Sexualtypen eingeteilt? Wer hätte je gelehrt, dass es dabei auf den Bau des Muskelgewebes (weich/üppig oder schwachwüchsig oder zart oder mager) ankommt? Jeweils kombiniert mit richtigem, weisslich/leichtgiftigem, dickem/rotem oder nicht (eigentlich) blutigem Blut? Und wie die Frauen viererlei grundverschiedenes

Blut haben, so auch viererlei Knochen und viererlei verschiedenen Bau der (Blut)Gefässe? Wer hätte je gelehrt, dass die einen Frauen einen hellen, freundlichen Gesichtsausdruck angeboren haben und beim Verkehr die Liebe selbst sind? Dass andere einen strengeren Gesichtsausdruck und braune (Haut)farbe haben, die Männer anlocken und an sich fesseln, weshalb die Männer sie lieben; wenn sie den Verkehr mit Männern (zu lange) meiden, aber schwierig und grantig werden? «Wollen ... und haben sie Verkehr mit Männern, dann werden sie masslos wie die Männer.» Dass der dritte, grossgewachsene Frauentyp eine blasse Gesichtsfarbe hat, klug und wohlwollend ist ... ehrfurchtgebietend und gefürchtet; dass die Männer zwar ihren Anstand lieben, ihnen aber doch aus dem Weg gehen, weil sie nicht auf Männerfang aus sind? Dass die vierten, schmächtigen Frauen schliesslich eine düstere, fast schwärzliche Gesichtsfarbe haben, ihre Gedanken flüchtig und weitschweifig und sie kräftiger und fröhlicher ohne Ehemänner sind, weil sie durch den Verkehr geschwächt werden; dass die Männer ihnen ausweichen, weil sie mit den Männern, für die sie nur wenig übrig haben, nicht ansprechend reden können?

Wollen wir im ersten Frauentyp einen Maria-Theresien-Typ, den Typ der «molligen Wienerin» sehen; im zweiten die dunkle, «rassige» Schöne; im dritten den strengen, ehrfurchtsgebietenden Lehrerinnentyp und im vierten die dunkle, zartgebaute schwierige Problem-Frau, welcher die Anforderungen des Ehelebens am schlechtesten bekommt, so können wir uns zunächst einmal etwas darunter vorstellen, ehe wir weiterfahren. Die schöne Wienerin leidet aber an zu schwacher Monatsregel, bekommt Kinder leicht, wenn auch nicht gerade Knaben, und wenn sie unverheiratet bleibt, also keine Nachkommen hat, bereitet der Körper ihr leicht Schmerzen. Verheiratet ist sie gesünder. Verlieren solche Frauen ihre Regel zu früh, werden sie gern melancholisch oder bekommen Schmerzen im Unterleib (in der Seite), oder es entwickeln sich Eiterungen ... oder sie werden hautkrank ...

Die kräftige rassige Brünette, der Sportstyp, kommt am leichtesten zu Kindern; solche Frauen haben eine kräftige Gebärmutter und eine genau richtige Regelblutung. Wenn ihre Menses vorzeitig unterbrochen werden, abgewürgt, sagt der Text des Lehrbuches, dann können sie entweder überschnappen... oder sie werden wassersüchtig, oder es wächst ihnen das Fleisch zu Dauergeschwüren oder zu «Beulen wie an einem Baume...» (Myom!).

Und für die grosse, strenge (blonde) Frau Lehrerin gilt, dass sie an zu starken Monatsblutungen leidet und wenn sie verheiratet ist, keusch, treu und körperlich gesund bleibt; ohne Ehemann aber körperliche Schmerzen hat und hinfällig wird, «weil sie nicht weiss, wem ihre weibliche Treue gehört...» Bei vorzeitigem Klimakterium bekommt sie leicht Gicht... oder ein Leberleiden oder Krampfadern oder – Brustkrebs.

Die vierte Art von Frauen, Melancholikerinnen nennt sie das Lehrbuch, leidet an starken, schmerzhaften Menses und bekommt nicht leicht Kinder. Bei vorzeitigem Aufhören der Menses werden solche Frauen leicht Podagra oder dick geschwollene Beine haben oder ein Nervenleiden, das von der Melancholie kommt, oder Rückenschmerzen oder ein Nierenleiden...

Diese in groben Zügen wiedergegebene wichtige Stelle aus dem Lehrbuch (CC 87,11–89,37) ist nicht nur ohne Beispiel in der Medizingeschichte, sondern so voll präziser Einzelangaben, dass ohne Hildegard noch viel Zeit vergehen würde, bis ärztliche Forschung oder Erfahrung auf diesem Gebiete zu gleichen Ergebnissen kommen könnte. Zu diesem Ergebnis kämen wir vielleicht nie. Wir würden diese Zusammenhänge gar nicht suchen oder vermuten. Dabei erklärt sich bei Hildegard eins aus dem anderen, z.B. auch aus dem Knochenbau, dem Venenbau dieser Frauen, worauf ich im einzelnen hier nicht eingegangen bin. Welch ungeheure Fülle von systematisch gebrachten Einzelheiten! Wie mich ärztliche Beobachtungen lehrten, stimmt vieles haargenau. Wie könnte es anders sein! Was für wichtige Schlüsse kann der Arzt und Eheberater zum Beispiel aus diesen Angaben Hildegards ziehen!

Ich finde dieses Wissen überhaupt unersetzlich zum Selbstverständnis der Frauen. Wer seine Art kennt, seine Vorzüge und Grenzen, wird eher einen Lebensweg meiden können, der automatisch zu Konflikten führen muss, falls er nicht mit den körperlichen Gegebenheiten harmoniert. Wenn das Hildegard-Lehrbuch recht hat, dann wird man auch mit der Vornahme einer vorzeitigen Totaloperation vorsichtiger sein müssen.

Im übrigen bringt das Hildegard-Lehrbuch, für welches dieses Frauenkapitel (ebenso wie auch ein ähnliches Männerkapitel) nur einen recht kleinen Bruchteil der Pathologie, Krankheitsursachenlehre, darstellt, später noch einmal vier Varianten von Frauenleiden, wo die Heilung des überstarken (oder schmerzhaften) und der Behebung des verhaltenen Monatsflusses der Frauen beschrieben wird (CC 185,25 - CC 188,04). Die vier dort empfohlenen Behandlungsmethoden korrespondieren mit den vorgenannten vier Frauentypen, obwohl das Hildegard-Lehrbuch es nicht ausdrücklich vermerkt. Wieder überrascht die präzise Angabe von vier typischen Heilverfahren, die sicher als Muster gedacht sind, wie man in solchen Fällen menschengerecht als Arzt vorgehen soll. Zu dieser Überzeugung komme ich um so leichter, als bei der wieder an anderer Stelle des Lehrbuches gebrachten Beschreibung der physiologisch-chemischen Vorgänge bei der Entstehung dieser Frauenleiden ebenfalls von vier Frauen die Rede ist, wobei angedeutet wird, dass die einen schon in der Jugend, die zwei nächsten mehr als (reife) Frauen und die vierten eher als (verheiratete) Frauen ihr Leiden bekommen (CC 107,01–108,13).

Mir fällt an der gleichen Stelle auf, dass Hildegard hier von der Rolle der Hirnanhangdrüse schreibt, welche nach modernen Erkenntnissen der Hormonchemie tatsächlich eine Schaltstelle für den fraulichen Regelzyklus abgibt. Natürlich diktierte die Himmelsstimme nicht das Wort Hypophyse, welches erst wir gebrauchen. Das Lehrbuch schreibt von der «gespaltenen» Kalvaria, was so viel heisst wie Spalt im knöchernen Schädel. Die so wichtige Hirnanhangdrüse liegt tatsächlich in einem Spalt im knöchernen

Schädel eingebettet und ist auch selbst «gespalten». Denn sie besteht aus zwei Hälften, dem sogenannten Vorderlappen und dem Hinterlappen, die beide eine Welt für sich bedeuten. Auf diese Weise wurde Hildegard das Geheimnis der Hirnanhangdrüse geoffenbart samt einer Reihe ihrer Funktionen, die beschrieben werden.

Dazu hat Hildegard immer gleich die (vier) passenden Heilmittel, nach deren Muster der Arzt vorgehen sollte. Ich bin überzeugt, dass im Hildegard-Lehrbuch nicht nur die dem krankhaften Geschehen bestens angepassten Heilmittel genannt werden, sondern dass diese ein Modell darstellen, nach welchem die echten, dazu passenden Heilwege einzuschlagen sind. Wir könnten also auf die unzähligen wilden Experimente, die heute mehr oder minder auf gut Glück gemacht werden, vielfach zugunsten einiger weniger, gezielter Nachprüfungen der Hildegard-Medizin verzichten - und kämen weiter. Denn das Lehrbuch schildert uns genau die Umstände, auf die es dabei ankommt, worauf die Medizin als Wesentlichstes zu achten hätte.

Dieses kleine, sehr schöne Beispiel aus dem Hildegard-Lehrbuch entwaffnet jeden Fachmann, der noch von Forschungsergebnissen oder Erfahrungswissen Hildegards träumt. Freilich, nur wenn man Hildegard ernst nimmt, gelingt es, die wissenschaftlichen Schätze aufzuspüren und zu heben.

Wer übrigens zum Thema Hildegard und die Sexualität des Menschen einen guten Querschnitt aus ihrem gesamten Schriftwerk kennen lernen will, dem sei das Buch von H. Schipperges, *Geheimnis der Liebe* (Walter-Verlag, Olten, 1957) genannt. Nicht der Arzt, aber der Christ und Mensch wird dabei in seelische Tiefen geführt, die ihresgleichen suchen. Aus dem Zusammenhang gerissen, kann man freilich immer nur wenige Bruchstücke auf einmal lesen und bedenken. Aber auch die lassen ahnen, was für ein Unterschied besteht zwischen dem geoffenbarten Wissen und unserem doch recht stümperhaften, schlussfolgernden Denken. Das Verhältnis von Mann und Frau gehört zu den wesentlichsten

Dimensionen des Menschseins. Hildegard gibt und macht den Blick frei für die zahllosen Aspekte dieses ewig jungen Themas. Sollte die Möglichkeit, durch die Hildegard-Medizin wieder ein wahres Menschenbild von Mann und Frau zu gewinnen, der Grund sein, dass sie gerade in unseren Tagen neu entdeckt wird?

Die vier Urstücke der Welt (Welt-Elemente)

> «Der Geist der Medizin ist leicht zu fassen:
> Ihr durchstudiert die gross' und kleine Welt,
> um es am Ende geh'n zu lassen,
> wie's Gott gefällt! . . .»
>
> sagt Goethe.

Das war vielleicht vor zweihundert Jahren so, weil der Geist der Medizin heute gewiss nicht mehr danach fragt, wie's Gott gefällt. Darum habe ich diese Fauststelle auch nicht gebracht, sondern wegen des Studiums der grossen und der kleinen Welt. Ich weiss nicht, ob man zu Goethes Zeiten wirklich noch die Natur als die grosse Welt und den Menschen als die kleine Welt zu bezeichnen pflegte. Jedenfalls bei Goethes berühmtem Zeitgenossen und Arzt C.W. Hufeland finde ich keinerlei Anklänge mehr an jene uralte Menschheitslehre, wonach der Mensch in seinem Leib auf kleinstem Raume alle Einrichtungen und Vorgänge des gesamten Universums wiederfinden kann. Doch seitdem es ein europäisch-wissenschaftliches Denken gab (7. Jahrhundert vor Christus; Thales und Anaximander), galt es bis Paracelsus in Gelehrtenkreisen als ausgemachte Tatsache, dass im Aufbau des Menschen, dem Mikrokosmos, und im Bauplan der Natur, dem Makrokosmos, die gleichen Prinzipien gelten. Der Mensch war nicht ein Tier unter vielen Tieren, wie die Gelehrten heute behaupten, sondern er war alle Tiere, Pflanzen, Sterne, Flüsse, Meere, Jahreszeiten, kurz sämtliche Erscheinungen der grossen Welt in einem. Mag sein, dass wir uns diesem Standpunkt heute wieder insofern nähern, als wir das Durchwaltetsein des Menschen und der ganzen Welt von den gleichen, wenigen physikalischen Gesetzen wieder erkennen. Nachdem wir Natur und Mensch solcherart in ihre kleinsten Bestandteile aufgelöst haben, fehlen nur «das geistige Band» und die Einblicke in grössere Zusammenhänge.

Wenn wir Hildegard ernst nehmen, das heisst den Inhalt aller ihrer Bücher als Teilhaben am göttlichen Urwissen und Ausfluss aus der Quelle reinster Erkenntnisse ansehen, dann müssen wir feststellen, dass an der menschlichen Urweisheit und ihrer Lehre vom Makrokosmos und seinem menschlichen Gleichbild, dem Mikrokosmos, etwas Wahres daran sein muss. Ich bedauere es übrigens nicht, dass unsere Wissenschafter die phantastischen Spekulationen, welche eine sogenannte Naturphilosophie daran knüpfte, im Laufe der letzten fünfhundert Jahre so gründlich vom Tisch gefegt haben, dass auch keine Spur mehr davon in der heutigen Wissenschaft sich findet. Denn alles, was man zweitausend Jahre lang darüber philosophierte, verblasst vor den sachlichen Darstellungen der Hildegard-Bücher, namentlich ihrer Medizin. Von den Spekulationen der Alten könnten wir gar nichts mehr konkret für das Verständnis der Hildegard-Medizin brauchen und so ist es gut, dass unsere Physik tabula rasa machte. So können wir völlig neu aufbauen.

Als ich gegen Ende meines Medizinstudiums erstmals mit hildegardischen Gedankengängen bekannt wurde, hatte ich ausschliesslich die naturwissenschaftlich-medizinische Ausbildung eines modernen Arztes bekommen. Merkwürdigerweise fand ich Hildegard durch diese keineswegs widerlegt oder überholt. Es wurden mir vielmehr beim Lesen und Studieren der Hildegard-Medizin wichtige Erkenntnisse über grössere Zusammenhänge in der Medizin zuteil, welche mein Schulwissen mir nicht vermittelt hatte, von dem Goethe ironisch feststellt:

«Wer will was Lebendiges erkennen und beschreiben,
sucht erst den Geist herauszutreiben.
Dann hat er die Teile in seiner Hand.
Fehlt - leider - nur das geistige Band!»

Bei der Hildegard-Medizin wird das Unwahrscheinliche wahr, dass sich Einzelteile und geistiges Band in schöner Harmonie zusammenfinden. Von einer Medizin aus den Urgründen göttlichen Wissens erwarten wir auch nichts anderes. Dass die Hildegard-Schriften sich dabei der Ausdrucksweise und Fachausdrücke ihrer Zeit bedienen und Gott seiner Hildegard nicht von Atomkern und Elektronen, Gravitationsgesetz und Wellenlängen sprach, wen wundert's? Aber drin steckt dies alles und noch mehr, wenn auch unter anderem Namen.

Nach den Büchern Hildegards gibt es drei Höhepunkte der Gotteserkenntnis im Verlaufe der Menschheitsgeschichte: Das menschliche Urwissen im sogenannten paradiesischen Zustand; die Selbstoffenbarung Gottes in Jesus von Nazareth und die Erscheinung Gottes zum letzten Gericht über die derzeitige Welt. Ob es vor dieser Welt andere Welten gab, ob es ausser ihr noch andere Welten gibt oder geben wird, bleibt im Geheimnis Gottes verborgen, schreibt Hildegard. Für unseren Zweck halten wir nur so viel fest, dass es ein Urwissen der Menschheit gegeben hat und gibt und dass die Denkgesetze der Wahrheit vom ersten Menschen bis zum letzten die gleichen bleiben. In welchem Zeitpunkt der Geschichte auch Einzelwahrheiten auftauchen, können sie sich nur ergänzen, nicht aber widersprechen.

Zu diesem Urwissen gehört die Lehre von den vier grossen, allumfassenden Urstücken, aus denen die Welt sich aufbaut. Als die Römer dieses Wissen von den Griechen übernahmen, nannten sie es Elemente (Elementa, Lukrez). Von ihnen ist bei Hildegard so viel und so präzis die Rede, dass an dem Vorhandensein von vier Urprinzipien der Natur kein Zweifel möglich ist. Die hildegardische Darstellung hat mit den Alten nichts gemeinsam als nur die Vierzahl und ihre Namen. Wenn ich auch zugeben muss, dass ich von den medizinisch relevanten Einzelheiten darüber nur wenig verstehe, weil ich mein vornehmlich praktisch ausgerichtetes Arzt-Denken mit theoretischem Ballast nicht überladen durfte, so stehen doch bei Hildegard klare Sätze:

> «Die Elemente der Welt hat Gott gemacht. Sie sind auch ein Bestandteil des Menschseins, und alles Tun des Menschen erfolgt im Zusammenhang mit ihnen.
> Sie heissen Feuer, Luft, Wasser, Erde.
> Diese vier Elemente sind so ineinander verflochten und in Abhängigkeit gebracht, dass keines vom anderen trennbar ist. Sie halten gegenseitig so fest zusammen, dass man von einem Firmament spricht...» (CC 2,32 ff; vgl. 20,15).

Mit einer modernen Vorstellung könnte man da an die vier Prinzipien denken, welche ein Atom ausmachen: Protonen und Neutronen und Elektronen und Positronen. Auch diese vier hängen so innig durch Gesetze zusammen, dass in der Natur nie eines sich vom anderen trennt. Diesen Zusammenhang nennt Hildegard Firmament, das Gesetz der Festigkeit der Welt, welches für das grosse Weltganze gilt wie auch für die kleinsten Bezirke der Natur und des Menschen. In diesem Sinne könnten wir sagen, die grosse Welt des Kosmos beruhe auf dem gleichen Plan wie die Atome. Freilich hinkt der Vergleich, aber so ähnlich müssen wir den verborgenen Sinngehalt des für sich allein kaum verständlichen Hildegard-Lateintextes interpretieren.

Das Element «Feuer» als kosmisches Prinzip ist kein Feuer, wie's im Ofen brennt, sondern ein viel wirklicheres Feuer höherer Art. Im Bereich des Universums gehört es nach Hildegard zu jenem Grenzbezirk, jenseit dem unsere Weltgesetze nicht mehr gelten. Dazu gehört der ganze transsaturnische Weltraum, mag er Milchstrassensysteme haben, so viel er will, und sich auf 15 Milliarden Lichtjahre erstrecken. Dort herrscht das Reich des kosmischen Feuers.

Auf den Menschen übertragen, sieht das ganz anders aus: Hier liegt das Wesen des Feuers im Nervensystem («Gehirn»), wozu nach Hildegard merkwürdigerweise auch das (Knochen)Mark gehört (CC 43,17). Wie wir auch von einem Rücken-Mark sprechen, so spricht Hildegard zunächst von mehreren Mark-Systemen. Da embryologisch das sogenannte autonome Nervensystem (Vagus/Sympathikus) und viele endokrine Drüsen (Nebenniere!) damit zusammenhängen, sehen wir erst, wie ungeheuer verflochten allein das System «Feuer» im Menschen sich äussert. Wenn Hildegard nun weiterhin schreibt, dass die sogenannten Fünf Sinne - auch so ein Urwissen der Menschheit - das lebendige Feuer im Menschen repräsentieren, dann bekommen wir erst eine Vorstellung, welche Vielzahl von Menschlichkeiten im hildegardischen Feuer-Begriff zusammengefasst werden. Dabei beschränke ich mich nur auf kurze Andeutungen. Denn ich will meine Leser nur darauf aufmerksam machen, dass man ohne computerhafte Analyse hildegardischer Fachausdrücke nichts, gar nichts von Hildegard verstanden hat.

Das gilt genauso für den Begriff der Fünf Sinne. Aufgezählt sind sie schnell. Aber war steckt bei Hildegard alles dahinter! Zum Beispiel entsprechen die Fünf Sinne den fünf freien Planeten Saturn, Jupiter, Mars samt Merkur und Venus. Aber wiederum nicht so schematisch, dass etwa Saturn den ganzen Apparat des Sehens, Jupiter den des Hörens usw. versinnbildet, sondern im Kosmosvergleich bedeuten «Mond und Sterne» die Augen (CC 10,34). Wieder an anderer Stelle wird die Sehkraft mit dem Prinzip des Ostens verglichen *(Divop,* PL 903 C). Die Dinge liegen also ungeheuer kompliziert.

Wie selbstverständlich klingt es, wenn da an einer Stelle geschrieben steht, dass der vergeistigte Mensch die Augen zum Sehen, die Ohren zum Hören, den Mund zum Reden, die Hände zum Handeln und die Beine zum Wandeln hat. Das ist alles, was ein gesunder Mensch braucht, ja was den Menschen überhaupt erst gesund sein lässt. Wer wollte darin wieder das Prinzip Feuer und die fünf Sinne erkennen, wenn er nicht ausdrücklich darauf aufmerksam gemacht wird? Wenn wir von einer feurigen Rede sprechen – steckt da nicht auch der Begriff Feuer darin? Wieso, wenn keine Zusammenhänge mit dem Urfeuer existieren? Bekommt nicht von solchen Vorstellungen her der Jakobusbrief einen viel tieferen Sinn, wenn er von der bösen Zunge («Mund») schreibt: «Seht ... welch kleines Feuer einen noch so grossen Wald in Brand steckt! ...» (Jak 2,5). Nach Hildegard wäre das Hören, das Handeln und Wandeln des vergeistigten Menschen auch eine Funktion des Urfeuers, somit eigentlich jede der hauptsächlichsten Lebensäusserungen des Menschen. Wundert's uns dann noch, wenn Hildegard an anderer Stelle das Walten des Heiligen Geistes mit diesen fünf beschriebenen Wirkungen des Feuers Zug um Zug vergleicht? (Pi 228). Wenn dort weiterhin die Auflösung des Siegels «Feuer» in Gestalt von fünf Tugenden geschieht, dann ahnen wir, wie quer durch alle Hildegard-Bücher das gleiche Wissen geht, bald in Gestalt der Medizin, bald als Theologie, bald als Psychotherapie. Das macht mir Hildegard so lieb, dass bei ihr die ganze Wissenschaft vom Menschen auf einen Nenner gebracht ist, den wir nur als göttlich bezeichnen können. Dass davon ein erkleckliches Stück auch für die angewandte Medizin abfällt, krönt für mich das Hildegard-Werk.

Wenn es wahr ist, dass jede krankhafte Störung im Menschen letztlich durch Unordnung im kosmischen Gefüge des Menschen verursacht wird und eine «Heilung», die nicht darauf Rücksicht nimmt, die Störung nur hinausschiebt oder auf ein anderes Gebiet verlagert, dann wird eine Medizin, die wie bei Hildegard kosmische Prinzipien automatisch mitberücksichtigt, sich letztlich als besser fundiert erweisen.

Niemand wäre zurzeit imstande, die in ihren Büchern so unendlich verschlungenen und doch wieder so klar beschriebenen Zusammenhänge zu begreifen oder nachzuprüfen. Der streng-logische Aufbau vieler Medizinstellen macht es mehr als wahrscheinlich, dass die Dinge so liegen, wie Gott sie Hildegard gezeigt hat. Erst durch Hildegard weiss ich, was mit göttlicher Weisheit gemeint ist. Was im Medizin-Buch an (kosmischem) Detailwissen gelehrt wird, bleibt in der ganzen Wissenschaftsgeschichte unerhört. Noch nie hat jemand eine derartige Fülle sachlicher Einzelheiten ausgebreitet. Ich kenne in etwa die Schriften des berühmten Paracelsus, welcher manchmal ähnliche Vorstellungen vertritt wie Hildegard. Er hatte mich aber nicht überzeugen können. Nur die Schriften Hildegards haben in mir den Gedanken wachsen lassen, dass etwas sehr Wesentliches an diesen Dingen sein muss. Ich wüsste nicht, wo ich die göttliche Schau des Menschen finden sollte, wenn nicht bei Hildegard. Wer Hildegard kennt, hält das nicht mehr für eine Übertreibung.

Das volle Urwissen des Menschen über sich selbst ging mit dem Wissen über die Dinge schon dem ersten Menschenpaar verloren. Was davon blieb, waren die Namen, die man ihnen einst aus hoher und höchster Einsicht in die kosmischen Zusammenhänge gab. Die ersten Menschen waren nach Hildegard keine affenartigen Halbdeppen, sondern Wesen höchster Intelligenz. Wer heute die Ursprache der Menschen kennte und die Urnamen der Dinge und die Gesetze, nach welchen der Urmensch sie benannte, der könnte wieder jene Kräfte und Zusammenhänge in ihnen entdecken, die Gott zum Nutzen des (kranken) Menschen in sie hineingelegt hat. Wer sagt uns, dass diese Fähigkeit zur Weltschau aus den Urnamen nicht Hildegard von Geburt an eigen und letztlich die Quelle ihrer göttlichen Schau war? Wäre das weniger göttlich, die Welt wieder zu sehen, wie Adam und Eva, die Kinder Gottes, ursprünglich die Welt schauten? Aus Hildegards «Unbekannter Sprache» vermute ich so etwas. Es spricht einiges dafür, dass die dort beschriebenen dreiundzwanzig (24) originalen Buchstaben ebensoviele Urchiffren der Welt darstellen, deren sinnvoller Kombination sich alle benennbaren Begriffe der Welt einordnen lassen. Welt heisst in der Sprache Hildegards auch Mensch. Was Wunder, wenn dem menschlichen Bauplan auch genau dreiundzwanzig (24) Chromosomen (Paare) zugrundeliegen, wie wir heute wissen.

Wenn wir die Probleme der Hildegard-Medizin verdaut haben, dann finden wir auch in ihren übrigen Büchern keine prinzipiell anders gelagerten Probleme mehr, auch wenn es dort Hunderte heute noch nicht schlüssig deutbare Stellen gibt. Man muss sich nur das eine merken: Hildegard übersetzen ist leicht, sehr schwer aber sie zu verstehen. Doch erst vom Verstandenen her wird die Übersetzung richtig. Wer zum Beispiel die Hugo-Schulz-Übersetzung der Hildegard-Medizin liest, wird - abgesehen von einem Allgemeindruck - auf weite Strecken nichts damit anfangen können. Tierkreiszeichen, Winde, Säfte, Seele, Blut, Fleisch - das liest sich so obenhin. Aber was meint der Hildegard-Text eigentlich damit an verschiedenen Stellen? Erst wenn wir die Sprache der Wissenschaft unserer Zeit darin wiederentdecken, dämmert's uns.

Das Wunderbare

an der Hildegard-Medizin liegt in der Art ihrer Entstehung. Alle Hildegard-Bücher entstanden in diesem Sinne auf wunderbare Weise. Dem Wunder der Enthüllungen medizinischer Wahrheiten im zwölften Jahrhundert braucht jedoch keine Wundermedizin zu entspringen. Es geht dabei durchaus natürlich und gesetzmässig zu. Heilungen der Hildegard-Medizin benützen die Kräfte der Natur, und bei jedem Lehrbuchmittel wird erstaunlicherweise immer auch genau angegeben, warum und wieso die Heilwirkung zustande kommt. Wenn wir heute von einem Wunder der modernen Medizin sprechen und dabei die Herzverpflanzungen, künstlichen Nieren, Genmanipulationen und dergleichen meinen, so haben wir uns dabei von den Naturgesetzen weit mehr entfernt als Hildegard, und man könnte dabei eher von einem Wunder reden, allerdings mit negativem Vorzeichen. Was unsere modernen

Therapiemethoden wagen, setzt sich über die menschlich-natürlichen Schranken hinweg. Man kann es als ein Aufheben der Naturgesetze durch menschliches Eingreifen bezeichnen oder wenigstens den Versuch dazu.

Nichts dergleichen bei Hildegard. Damit ja niemand auf die Idee kommt, dass Hildegard vom Jenseits her «ihre» Medizin begünstigen und so auf wunderbare Weise den Heilungen nachhelfen könnte, hat die Weisheit Gottes grossartig vorgesorgt. Wie Hildegards ganzes Leben in zitterndem Gehorsam verlief, so gehorchte sie noch über den Tod hinaus dem Befehl des Erzbischofs von Mainz, keine Wunder zu wirken. Diese merkwürdige Tatsache entnehmen wir den Kanonisationsakten (PL 138 C). Als die mit der Untersuchung beauftragte Inquisitionsbehörde fragte, warum denn die selige Hildegard jetzt (das heisst 50 Jahre nach ihrem Tod) keine Wunderzeichen mehr wirke, wurde ihr vom Konvent der Hildegardschwestern geantwortet, dass der Herr nach ihrem Tode auf ihre Fürsprache so viele Wunder getan hätte und deswegen so viel Volk zu ihrer Grabstätte geströmt sei, dass durch den Wirbel des andrängenden Volkes Gottesdienst und religiöse Übungen der Schwestern schwer gestört wurden. Man habe sich beim Erzbischof von Mainz darüber beklagt. Der kam persönlich an die Grabstätte der heiligen Hildegard und befahl ihr – kraft seiner Binde- und Lösegewalt –, sofort mit den Wunderzeichen aufzuhören. Soweit die Inquisitionsakten. Die gehorsame Hildegard unterliess seit diesem bischöflichen Verbot das weitere Wunderwirken, wie die Bolandisten schreiben (PL 89 B). Diese Groteske hat meines Erachtens ihren tiefen Sinn. Hildegard hatte ein weiteres Wunderwirken nicht nötig. Denn ihre Schriften stellen sozusagen ein permanentes Gotteswunder dar. Ausserdem kann nun niemand mehr behaupten, die medizinischen Erfolge der Hildegardmittel beruhten auf Glaubenswundern.

Dagegen werden alle Hildegard-Forscher die Erfahrung gemacht haben, dass wegen der fehlenden himmlischen Hilfe von seiten Hildegards eine Beschäftigung mit hildegardischen Problemen von ungewöhnlichen Schwierigkeiten und Hindernissen begleitet ist. Alle anderen Heiligen beschatten vom Himmel her immer noch irgendwie das Werk ihrer Erdentage. Die gute Hildegard darf nicht.

Hildegard hatte zu Lebzeiten die Gabe, durch Gebete, Handauflegen und Segnungen zu heilen. Wir besitzen darüber so sichere Zeugnisse, wie sie uns darüber fehlen, dass Hildegard jemals ihre Medizin angewandt hätte. Beides scheint sich auszuschliessen. Wir erwarten auch nicht mehr von Ärzten und Heilpraktikern, dass sie von Gott und der Natur eine besondere Heilgnade besitzen. Es liegt im Plane Gottes, dass die Menschen zu einer rationalen Natur- und Weltbeherrschung kommen. Dem muss die Technik genau so dienen wie die Medizin. Gott will auch den ungläubigen Kranken helfen, damit sie vielleicht durch die Gesundheit zum Glauben kommen, wenn die Krankheit etwa sie davon abgebracht hat.

Die Frage, ob man zum Spenden oder Empfangen der Hildegardmittel einen grösseren Glauben brauche oder eine eigene Gnade, lässt mich an den grossen deutschen Arzt Bombast von Hohenheim (Paracelsus) denken. Er kannte die Hildegard-Mittel nicht und war nach unserem heutigen Wissen der erste moderne, chemisch orientierte Arzt. Doch war er der Meinung, dass jede menschliche Tätigkeit um so fruchtbarer wird, je mehr ein Mensch im Segen Gottes steht. Das gilt wahrscheinlich für jeden Arzt, mag er nun Hildegard-Mittel verordnen oder andere.

Im übrigen wächst der Segen in dem Mass, je mehr man um etwas sich mühen muss. Hildegard drückt das an einer Stelle so aus: «Was vom Menschen mühsam gesät wird und nur langsam keimt und wächst, verliert ähnlich den Haustieren, welche der Mensch mit Müh und Fleiss heranzieht, durch die Mühe, welche der Mensch beim Pflügen und Säen aufwendet, die Schärfe und Säure des Saftes, so dass die Saftfeuchte dieser Pflanzen sich der Art des Menschensaftes nähert und sie für Speise und Trank auf diese Weise gut und nützlich werden. Was ohne menschliche

Mühe wächst und sich von selbst aussät, schiesst plötzlich und überstürzt hoch wie ein aufgescheuchtes Wild und steht in Widerspruch zum Prinzip der menschlichen Aufzucht durch Saugen, Kauen und einer dem (Lebens)Alter angemessenen Ernährung...» (PL 1126 Df). Mit einem Wort, die Mühe eines Menschen geht ein in die Nützlichkeit seines Werkes. Das gilt namentlich für die Ernährung. Auf fast mühelosen Massenerzeugnissen der Landwirtschaft («Eierfabriken» z.B.) ruht kein Segen. Vielleicht bin ich aus diesem Grunde gegen die apparative Massen-Medizin.

Um die Hildegard-Mittel muss sich der Arzt mühen und der Apotheker. Das gilt in etwa auch für den Patienten. Wer mehr Segen hat, mag tun, was er will, es wird ihm besser gelingen. Das gilt für alle Arzneimittel und somit auch für die hildegardischen. Das «Wunder» der Hildegard-Medizin ist nicht grösser und nicht kleiner als das Wunder jeder echten Medizin. Es braucht für Hildegard keinen Sonderglauben.

Wenn es nun bei der Hildegard-Medizin gar nicht besonders wunderbar zugeht, warum steht dann im Lehrbuch: «Die gegen die vorher beschriebenen Krankheiten angeführten und von Gott gezeigten Heilmittel werden entweder den Menschen (von der Krankheit?) freimachen, oder er wird sterben, oder Gott will nicht, dass er befreit wird» (CC 165,21 ff). Merkwürdigerweise stehen die gleichen Worte später noch einmal (CC 184,33). Dieser Satz, so wie er dasteht, bezieht sich zunächst auf die Krankheitsstellen von «Kopf bis Fuss» und ihre zugehörigen 46 Heilmittel. Vielleicht aber auf alle Lehrbuchmittel. Von den übrigen weit über tausend Heilmitteln gilt er offenbar nicht, ausser es steht Ähnliches noch ausdrücklich dabei, wie dies bei einigen wenigen weiteren Rezepten vorkommt, zum Beispiel bei einigen Edelsteinmitteln.

Hildegard spricht in solchen Fällen von Freimachen und Befreien, nicht aber von Heilung, Schmerzlinderung oder Erleichterung des Leidens. Bedeutet Freiheit in diesem Sinne einen wesentlichen

Schritt auf dem Weg zur Genesung? Den Vorbehalt, dass die Mittel nicht helfen, wenn der Patient (vorher?) stirbt oder wenn Gott seine «Befreiung» nicht will, hat Hildegard sicher nicht aus eigenem Ermessen geschrieben. Wie soll sich ein Arzt oder Patient dazu verhalten? Es bleibt jedem überlassen, nach diesen Mitteln (siebzig unter zweitausend) zu greifen oder ihnen aus diesem oder jenem Grund aus dem Weg zu gehen. Für jedes unter Vorbehalt angegebene Mittel stehen mindestens zwei, drei, meist aber Dutzende andere Mittel zur Verfügung, bei welchen der Hildegard-Text keine Einschränkung macht. Es liegt somit kein Grund vor, über diese tatsächliche oder vermeintliche Einschränkung der «Kurierfreiheit» zu protestieren.

Wenn Gott nicht will, dass einem Menschen mit diesem oder jenem Hildegard-Mittel geholfen wird, könnte Er eine andere, vielleicht eine charismatisch-wunderbare Heilung wünschen und diese dem Kranken als seinen Heilsweg zugedacht haben. Wenn jemandem am besten auf wunderbare Weise geholfen werden soll, hindert Gott möglicherweise die natürlich-medizinische Heilung. Er sieht in die Herzen der Ärzte und der Patienten.

Die einzelnen Hildegard-Mittel haben mit Wunder nichts zu tun. Denn zum Wunder gehört seine Unwiederholbarkeit. Die Wirkungen, welche Hildegard angibt, lassen sich aber beliebig oft wiederholen. Wenn ich zum Beispiel einen oder zwei Karneolsteine in heissen Wein lege und einem zu trinken gebe, der Nasenbluten hat, und das Nasenbluten hört auf, so scheint dies nur vom materialistischen Standpunkt wunderbar, weil dabei Kräfte ins Spiel kommen, welche unsere Medizin (bisher) nicht wägen und messen kann. Wer nur stoffliche Arzneiwirkungen kennt, wird sich wundern. Doch ist's deswegen noch kein Wunder.

Aber «glauben» muss man wenigstens daran? Es sei gestattet, Glauben einmal so auszudrücken: Glauben heisst auch, ganz bei der Sache zu sein. Wie schon Paulus spricht, soll man nichts tun, was man nicht aus Überzeugung tut. Das gilt genauso von der Penizillinspritze wie von der Anwendung des Karneol. Vielleicht meint jener oben genannte göttliche Vorbehalt: «Oder Gott will nicht (befreien)» das Gleiche? Gott kann einmal auch deshalb nicht heilen wollen, weil man Ihn (und seine Medizin) nicht versuchen soll!

Dabei handelt es sich, wie gesagt, nicht um Wundermittel, sondern um Naturkräfte, die wahrscheinlich auch dem Bösen bekannt sind. Da sie aber auf die Spur der Wahrheit führen – jede echte Heilung und Befreiung des Menschen stärkt seine Kraft zur Wahrhaftigkeit – lag dem Bösen alles daran, diese Dinge nicht ans Tageslicht kommen zu lassen. Ein Wissen und Heilen von Grund auf kann der Teufel nicht brauchen. Ich bin überzeugt, dass nach den Grundsätzen der Hildegard-Medizin eines Tages eine echte und dauerhafte Heilung von jeder Krankheit und sogar Krankheitsanlage möglich sein wird. Wieviel dabei Hildegard an Modernisierung, Rationalisierung und wohl auch Kommerzialisierung verträgt, weiss ich nicht. Welt bleibt Welt. Soll's der Hildegardmedizin besser gehen als der Religion?

Säfte

Zu dem Wunder der Entstehung ihrer Medizin-Schriften tritt noch ein anderes, welches damit zusammenhängt. Wenn Hildegards Medizin von Gott stammt – man mag dieses Wort im engeren oder weiteren Sinne nehmen – dann sollten wir uns nicht wundern, wenn der Inhalt nicht mit der zeitgenössischen und zeitbedingten Medizin zusammenfällt. Zur Zeit Hildegards war die wissenschaftliche Medizin, oder was sich am ehesten so nennen konnte, gebunden an zwei berühmte Lehrer: Hippokrates und Galen. Die damals eindringende arabische Medizin wich davon nicht grundlegend ab, wohl aber Hildegard, wie wir aus der Säfte-Lehre ihres Lehrbuches ersehen. Genauso wie bei den Elementen gebraucht sie wohl die gleichen Namen, aber ihre Vorstellungen unterscheiden sich.

Selbstverständlich kommt in einem Medizinbuch das Wort Blut vor; selbstverständlich gibt es auch den Begriff Phlegma, welcher bei Hildegard oft vorkommt. Mit der gewöhnlichen Übersetzung durch Schleim kommen wir bei Hildegard nicht aus, weil ihr Lehrbuch etwas anderes darunter versteht. So gehört zum Beispiel das System der vier klassischen Blutgruppen dazu (vgl. CC 36,3 ff). Wie wir ausser diesen vier noch mehr Blut-Untergruppen unterscheiden, kennt auch die Hildegard-Medizin noch mehr Phlegma-Unterschiede (vgl. CC 50, 19 ff). Die Übersetzung «Schleim» wäre falsch und seine Gleichsetzung mit dem, was die Ärzte früher darunter verstanden, noch falscher.

Auch das Wort Galle kennt die Hildegard-Medizin (vgl. CC 145,27 ff). Das Lehrbuch meint den gleichen Stoff, den auch wir als Galle bezeichnen, sieht ihn aber als chemisches Prinzip (CC 146). Was an dieser Stelle über den Chemismus der Galle und seine selbstvergiftenden Wirkungen (Zorn) geschrieben steht, übertrifft unsere Kenntnisse von den grossen Zusammenhängen im psycho-physischen Bereich.

Das Lehrbuch rechnet zum Unterschied von der damaligen Medizin die Galle ebensowenig zu den Säften wie die auch wiederholt genannte Melanche. Die «Schwarze Galle» (Melancholä; von griechisch melas = schwarz und Cholä = Galle) ist bei Hildegard ein chemischer Körper («Chem»), welcher im Stoffwechsel jedes Menschen etwa die gleiche Rolle spielt wie die vielen Stoffe mit dem chemischen Gerüst der Steroide. Dazu zählen neben den so wichtigen, antirheumatischen Nebennierenhormonen auch die grosse Gruppe der Sexualhormone und das heute wegen der Arteriosklerose fast ebenso berühmte Cholesterin. Hildegards Melanche ist einer der beiden Stoffe, welche seit der erbsündlichen Umwandlung des menschlichen Stoffgefüges zu den Hauptverursachern schwerer Krankheiten wurden. Ich erinnere an den Begriff Stress, welcher ebenfalls von der Vorstellung ausgeht, dass für viele Schädigungen des menschlichen Organismus eine einzige zentrale Schaltstelle existiert, wo die Fäden des ganzen Geschehens zusammenlaufen.

Nun lehrt die Hildegardmedizin, dass die Dinge nicht so einfach liegen, wie wir bisher meinten. Es gibt nämlich nicht nur eine, sondern zwei chemische Zentralpinzipien im Menschen, welche genau gegensätzlich arbeiten. Das eine fördern heisst das andere schwächen. Nur über raffinierte chemische Zwischenstufen lässt sich ein einigermassen erträglicher Dauerzustand dieser zwei Gegner im Menschenleib herstellen. Die ärztliche Wissenschaft ist diesen Dingen zwar schon auf der Spur, wenn sie das Prinzip der Regelkreise aufstellt. Aber zu der weiteren Konsequenz sind wir nicht gelangt, dass jedes Medikament, welches das eine Prinzip unterstützt, automatisch das andere schädigt. Daher die vielen Nebenwirkungen unserer Medikamente. Versteht sich, dass in einer Hildegard-Heilmethode diese komplizierten Verhältnisse automatisch eingebaut sind, weil in ihren Medizin-Schriften dies von höherer Einsicht her berücksichtigt wurde. Das Lehrbuch Hildegards versucht, die überaus verwickelten Chemieverhältnisse des Menschenleibes darzustellen, was nur einen Sinn haben kann, wenn es auch von Wissenschaftern gelesen wird, die unser modernes Verständnis der physiologischen (und pathologischen) Chemie besitzen. Was sollten all die bis ins kleinste beschriebenen chemischen Einzelheiten im Lehrbuch Hildegards zu ihrer Zeit? Darum schrieb ich, dass ihr Lehrbuch jetzt erst der Vergessenheit entrissen wurde, weil wir, unsere Ärzte und Mediziner, jetzt erst anfangen, dafür wissenschaftliches Verständnis zu entwickeln.

Vor noch nicht langer Zeit hat man in der Medizin fast alle Krankheitserscheinungen auf die Zelle und Zellstruktur des menschlichen Organismus zurückgeführt (Virchow). Das war die Frucht aus der Erfindung des Mikroskopes. Dann aber kam die moderne Chemie! Seitdem weiss man wieder das, was im Hildegard-Lehrbuch wie selbstverständlich mitspielt, wie unerhört wichtig für das Krankheitsgeschehen der chemische Säftestrom im Menschen ist. Zelle und Zellgeschehen ist dabei nicht gänzlich belanglos. Bei Hildegard steckt dieser Begriff vor allem in jenen Stellen, welche von Caro handeln. Man kann es mit dem Wort Fleisch übersetzen. Das stimmt auch, weil manchmal das Muskelfleisch darunter zu verstehen ist. Aber ebensooft meint die Hildegard-Medizin damit das Zellgeschehen, ja sogar die heute dem Zellkern zugeschriebenen Funktionen. Dabei spielen sich auch diese Vorgänge in einem flüssigen Medium ab. Das urgriechische *«Panta rhei»,* das heisst: alles ist im Flusse, könnte über dem ganzen hildegardischen Medizinlehrbuch stehen. Aber es ist noch nicht das, was dort als humores, als Säfte im eigentlichen Sinne bezeichnet wird.

Bei Hildegard werden zahlreiche verschiedene Humores, Säfte, aufgezählt, welche alle mehr oder weniger mit dem Stoffwechsel, namentlich dem Eiweiss und Fettstoffwechsel, zu tun haben. So sind zum Beispiel die berühmten mali humores, die falschen, schlechten «Säfte», in erster Linie auf falsche Ernährungsgewohnheiten zurückzuführen. Ich zähle sechsundachtzig Stellen im Lehrbuch, bei denen von Fehlsäften (mali humores) die Rede ist. All das ist medizinisch hochwichtig, hat aber mit der zeitgenössischen Medizin nichts mehr zu tun. Wenn wir bei Hildegard von Säften hören, so meint das nichts anderes als das Strömen gesundmachender und krankmachender natürlich-chemischer Stoffe durch den menschlichen Körper.

Wie in der alten Medizin gibt es bei Hildegard auch die Begriffe feucht und trocken, warm und kalt. Wieder gilt das von den Elementen und soeben von den Säften Gesagte. Die Namen sind gleich, die Vorstellungen, die damit verbundenen ärztlich-medizinischen Ideen aber grundverschieden. Was die Alten aus diesen sogenannten Qualitäten alles an Theorie und Praxis ableiten wollten, grenzt ans Fabelhafte. Es war jedoch nicht ganz falsch, wenn wir Hildegard als Masstab nehmen. Z.B. kann die Gesundheit davon abhängen, dass der Feuchtigkeitshaushalt optimiert wird:

«Wenn nämlich die Erde zuviel Feuchte hätte, kommt sie davon zu Schaden; wenn geringe oder gar keine Feuchte auf sie zukommt, wird ihr das auch nicht gedeihlich sein. Diskrete Feuchte, das ist ihr gut. So ist's auch beim Menschen. Wenn er an reichlicher und allzureichlicher und allzubeweglicher Feuchte leidet, nämlich in den Augen, den Ohren, in Nase und Mund, wird er davon eher krank als gesund. Wenn der Mensch aber geringen oder jedenfalls keinen strömenden Feuchtigkeitsgehalt in seinen Gliedern besitzt, wird ihm das zur Gefahr. Hat er aber eine diskrete Durchfeuchtung, dient das seiner Gesundheit» (CC 165,11 ff). Eines dieser hier beschriebenen Phänomene hat vor einigen Jahren Professor Eppinger in Wien zur Grundlage seiner Pathologie der «Serösen Entzündung» angeregt. Aber es war nur eine der vielen anderen Möglichkeiten von Gesundheit und Krankheit, wenn wir Hildegard daraufhin studieren.

Mit der primitiven Vier-Säfte-Lehre der alten Ärzte zur Zeit Hildegards ist es in ihrem Lehrbuch also nichts. Vor allem fehlt bei Hildegard das von den alten Ärzten bis zum Überdruss strapazierte Schema der Arznei-Qualitäten. Von dem, was man einst als kühlend oder erhitzend im ersten, zweiten und ich weiss nicht wievielten Grad verordnete, findet sich bei Hildegard keine Spur. Jede gründliche Nachprüfung der Hildegard-Medizin kann nur zu dem Schluss kommen: Zeitgenössische Medizin war das nicht. Was dann? Nulla pictura, kein Menschenwerk.

Damit beantwortet sich auch die Frage, warum die Hildegard-Medizin nicht früher aufgegriffen wurde: Es war die Zeit dafür noch nicht da.

Eine Theorie (Sechstage-Werk)

Die einzige uns heute vorliegende Handschrift ihres Lehrbuches *Causae et Curae* zeigt eine Unterteilung in fünf Abschnitte. Dazu kommt noch ein «Anhang», welchen der Medizinhistoriker Schipperges für nicht hildegardisch hält. Dabei handelt es sich um ein sogenanntes Empfängnis-Lunar, wie es sich angeblich auch sonst in der mittelalterlichen Literatur findet. Der Mondlauf - von Neumond zu Neumond - wird in dreissig Teile geteilt, wobei zum Beispiel der Vollmond die Ziffer fünfzehn trägt. Zu jeder dieser dreissig «Mondstunden» (Montel) gehört ein bestimmter Menschen-Charakter, welcher dem in diesem Montel *Gezeugten* eine typische Charakterstruktur mit auf den Lebensweg gibt. Im Lehrbuch Hildegards wird dabei zwischen dem männlichen und dem weiblichen Geschlecht unterschieden. So heisst es zum Beispiel von den im fünfzehnten Mond, also bei Vollmond Gezeugten: «Wer im fünfzehnten Montel empfangen wird, dem fällt Ehre und Glück in den Schoss, falls es ein Mann ist, und er wird an alle seine Unternehmungen mit einer guten Meinung daran gehen («frumesam»), und es wird ihm dabei nichts mangeln, mag's nun etwas Gutes oder etwas Böses sein, weil er im Vollmond empfangen wurde; auch ist er gesunden Leibes und wird nicht lange leben. Ist das Geschlecht des Empfangenen aber weiblich, so wird die Frau gar löblich sein und Freude haben an der Fertigung von neuartigen Dingen und hochgeehrt werden. Wenn sie aber Gott die Ehre dafür nicht gibt, wird sie in allen göttlichen Dingen leicht zu Fall kommen; ihr Körper wird leicht krank, aber auch rasch wieder gesund, und sie wird nicht lange leben» (CC 238).

Warum soll das nicht hildegardisch sein? Die Idee, dass der zur Vollmondzeit empfangene Mensch besonders tüchtig ist, findet sich auch sonst bei Hildegard. Das Wort vom «nicht lange leben» kann wörtlich zu verstehen sein oder auch übertragen. Wenn man leben als christlich-lebendig ansieht, so bedeutet es, dass der Vollmondmensch gewöhnlich bald zu seiner christlichen Vollendung kommt und dann – wie bei Hildegard auch anderen Orts angedeutet – von Gott als reife Frucht alsbald gepflückt wird. Und dass ein nichtchristlicher Arbeitsmensch nicht alt wird, sehen wir an den Managern. Man könnte gegen dieses Hildegard-Lunar auch einwenden, dass damit dem tollsten Fatalismus das Wort geredet wird. Wenn die Menschen einen angeborenen Charakter haben, der sie zeitlebens begleitet, dann sind sie auch nur beschränkt für ihr Tun und Lassen verantwortlich. Ist das so schlimm? Wenn wir wissen, dass alle Menschen angeborene Kreuze auferlegt bekommen, so besteht bei allen ein Handicap. Keiner braucht den anderen um seine Belastung zu beneiden und das gegenseitige Verzeihen müsste uns leichter fallen. Allerdings mutet uns der Hildegard-Text einiges zu. Es heisst zum Beispiel von den im zwanzigsten Montel Empfangenen:

«Wenn es ein Mann ist, hat er Freude am Bösen, Rauben und Morden ... und wenn es eine Frau ist, so neigt sie zu Verrat und ... Giftmischerei ...» (CC 239). Ähnliche Texte gibt es im Lunar noch mehr, deprimierend zahlreiche. Vom Empfängnismoment aus gesehen gäbe es fast nur schlecht veranlagte Menschen! Das wundert uns bei Hildegard. Ich habe es mir aber zum Grundsatz gemacht, den vorliegenden Hildegard-Text grundsätzlich für authentisch zu halten, auch wenn mir etwas nicht passt oder unverständlich scheint. Denn erstens gibt es immer noch Erklärungsmöglichkeiten, wenn man sie sucht, und zweitens genügt Unverständlichkeit bei Hildegard nie, um Ungöttlichkeit daraus abzuleiten. Dazu braucht es schwerwiegendere Argumente. Im Falle des Empfängnislunars im Lehrbuch der Medizin habe ich sogar eine vorzügliche Erklärungsmöglichkeit.

Darüber, dass es sich um visionäres Wissen handelt, kann bei den dreissig Empfängnistypen kein Zweifel bestehen. Wie sollte jemand die genaue Empfängniszeit wissen, um sagen zu können, was für ein Charakter daraus zwangsläufig werden soll? Es ist ausgeschlossen, dass Hildegard die dafür nötigen Familienstudien getrieben haben könnte. Das könnte höchstens eine Statistik, die sich über Tausende von Fällen und mindestens über vierzig, fünfzig Lebensjahre erstrecken müsste, um zum Beispiel festzustellen, ob einer lang oder kurz «leben» wird kraft seiner Mondanlage.

Für was aber soll so ein Lunar gut sein? Sollen die Zeugenden sich den Charaktermond ihrer Kinder aussuchen? Keiner ist so, dass man ihn sich unbedingt wünschen müsste. Wenn fast alle dreissig Mondcharakter schlecht sind, muss dann nicht ein tiefer Pessimismus Platz greifen? Der Pessimist wird sagen: Jawohl, so miserabel ist's um den Menschen bestellt. Besser, man wäre gar nicht geboren...! Solche Sprüche gelten bei Hildegard als Sünde. Das «Weh,-o-wär'-ich-nicht-geboren!» ist Sprache eines Lasters (Nr. 35; Pi 188) und eines erlösten Menschen unwürdig. Damit habe ich die Lösung für die Existenz des Lunars angedeutet. Für wen gelten diese Empfängnischaraktere? Nur für den Naturmenschen, den unerlösten, dem von seinem natürlichen Menschsein Gefesselten.

Auf rein natürlicher Ebene ist der Mensch des Menschen Feind. Der Kampf ums Dasein, der Kampf aller gegen alle wurde vom heidnischen Standpunkt eines Darwin einst für die natürlichste Sache der Welt erklärt. Wir können in unserer von christlicher Sittlichkeit übertünchten Welt uns kaum mehr vorstellen, was im Natur-Menschen alles steckt. Die Tiefenpsychologie deckt es in etwa auf und in Ausnahmezeiten, wo Menschen sich ungescheut so geben, wie sie von Natur aus «sind», kommen diese Tiefen der Menschenanlage heute noch zum Tragen. In diesem Sinne ist Hildegards Empfängnislunar sehr naturalistisch. Ich sehe keinen Grund, diesen allerdings aufreizenden Schluss des Hildegard-Lehrbuches nicht auch für echt anzusehen. Dies tat bisher auch die Tradition. Erst am Schluss nach diesem Lunar steht in der Handschrift:

> «Damit schliessen die Prophetien der heiligen Hildegard.
> Das Buch hat nun ein Ende,
> Gott geb, dass sich kein Fehler fände!

Amen dicant Omnia
Alles rufe: Amen!» (CC 243).

Wenn die dreissig Montel im Hildegard-Lehrbuch einen sechsten Abschnitt bilden, welcher nur der Kürze wegen mit dem fünften Teil vereinigt wurde, kommen wir auf ein Sechser-Schema für das Lehrbuch. Die Einteilung in sechs Kapitel spielt eine wichtige Rolle. Alle Zahlenmystik hat bei Hildegard Bedeutung. An einer Stelle steht: «Alles (Seiende) in der Welt beruht auf Zahl und Namen» (PL 889 B). Es lässt sich nachweisen, dass die sechs Teile des Medizinbuches ziemlich genau dem Sechstagewerk der Bibel entsprechen. Nach dem Modell des biblischen Schöpfungsberichtes ist Teil eins des Lehrbuches mit dem ersten Schöpfungstag zu vergleichen. Gleich zu Anfang des Medizinbuches steht:

«Als das Wort des Vaters tönte: *Fiat lux!* (Es werde Licht!), da wurde das Licht gemacht und auch die leuchtenden Engel. Denn als Gott sprach: Es werde Licht! nahm das Reich des Lichtes ohne Lichtkörper Gestalt an und eben das sind die Engel. Als *Er* aber (am vierten Schöpfungstag) sprach: *Es werden Leuchten* (am Himmel)!, so ist damit das (optische) Licht gemeint, das wir sehen» (CC 1,9 ff). Eine fast gleichlautende Schilderung findet sich zwanzig Jahre später in einem anderen Hildegard-Buch *(Divop,* PL 917 B). Nach Hildegard gibt es ein Lichtreich, das wir nicht sehen. Ich trage keine Bedenken, in dieser Vorstellung grundsätzlich den Bereich der unterdessen bekanntgewordenen unsichtbaren Lichtwellen zu erkennen. Nach Hildegard gehören die Engel zu dem am ersten Schöpfungstag entstandenen Naturbereich. Diese Hildegard-Stelle löst ein theologisches Rätsel: Die Engel wurden am ersten Schöpfungstag mitgeschaffen.

Im Schöpfungsbericht folgt nun am zweiten Tag die Schaffung des Firmamentes, eine Trennung von Oben und Unten, der Gegensatz von Himmel und Erde. Auch im zweiten Teil des Medizinbuches steht ein Gegensatz im Vordergrund, nur ist's nicht Himmel und Erde, sondern Mann und Frau. Vergessen wir nicht, dass im Medizinbuch nicht die heile Schöpfung des Paradieses beschrieben wird, wo es noch keine Krankheiten gab. Das Medizinbuch handelt von einer durch den Sündenfall veränderten Natur, vor allem einer veränderten Natur des Menschen.

Im Laufe des Lehrbuches kommt Hildegard wiederholt darauf zu sprechen, was sich beim Sündenfall im menschlichen Organismus gegenüber dem Zustand vorher änderte. Die Menschen-Natur besitzt nachher nicht mehr den von Gott geschaffenen leiblichen Urzustand. Zum Beispiel schildert das Lehrbuch, wie am Platz der heutigen Galle im Menschen früher eine Art Kristallstein leuchtete (CC 145,29). Ich schliesse daraus, dass die Auskristallisierung des sonst flüssigen Gallenblaseninhaltes zu einem Gallenblasenstein den Versuch bedeuten kann, einen natürlichen Urzustand wiederherzustellen. Man sollte in der Gallensteinbildung nicht unbedingt ein Übel sehen, sondern auch einen Selbstheilungsversuch der Natur. Freilich zwingen Gallensteine den Träger oder die Trägerin zu einem abstinenteren Lebensstil, was sie den paradiesischen Verhältnissen vielleicht näherbringen könnte. Den ruhenden Gallenstein soll man ruhen lassen.

Im zweiten Medizinbuchteil wird die ganze Pathologie der erbsündlichen Umwandlungen unserer Menschennatur im einzelnen geschildert. Die Krankheiten sind letztlich auf damals gestörte urmenschliche Strukturen zurückzuführen. Das geschah unter dem Bilde der Verführung Evas. Zugleich mit diesem Bilde der Verführung sieht Hildegard eine Reihe von Bildern über das natürliche Verhältnis der Geschlechter. Damit aber niemand auf die Idee kommt, Hildegard wisse von den Verhältnissen zwischen Mann und Frau aus der Erfahrung, diktiert die Vision zugleich wörtlich:

«All dieses, das Werk (der menschlichen Zeugung) Betreffende habe *Ich* durch diesen Menschen (Hildegard) sagen lassen, von dem ihr menschlich gesehen nichts (persönlich) bekannt ist. Sie erhielt diesen Wortlaut nicht von einem Menschen, sondern aus dem Wissen Gottes» (PL 396 D). Das wurde Hildegard lang vor ihrer Medizin diktiert. Diese Stelle darf uneingeschränkt auch für jene

Medizinstellen gelten, wo Hildegard über die intimsten menschlichen Beziehungen schreibt, schreiben muss (vgl. CC 68,15 ff).

Es entspricht dieses zweite *Scivias*-Bild dem zweiten Teil im Medizinbuch. Die erste Überschrift lautet dort: Vom Fall Adams (CC 33,6). Dort heisst es: «Weil der Mensch Gottes Vorschrift (nicht vom Baum der Erkenntnis zu essen) übertrat, wurde er verwandelt, und zwar sowohl sein Körper als auch sein Denken. Aus der Reinheit seines Blutes wurde etwas anderes ... Wenn nämlich der Mensch im paradiesischen Zustand geblieben wäre, würde seine Konstitution unwandelbar und vollkommen geblieben sein.»

Anstelle des dritten Schöpfungstages, wo die Erde mit den Pflanzen und Bäumen geschaffen wurde, folgen an dritter Stelle im Medizinbuch die Heilmittel, welche hauptsächlich aus Pflanzen und Bäumen gewonnen werden. Dabei werden nach einem uralten, auch sonst in Medizinbüchern oft eingehaltenen Lehrschema die Organkrankheitsanlagen von Kopf bis Fuss behandelt. Auch das dritte Visionsbild des Scivias-Buches schildert einen Menschen von Kopf bis Fuss, wobei Kopf und Füsse weit in die kosmischen Räume hineinragen. Draussen, jenseits der Erde, gibt es das Reich der kosmischen Winde. Drei von ihnen sind als gut zu bezeichnen, der Ostwind, der Westwind und der Südwind. Es findet sich aber auch ein Störenfried, der kosmische Nordwind, genau wie im Aufbau jedes Menschen neben drei Normalfaktoren sich ein Störfaktor findet: drei Phlegmen des Menschen sind gut, und eines ist böse, die schon genannte Melanche, die Schwarze Galle.

Nachdem wir die auffallende Gleichartigkeit der ersten drei Bilder des Medizinbuches und der ersten drei Scivias-Bilder erkannt haben, halten wir uns im Weiteren an diese Parallele. Denn die im Scivias geschilderten Prinzipien der gefallenen Welt und die Krankheitslehre laufen auffallend nebeneinander her. Die gleichzeitige Parallele zum Sechstagewerk nehmen wir zur Kenntnis.

Das vierte Scivias-Bild nun schildert vor allem die Funktionen des weiblichen Mutterschosses; wie das Kind empfangen wird, welche Qualität die Frucht hat je nach der Art der Empfängnis; wie die menschliche Seele aus dem Kosmos einströmt und gewissermassen das Prinzip von Sonne, Mond und Sternen in den Menschen einführt. Die ganze Seelenlehre wird dort aufgerollt und auch beschrieben, wie schliesslich die Seele den Körper wieder verlassen muss.

Im vierten Teil des Medizin-Buches finden wir etwas Ähnliches. Zunächst wird der Mutterschoss beschrieben und die Frauenkrankheiten. Einige seelische Fehlfunktionen schliessen sich an. Genannt wird namentlich der Zorn – wie übrigens auch im vierten Scivias-Bild. Ferner das Laster des Überessens und der Berauschung, um schliesslich in die grossen Krankheiten überzugehen, die zum Tode führen. Darunter finden wir unter anderem Wassersucht, Gelbsucht, Krebs, Epilepsie, Fieber. Bekanntlich sind früher die meisten Menschen an diesen Krankheiten, namentlich an den Fiebern gestorben, welche das Ende besiegelten. Wir sehen auch hier die Parallele zum vierten Bild des Scivias.

Der fünfte Teil des Medizin-Buches handelt von den Prognosen, von den Vorzeichen des Lebens und des Todes, den Zeichen aus der Harnschau zum Beispiel, um merkwürdigerweise mit einer Bäderlehre und einer Lehre vom Fegefeuer zu schliessen. Angesichts des Todes entscheidet sich das Schicksal des Menschen, ob er dann schon gereinigt ist oder nachher noch gereinigt werden muss. Viele Menschen erfahren in ihrer Todeskrankheit einen Reinigungsprozess, sozusagen ein vorweggenommenes Fegefeuer.

Das analoge fünfte Szivias-Bild scheint zunächst damit keine Ähnlichkeit zu haben. Es handelt nämlich von dem Gegensatz zwischen Synagoge und Kirche. Bekanntlich konnte das alte Testament die Herrschaft des Todes nicht überwinden. Vielleicht wissen wir noch aus der Religionsstunde, dass die sogenannten Altväter, die Patriarchen, die Propheten und andere fromme Leute nicht in den Himmel eingehen konnten, sondern in einer Art Vorhölle warten mussten – wie die Seelen im Fegefeuer. Die Befreiung der Seele, das neue Leben, erfolgte erst durch das Christentum. Erst dann hiess es: Tod, wo ist dein Stachel, Hölle, wo ist dein Sieg? Ähnlich lautet die medizinische Alternative: Tod oder Leben? Und die theologische: Altes oder Neues Testament? Man darf auch den fünften Schöpfungstag zum Vergleich heranziehen. Da wurden die Fische und die Vögel geschaffen. Solche, die es nach unten, unter die Oberfläche zieht und solche, die dem Himmel zu nach oben aufsteigen.

Das Empfängnislunar mit den dreissig Mondanlagen würde bei diesem Vergleich auf das sechste Bild (PL 437–440), auf die Engelwelt passen. Das scheint mir kein Zufall. Der natürlich-miserable Mensch hat mehr als bloss Naturanlagen mit auf die Welt gebracht. Es steht ihm ausserdem noch ein Schutzengel und die ganze Engelwelt zur Seite, wenn er will. Und zwar nicht nur dem Menschen des Alten Bundes und des Neuen Bundes, sondern sogar schon dem Naturmenschen. So gehört zum Beispiel der Bereich der fünf Sinne einem Reich von fünf «Engelchören» an. Es wäre also im Sinne jenes merkwürdigen Empfängnislunars im Lehrbuch Hildegards, dass der natürlich-belastet geborene und empfangene Mensch auch noch die Hilfe der Engel besitzt, welche auf jeden Fall das Beste aus seinen Anlagen machen könnten.

Soweit meine Theorie von der Gleichheit der sechs ersten *Scivias*-Bilder mit den sechs Teilen des Medizinlehrbuches. Wir aber merken uns anhand dieser theoretischen Schau, dass viele Stellen bei Hildegard erst verständlich und begreiflich werden, wenn man sie aus der richtigen Distanz sieht, aus der Kenntnis der ganzen Hildegard, der medizinischen und der theologisch-philosophischen.

Die zweiundzwanzig Heilmittel aus dem Walfisch

Das Naturmittelbuch *(Physica)* beschreibt die Naturheilkräfte von vierzig Landtieren, sechzig Vögeln und von fünfunddreissig Fischen. Dabei werden einleitend sehr oft biologische Einzelheiten und Lebensgewohnheiten erwähnt, bei denen kein medizinischer Nutzen ersichtlich ist. Sofern die Art des Futters und der Ernährung eines Fisches beschrieben wird, leuchtet es noch ein, weil von der Art seiner Nahrung die Essbarkeit seines Fleisches abhängt. Was kümmert es uns, ob eine Fischart mehr den Tag oder mehr die Nacht liebt? Ob sie am Grund, in der Mitte oder nahe der Wasseroberfläche am liebsten schwimmt? Auch die sehr eingehenden Beschreibungen, wann und wie die einzelnen Fischarten laichen und ihre Eier befruchtet werden, scheinen für medizinische Zwecke belanglos. Daneben ist eines sicher, dass ein einzelner Mensch sich damals solches Wissensgut nie durch Studien erwerben konnte, eine kranke und mit Schreibarbeiten überlastete Nonne zweimal nicht.

Ich stelle mir die Beschreibung der Naturalien durch Hildegard so entstanden vor, dass kraft ihrer angeborenen Tonbild-Apparatur zu jedem Stichwort, etwa einem Tiernamen, in den Tiefen ihres angeborenen Urwissens Assoziationen entstanden und ins Bewusstsein vordrangen und so in den Griffel flossen. Wenn dabei zum Beispiel bei den Fischen mehr oder minder umfangreiche Texte über das Laichgeschäft auftauchen. Hildegard nahm teil am Urwissen der natürlichen Zusammenhänge aller Dinge mit dem Menschen. Ihr Zustand bot insofern dafür ideale Bedingungen, weil sie nichts studierte, nichts Weltliches gelernt, nichts erforscht hatte. Dadurch konnten die Urbilder nicht durch persönliche Einflussnahme gestört werden.

Es könnte natürlich auch gut sein, dass Hildegard früher einmal gehörte Dinge unbewusst dem Gedächtnis einverleibt hätte. Für ausgeschlossen halte ich hingegen Gedankenübertragungen oder Beeinflussungen durch anwesende Personen beim Schreibdiktat

Hildegards. Das hätte den visionären Gedankenstrom sofort unterbrochen. Aus diesem Grunde kommt auch ein Abschreiben nicht in Frage. Von wem hätte sie übrigens abschreiben können? Es gab niemanden, der dieses Wissen besass.

Wenn als erster unter den Fischen der Walfisch aufmarschiert, der bekanntlich kein Fisch ist, so wird das Hildegard-Buch dieser Tatsache insofern gerecht, als es dort vom Walfisch heisst, dass er von den Fischen die Art hat, im Wasser sich aufzuhalten und von den Landtieren das Wachsen ins Ungeheuere. «Wenn (andere) Landtiere (bestiae) im Wasser leben könnten, würden (auch) sie zu Riesengrösse heranwachsen...» Dass der Walfisch selbst auch wieder «Fische» frisst, könnte sich auf die winzigen Seetiere seines Nahrungs-Planktons beziehen, weil im Hildegard-Buch zum Beispiel auch die Muscheln und Krebse unter die «Fische», das heisst unter die Wassertiere, gezählt werden. So können mit gutem Willen viele Missverständnisse ausgeräumt und manche Seltsamkeit befriedigend erklärt werden. Sachprobleme tauchen übrigens allein im Naturmittelbuch auf. Alle anderen Hildegard-Bücher weisen einen zügigen Gedankenfluss auf. Nur die vielen verschiedenen Eigennamen der Dinge in der *Physica* zwingen Hildegard immer wieder zu neu einsetzender Thematik.

Den breitesten Raum nehmen im Fischbuch Hildegards die heimischen Fische ein, wobei die noch heute im Nahegebiet gebräuchlichen Namen häufig in deutscher Sprache stehen. Dies hat einen Gelehrten auf eine köstliche Idee gebracht, wenn er schreibt: «... als Fastenspeise mussten der Nonne gerade die Fische wohlbekannt sein...» (Prof. Dr. H. Balss, Albertus Magnus als Biologe, Stuttgart, 1947). Auf wieviel tausend andere Klöster traf aber das gleiche zu, ohne dass je eine andere Nonne ein Fischbuch geschrieben hätte! Und wenn schon die Küche der Anlass zu Hildegards Fischbuch gewesen wäre, warum waren ihr dann Regenwurm und Wespe, Wolf und Geier und wie sie alle heissen ebenso vollständig bekannt?

So kommt's, wenn man Hildegard nicht Hildegard sein lässt. Mit Küchengeheimnissen hat auch ihr Walfischkapitel nichts zu tun. Das Hildegard-Buch beschreibt richtig, dass Walfische (gewöhnlich) nur ein Junges haben. Ob aber das Walfisch-Weibchen laicht und die Eier mit ihren Flossen («Federn») zuerst auf dem Meeresgrund ablegt und dann wieder aufnimmt, weiss ich nicht. Meines Wissens gilt der Walfisch als lebendgebärend. Aus der Hildegard-Darstellung geht das für mich nicht hervor, ich mag sie drehen, wie ich will. H. Fischer dagegen schreibt von einer hildegardischen Schilderung des Laichvorganges, den man «auch als eine unklar geschilderte Begattung auffassen kann» (S. 89). Vielen Dank! Fischer hatte den guten Willen, Hildegards Texte ernst zu nehmen. Über die Wissensquelle Hildegards ist er sich aber nicht im klaren. Er verweist auf Hildegards «bekannte Ängstlichkeit ... bei der gastronomischen Behandlung der Fischthemen». Hildegard war ängstlich – Gott und der Sünde gegenüber. In ihren Büchern aber merkt man nichts von Ängstlichkeit. Wenn sie vor dem Genuss vieler Fische warnen muss, dann liegt das nicht an ihr, sondern an den Verhältnissen, die tatsächlich in der Natur herrschen.

Das Fleisch der Fische, die unreine, verfaulte, auf dem Grund der Gewässer liegende Nahrung fressen, ist im allgemeinen ungeniessbar. In vielen Fällen wird unterschieden, ob essbar nur für Gesunde oder auch für Kranke. Hausenfleisch zum Beispiel ist für Gesunde gut essbar, schadet aber etwas den Kranken. Ähnliches gilt vom Stör, welcher Gesunden nicht (gerade) schadet, dem Kranken aber Beschwerden macht, «weil es zu stark für ihn ist». Der feine Textunterschied, dass Hausenfleisch für Gesunde gut essbar, Störfleisch aber nicht schädlich ist, gehört zu den Kennzeichen der Hildegard-Medizinbücher. Es handelt sich sicher um eine bewusste Formulierung, welche Hinweise gibt für den Grad der Essbarkeit. Vom Karpfen heisst es, dass ein Gesunder sein Fleisch ohne Schaden essen kann. Das bedeutet, dass er davon zwar keinen Schaden hat, aber auch keinen (grossen) Nutzen.

Dem Kranken schadet Karpfen etwas. Bei der Bleie (Flussbrasse) steht überhaupt nichts von Essbarkeit, sondern gleich die Zubereitung als Heilmittel: «Ein magenkranker Mensch koche diesen Fisch in Wasser, beize ihn nachher in Essig unter Beigabe von Mutterkümmel, mache eine Sülze daraus und esse ihn so. Sein Magen wird von Schleim- und Fieberstoffen gereinigt.» An dieser Stelle benützt der Hildegardtext dreimal ein deutsches Wort: Magensiech für magenkrank; sulze, das heisst mache zu einer Sülze und slim für Schleim.

Diese im Naturmittelbuch sehr häufig eingestreuten altdeutschen Bezeichnungen sind bezeichnend. Manchmal steht das lateinische Wort und daneben zur Erklärung das deutsche oder auch umgekehrt. Ich gebe offen zu, dass ich für das Einschieben der Deutschworte keine wirklich einleuchtende Erklärung besitze, falls diese schon so im Urtext standen. Alles ist möglich: Dass Hildegard selbst schon die deutschen Worte so gehört bzw. geschaut hat, oder dass sie oder auch ein Abschreiber einige Worte in die Muttersprache übersetzte. Die meisten Eigennamen der Pflanzen, Bäume, Vögel, Fische und Tiere sind dem Deutschen entnommen. Nur das Bekannteste steht lateinisch: Wie Triticum für Weizen; Amygdalus und Laurus für Mandel- und Lorbeerbaum; Aquila und Anser für Adler und Gans; Anquilla und Cetus für Aal und Walfisch. Bei den Pflanzen führen die altdeutschen Eigennamen manchmal zu Schwierigkeiten der Identifizierung oder auch zu Verwechslungen. Doch das sind Ausnahmen. Das Meiste steht fest. Mit Streitfragen habe ich mich nicht lange aufgehalten, sondern den Blick auf das Sichere gerichtet. Hierbei kommt es im Text allerdings auf jede scheinbare Kleinigkeit an, wie ich oben am Beispiel der Fische zeigte. Die Fülle von Detailschilderungen beweisen mir immer wieder, dass niemals Erfahrung - an Gesunden oder Kranken - die Quelle hildegardischen Wissens gewesen sein kann.

Das ersehen wir beispielsweise beim Walfisch. Von ihm hatte Hildegard wahrscheinlich weder das Fleisch noch sein Hirn, noch seine Blase, noch sonst einen Körperteil in der Hand gehabt. Nennen wir ihn ruhig wie alle Welt einen Fisch. In keinem anderen Tier stecken so viele Heilkräfte (PL 1269 B ff). Nämlich:

1. «Das Fleisch vom Walfisch ist gesund und gut zu essen für gesunde und kranke Menschen . . .»

2. «Ein Mensch, der übererregt (frenetisch) und von Sinnen ist, esse reichlich und oft von dessen Fleisch mit Brot zusammen, und er wird wieder zur Besinnung kommen.» Es handelt sich um eine Form der Sinnesverwirrung, die sowohl Manie als auch das Erregungsstadium der Schizophrenie und Melancholie sein kann. Die richtige Deutung des Krankheitsnamens macht oft Schwierigkeiten. Manchmal allerdings entsprechen die hildegardischen Bezeichnungen den wirklichen Gegebenheiten besser als unsere moderne Super-Diagnostik. Es genügt auch nicht, zu wissen, was die damaligen Ärzte unter Frenesis verstanden. Hildegard verbindet mit bekannten Namen oft ganz eigene Vorstellungen. Was wir zum Beispiel bei Celsus über Phrenitis lesen, bringt uns nicht weiter. Im siebzehnten Jahrhundert war Phrenesis Hirnhautentzündung, ein Fieber, das in Delirien endete. Was der Hildegard-Text meint, kann man oft nur finden durch Vergleich der vielen Stellen, wo dasselbe Wort vorkommt.

3. «Ein Rheumatiker esse oft Walfischfleisch, und das Rheuma in ihm vergeht.» Im Hildegard-Text steht ein «Vergichteter». Mit diesem Ausdruck wird immer die allgemeine Rheuma-Anlage im Menschen gemeint. Möglicherweise besteht gar kein echter Unterschied zwischen Gicht und Rheuma, und es gehen beide Krankheiten auf die gleiche Grundstörung zurück. Die Hildegard-Medizin unterscheidet zwischen verschiedenen Rheumaformen und hat auch für das Podagra, die berühmte Grosszehen-Gicht einen eigenen Namen und eine eigene (einfache) Behandlung. Doch Vergichtetsein meint immer die Rheumakrankheit an sich (vgl. das Kapitel: Volkskrankheit Rheuma, S. 169).

4. «Sein Hirn kann man nicht essen, so wenig wie das Hirn von irgendeinem Fisch oder Tier oder Vogel... Koche jedoch das

Hirn vom Walfisch in einem sauberen Geschirr kräftig in Wasser und rühre fleissig um, dass ein Brei daraus wird, gib's in ein anderes Gefäss und zerstampfe es gründlich, gib noch sogenanntes Gichtkraut dazu und reichlich Olivenöl und koche es nochmals im vorgenannten frischen Gefäss und rühre wieder kräftig um und mach so eine Salbe daraus. Wer von einer ausgewachsenen (validus) Gicht geplagt wird und wer Krampfanfälle (ridden) oder andere Geschwüre (!) hat, der salbe sich damit, und er wird geheilt.» Mit dem Wort «geheilt werden» ist der Hildegard-Text keineswegs freigebig. Wo Heilung steht, meint er auch Heilung. Der Wortlaut klingt reichlich kurios. Mit Gicht ist hier wohl auch der echte Gichtanfall gemeint. Riddo, ein häufiger altdeutscher Name im Hildegard-Text, bedeutet unter anderem tetanische Krämpfe (zum Beispiel Kinder-Fraisen) - wieder ein «Anfall»! Was aber hat das «andere Geschwür» damit zu tun? Ich kann nur vermuten, dass es sich dabei um Krämpfe bei Wunden, echte Starrkrampfanfälle handelt. Der Text sagt nicht, was man einreiben muss. Jedenfalls nicht das «Geschwür». Das würde ausdrücklich dabeistehen. Es geht nicht um eine Geschwür-Heilung, sondern um Heilung (schmerzhafter) Anfälle. Wir haben hier ein Beispiel medizinischer Textanalyse. Hildegard schrieb unbekümmert um Verstehen oder Nichtverstehen nieder, was sie aus den Urgründen der Welt im wahrsten Sinne des Wortes vernahm. Deutung und Verstehenlernen liegt bei uns. Selbstverständlich hatte Hildegard diese Salbe weder hergestellt noch angewandt. Sie hat es so geschaut, und so hat sie es beschrieben.

5. «Wer plötzlich vom Herzen her zusammenbricht (ohnmachtet), der pulvere Walfischherz, trinke es in Wasser, und es wird besser.» (Herzinfarkt?)

6. «Wer das *Vicht*-(Wicht-, vgl. S. 200) Bauchweh hat, trinke oft dieses (gleiche) Pulver in Wein und auch in Wasser, und die Vichtkrankheit wird weichen.» Vicht - was ist das? Es sind Bauchkrämpfe, Leibschneiden, wie man heute noch den Ausdruck Ab-Weichen für die Krämpfe beim Durchfall kennt. Es

handelt sich bei Vicht fast sicher auch um Gallensteinleiden. Aber auch andere krampfartige Bauchschmerzen können gemeint sein, namentlich krankhafte Blähungen. Im Lehrbuch steht mehr von dieser Krankheit. Sie wird dort einmal als Kolik und einmal als Krämpfe (Tortiones) bezeichnet.

7. «Wenn jemand die Walfischleber isst, reinigt sie seinen Magen gründlich (interius) und nimmt alle innere Unreinheit weg wie der beste (Abführ)Trunk.» Magen steht hier, doch meint der Hildegard-Text mit Magen immer auch den Darm dazu. Beide haben entwicklungsgeschichtlich den gleichen Ursprung. Wir müssten richtiger Magendarm schreiben.

8. «Wo in einem Haus oder an einem Platz Luftgeister ihren Spott zu treiben pflegen, dort verbrenne die Leber dieses Fisches über glühenden Kohlen, und sie ziehen sich zurück und können dort nicht länger bleiben wegen der Stärke des Geruches.» Ich habe weder Lust noch Zeit, mich hier mit diesem heiklen Thema auseinanderzusetzen. Nach Hildegard spielen solche Faktoren bei der Entstehung einiger Geisteskrankheiten mit, wenn Menschen dafür empfänglich sind. Vielleicht gibt es wirklich zwischen Himmel und Erde Dinge, welche sich unsere Schulweisheit noch nicht erklären kann.

9. «Leute, die nächtliche Fieber haben oder auch am Tage oder auch Fieber, die sich bei Witterungswechsel ändern, sollen Walfischlunge im Wasser kochen und oft essen, und die Fieber werden in ihnen vergehen.»

10. «Weil man die Lunge dieses Fisches nicht ein Jahr lang aufheben kann, soll man sie zu einem (groben) Pulver machen und dieses Pulver entweder in Wasser oder in Wein oft trinken, und die Fieber werden weichen, sie mögen sein von welcher Art immer, sogar (Fieber)Krämpfe (Riddo).»

11. «Wer Gift gegessen oder getrunken hat, mische die gepulverte Leber und die gepulverte Lunge dieses Fisches zu gleichen Teilen und füge soviel Andornkraut dazu, als (das Gewicht) der beiden ausmacht und setze noch etwas Honig zu und koche es in

gutem, reinen Wein und trinke es nüchtern am Morgen des Tages vor Tagesanbruch ein- oder zweimal, und er wird das eingenommene Gift entweder erbrechen, oder es wird ihn mit den Ausscheidungen (Stuhl) verlassen.» Hildegard hat einige Mittel gegen Gift. Boshafte Leute haben behauptet, dass damals der Bedarf an Gegengiften gross war. Vielleicht. Das spielt aber bei Hildegard keine Rolle. Nach Gottes Plan liegen diese Naturkräfte im Walfisch. Darum werden sie aufgezählt.

12. «Wer das Weisse, ein Fell oder ein Steinchen in seinem Auge hat, oder wer an Trübung in seinen Augen leidet, der halte rohe Walfischgalle an seine Augen und bestreiche damit seine Augenlider mit einer Feder, so dass auch die Augen selbst ein wenig davon abbekommen, und er wird sehtüchtige Augen bekommen.» Es handelt sich dabei sicher um Hornhauttrübungen und das sogenannte Flügelfell. Was das Steinchen bedeutet, weiss ich nicht. Ich bringe die vielen Walfischmittel des Naturmittelbuches vollzählig, um einen Beweise mehr zu liefern, dass so eine Unsumme von Einzelangaben, die nur Hildegard hat, niemals Erfahrungsgut Hildegards sein können. Dieses Buch soll dem Leser selbst eine Urteilsbildung erlauben. Für eine praktische Anwendung eignen sich die tierischen Arzneimittel der Hildegard-Medizin zurzeit wenig.

13. «Hebe auch die (getrocknete) (Harn)Blase des Walfisches ein Jahr lang auf, damit sie in Wasser eingeweicht aufgelegt werden kann, wenn jemand eine wachsende Eiterbeule oder Eiterung am Leibe hat; sie wird aufbrechen, und er wird geheilt werden; nach dem Aufbrechen des Geschwürs aber nimm die Blase weg.

14. «Auch auf (tuberkulöse) Geschwüre (Skrofeln) lege diese Blase – ebenfalls in Wasser erweicht – und sie gehen zurück.»

15. «Wenn jemandem am Leib Drüsen herauswachsen, mach diese Blase mit deinem Speichel weich und leg sie über, und sie vergehen.» Leukämische Drüsen auch? Wie wär's mit einem Versuch bei Lymphogranulom?

16. «Wenn jemand Schmerzen in der Leber hat oder lungenkrank wird, der koche die kleineren Eingeweide dieses Fisches mit

Ysop in Wasser und mache eine Sülze daraus und esse oft (davon), und der Leberschmerz vergeht, und die Lunge erhält die Gesundheit zurück.» Im Lehrbuch Hildegards und noch mehr im *Divop,* ihrem Spätlingswerk, wird wiederholt auf die engen Zusammenhänge zwischen Leber- und Lungen-Leiden hingewiesen. Ein Erkranken der Leber zieht häufig ein Krankwerden der Lunge nach sich. Ich halte es nur für eine Frage der Zeit, dass unsere medizinische Forschung diese Zusammenhänge auch aufdecken wird. Wir haben nur noch nicht daran gedacht.

17. «Wenn jemand von der Gicht geplagt wird, der lege (etwas) von den Augenlidern dieses Fisches eine Nacht lang oder auch einen Tag lang in Wein, mache hernach diesen Wein am Feuer warm und so (zubereitet) trinke er ihn oft, und die Gicht wird ihn verlassen.»

18. «Wenn einer die Zungengicht hat, so dass er nicht sprechen kann, dann schabe von diesen Augenlidern (etwas) in Wasser und gib es jenem zu trinken, und er wird sogleich reden, und seine Zunge Kraft bekommen; wenn er durch die kalten Stoffe (humores) der (Gicht) Paralyse gehindert wird, wie es öfters vorkommt, wird er durch die feurige Wärme dieser Lider geheilt.» Hierzu muss ich etwas sagen.

Der Ausdruck «Paralyse» gilt in der Hildegard-Medizin häufig für Stoffwechselleiden der rheumatischen oder gichtischen Art. Dass dahinter sich auch die Arteriosklerose verbirgt, geht aus der Tatsache hervor, dass hier sicher die Sprachlähmung bei einem (arteriosklerotischen) Schlaganfall gemeint ist. Denn bei der Apoplexie, der auch im Hildegard-Buch beschriebenen Halbseitenlähmung des Schlaganfalles, wird der Verlust der Sprache auf «Paralyse» zurückgeführt.

Wir hören hier von einer feurigen «Wärme» der Augenlider des Walfisches. Ähnliche, bei Hildegard häufige Angaben verstehe ich nicht. Ich habe mich nicht näher damit befasst. Nur eines steht fest, dass sie mit den hippokratisch-galenischen Qualitäten - ausser den Namen - nichts gemeinsam haben. Zum Beispiel haben warme Bäume mehr und grössere Früchte als kalte, soweit sie wild wachsen. Die Vögel sind kälterer Art als die Landtiere, weil sie sich nicht so hitzig begatten. Bei den Pflanzen bedeutet das Warme die (menschliche) Seele, das Kalte den Leib. Das sind alles sehr komplizierte Zusammenhänge und Vorstellungen, die späteren Gelehrten vorbehalten bleiben. Im übrigen beginnen nach diesem Mittel die Rezepte in direkter Anrede: Mach Du das und das! Welches «Du» der Text hier und an anderen Stellen meint, bleibt offen; er muss aber eine geheime Bedeutung haben.

19. «Mach Du auch vom Knochen dieses Fisches einen Messergriff und halte diesen Griff in deiner Hand, dass er dabei warm wird, und es gibt kein Leiden deiner Hand oder an deinem Arm, das nicht vergeht.»

20. «Wenn die Kühe und die Schafe und auch Schweine an einer Seuche sterben, pulvere von den Knochen dieses Fisches, schütte das Pulver in Wasser und gib's ihnen zu saufen, und die Seuche verlässt sie.»

21. «Mach Schuhe aus seiner Haut (Leder), und ziehe sie an, und Du wirst gesunde Füsse und gesunde Beine haben.» Etwas Ähnliches gilt übrigens auch vom Dachsleder, während andererseits Hundsleder die Füsse krank werden lässt.

22. «Du sollst auch aus seiner Haut einen (Leder-)Riemen schneiden und dich damit auf der blossen Haut gürten, und das wird die Mischkrankheiten (diversae infirmitates) von dir scheuchen und dich kräftig machen.» Der Ausdruck Misch- oder Gegensatz-Krankheiten gehört zum Sprachschatz der Hildegard-Medizin. Demnach hat der Mensch Anlagen zu dreierlei Krankheiten. Zu einer Willenskrankheit, zur Krankheit an Willenlosigkeit (oder Haltlosigkeit) und zu einer Jähzorn-Krankheit gedacht als Mischung aus beiden gegensätzlichen Anlagen (CC 36,13 ff). Hildegards Darstellungen finden sich in keinem bisher bekannten Medizinalsystem.

Ich glaube nicht, dass der Walfisch gänzlich aussterben wird. Zu gegebener Zeit werden sich dann die Menschen wieder darauf besinnen, dass er zu mehr taugt als zu Viehfutter und zur Margarineproduktion.

Lieben Sie Bachstelzen?

Ich meine zum Mittagessen. Sie dürfen. «Die Bachstelze hat ein weiches Fleisch, das Gesunde und Kranke gut essen können, weil es Kranke kräftigt.» Das Fleisch der Ackerstelze übrigens nicht; es löst Rheuma aus ... Bei den meisten Tieren, Vögeln und Fischen steht im Naturmittelbuch etwas über die Essbarkeit. Hildegard konnte sie alle unmöglich ausprobiert haben und ihre Kenntnisse über Nützlichkeit oder Schädlichkeit daraus ableiten. Wie hätte sie zum Beispiel Fleisch vom Vogel Strauss bekommen können, so dass sie aus der Erfahrung wüsste, dass «es für fette und kräftige Leute ein gutes Essen ist, indem es das übermässige Fleisch dieser Leute mindert und sie stark macht; dass es aber Magerern und Kränklichen nicht zuträglich ist, weil es für sie zu stark ist. Wer aber Epilepsie hat, soll oft Straussenfleisch essen, und das wird ihm Kraft geben, und das Nervenleiden (insania, Hirnschaden) der Fallsucht wegnehmen.» Hildegard hat sicher nie einen Fallsüchtigen mit Straussenfleisch verköstigt. Durch Experimentieren allein käme niemandem diese Idee. Was soll in einem europäischen Arzneibuch die Bemerkung, dass man Strausseneier nicht essen kann, weil sei giftig sind? Etwa ein Hinweis für das Afrika-Korps der Kreuzfahrer? Dagegen helfen die gepulverten Schalen dieser Eier, «wenn die Jungen ausgeschlüpft sind», in Wasser nach dem Essen und vor dem Essen fleissig eingenommen (beziehungsweise getrunken) gegen Wassersucht; dieser Kranke wird davon geheilt. Ich habe einige gute Erfahrungen damit gemacht. So ein Pulver schmeckt wie Sand, und man kann's nur Wenigen zumuten. Wir können mit unseren Mitteln bisher keine Wassersucht heilen. Die Hildegard-Methodik ist in diesem Fall bestechend einfach. Die Jungen müssen aber schon ausgeschlüpft, ausgebrütet sein: Ausblasen des Frischeies geht also nicht. Woher weiss das Hildegard?

Um so erstaunlicher, dass Hildegards Lehrbuch gegen die Wassersucht auch noch ein anderes, kompliziert herzustellendes Mittel beschreibt, wenn doch das Strausseneipulver genügt. Woher weiss sie und warum beschreibt sie und warum erklärt sie, dass ausgerechnet «Herz, Lunge und was es sonst noch beim Vogel Strauss gibt, für Heilmittel nichts taugen», weil (der Strauss) eigentlich weder das Wesen eines Vogels noch eines (Land)Tieres hat? Diese negative Feststellung scheint mir noch kühner als die Beschreibung der Heilkräfte einzelner Organe. Nur der Wissende kann so etwas behaupten. Nur der Erleuchtete kann so etwas in den fast unzähligen Fällen wissen, bei denen das Hildegard-Buch ähnliches aussagt. Namentlich bei den Fischen fällt mir auf, dass alle möglichen nichtmedizinischen Angaben lang und breit ausgeführt werden, um dann zu schliessen: «Alles übrige (von diesem Tier) taugt nicht zu Heilmitteln.»

Vielleicht war früher das Vogelfangen eine Art Nationalsport. Aber sicher nicht im Hildegard-Kloster. Selbst wenn das Kloster einen eigenen Vogelfänger angestellt hätte - Vögel gab's damals genug - woher wusste Hildegard, dass der Spatz sich öfters in «dicker Luft» aufhält und darum ein krankes Fleisch hat, welches weder Gesunde noch Kranke essen können? Dass die Amsel in reiner Luft sich aufhält und Wachstumskraft schöpft und für Gesunde ein gutes Essen abgibt, dem Kranken aber schadet, weil es (zu) trocken ist? Dass weder Gesunde noch Kranke die Lerche essen können, obwohl sie «sauberes Futter frisst?» Etwa weil sie ausserdem «listig» (astuta) ist? Woher, dass «einem Menschen keine Krankheit (je) zustossen würde, wenn er seinen Wohnsitz dort dicht am Wasser aufschlagen könnte, wo der Eisvogel nistet?» Dass ein Mensch, der Skabies-Ausschlag hat, kein Kuckucks-Fleisch essen darf?

Und so könnte ich viele Stellen aufzählen, wo bis in fast lächerliche Einzelheiten ganz präzis «gut» und «schlecht» an jedem Tier unterschieden wird. Es handelt sich um ein so unerhörtes Detailwissen, gleichmässig verteilt über sämtliche Reiche der Natur, dass nur ein Wunder es Hildegard vermittelt haben konnte. Sie hatte doch gerade nur so viel Zeit zur Verfügung, als man braucht, um diese Unsumme von Einzelheiten niederzuschreiben.

Ausgerechnet Hasengalle!

Unter den vierfüssigen Tieren, deren Anwendung Hildegard gezeigt wurde, befinden sich nur zwei, von welchen die Galle zur medizinischen Verwendung empfohlen wird, der Hase und das Rind. Ochsengalle oder auch Galle vom Stier spielt bis in die neueste Zeit eine so beachtliche Rolle, dass es noch heute pharmazeutische Präparate gibt, welche diesen Stoff oder doch wenigstens Gallensäuren enthalten. Man nimmt seit langem an, dass Heilkräfte darin stecken. Welche? Nach Hildegard kann man daraus erstens eines der Mittel gegen Augenleiden machen, gegen «das Weisse in den Augen», «solange es noch frisch ist», (gemeint sind wahrscheinlich Hornhauttrübungen durch Narben) und zweitens eines gegen Blasen- (Nieren)-Stein. Dabei kommt es auf die Herstellungsvorschriften an: Zu einem Augenverband benützt man die frische Rindergalle. Er wird nur über Nacht auf die Augen gebunden, und zwar in drei aufeinanderfolgenden Nächten, wobei der Hildegard-Text vermerkt: «Aber doch nur mässig». Nach diesem Triduum erfolgt noch einmal ein anderer Augenverband mit Griechenklee(pulver) in Rosenöl. Ein Rezept in dieser Form gibt es kein zweites Mal. Auch sonst wird bei Hildegard Galle, also die Flüssigkeit aus der Gallenblase, gegen verschiedene Augenleiden empfohlen: Die Galle von vier Fischen (Walfisch, Stör, Wels und Äsche) und von vier Vögeln (Wildgans, Hahn, Schnepfe, Nachtigall). Jedesmal wird eine andere Anwendungsvorschrift gegeben. Nie stimmen auch nur zwei dieser Vorschriften überein. Gegen das obengenannte Augenleiden (Augenweiss) könnte man ausser der Ochsengalle auch noch die Galle vom Walfisch und die Galle von der Äsche (eine Salm-Art) verwenden; nur von diesen zwei Fischen.

Gegen den Blasenstein darf es nur die frische Galle von einem jungen Stier sein. Die Herstellungsvorschrift für eine Verwendung gegen Blasenstein (Nierenstein) lautet: Zu dieser Jungstier-Galle fügt man die doppelte Menge von getrocknetem Jungstierblut und ein Pulver von der Steinbrechpflanze der Menge (Gewicht?) nach so viel wie Galle. Dieses Gemisch bindet man in ein dünnes, dichtgewebtes Tüchlein und hängt es in starken, guten und reinen Wein. «Davon trinke man vor und nach dem Essen; nicht aber während dem Essen» bemerkt das Hildegard-Buch ausdrücklich. Wer so etwas verlangt, muss seiner Sache sicher sein.

Im übrigen fällt mir bei beiden Anwendungen auf, dass Hildegard nichts über den Erfolg schreibt. In der Pariser Handschrift der Physica findet sich das Blasensteinrezept nicht. Auch etliche andere Rezepte fehlen dort. Das kommt daher, dass der Mainzerdruck (1533) viele Hildegard-Mittel aus ihrem Lehrbuch in das Naturmittelbuch übernommen hat. Ein solches ist unser Jung-Stier-Gallen-Mittel gegen den Blasenstein. Im Lehrbuch stehen auch die genauen Zusammenhänge (CC 211,23). «Die Säure dieser Galle samt der kalorischen Wirkung des beschriebenen Bluts, vereinigt mit der Steinbrech-Kühlung und dem Wärme-Ausgleich durch den Wein, lösen den Blasenstein im Menschen auf.»

Es gibt bei Hildegard noch andere Mittel gegen den Blasenstein. Im Lehrbuch wird allerdings nur eine einzige Prozedur einer naturgemässen Steinlösung beschrieben. Die (Jung-Stier-)Galle ist einer von den notwendigen Faktoren, die nur wirken im Zusammenhang und unter Beachtung der übrigen Vorschriften. Wie zum Beispiel diesen Wein nicht beim Essen zu trinken, «weil die Wirkung sonst von den Speisen verschluckt würde». Das alles hat die Pariser Handschrift und der Mainzerdrucker ausgelassen. Wenn man das System der Hildegard-Medizin kennt und weiss, wie peinlich genau hunderte von Einzelheiten vorgeschrieben werden, dann könnte so eine Unterlassung zur Wirkungslosigkeit eines Hildegard-Mittels führen. Es kommt auf jedes Detail an, auch wenn manche es vielleicht nicht für wesentlich halten. In diesem Sinne erweisen sich bisherige «Übersetzungen» der Naturmittel Hildegards als unbrauchbar, wie sich jeder selbst überzeugen kann.

Von den 41 vierfüssigen Tieren kommt neben der Rindergalle nur noch die Galle vom Hasen als Rohstoff und Heilstoff für Menschen in Frage. Ausgerechnet die Hasengalle wäre nach Hildegard die einfachste Heilmethode gegen – Lepra. Bitte, nicht erschrecken. Hildegards «lepra» ist wieder nicht unsere Lepra, der gefürchtete Aussatz. Möglicherweise findet sich unter den neunzehn Hildegard-Mitteln gegen «lepra» auch eines gegen unsere echte Aussatzkrankheit. Im allgemeinen aber bedeutet «lepra» in den Texten Hildegards gewisse Hautkrankheiten, deren eine Form sicher Furunkulose und die sogenannte unreine Haut ist. Zu diesem Hautleiden, welches bei Hildegard «lepra» genannt wird, zählen alle chronischen Geschwürbildungen in der Haut, sofern sie nicht tuberkulös sind. (Hochfieberhafte Geschwüre und Eiterungen der Haut wie Pocken, Milzbrand, Pest gehören als Fieber nicht hierher). Dagegen fallen wahrscheinlich die häufigen Eiterungen der Leukämie und des Diabetes als Zeichen eines «verdorbenen Blutes» unter den Begriff der Hildegard-Lepra.

Nach dem Lehrbuch gibt es eigentlich nur zwei Typen von Hautkrankheiten: Einerseits die mehr oder minder juckenden (scabiösen), welche als scabies bezeichnet werden; aber wieder nicht im Sinne unserer Krätze (Skabies), sondern viel allgemeiner gedacht. Andererseits gibt es die leprösen Formen. Am besten würden wir diese Kranken mit dem mittelalterlichen Wort als «Mieselsüchtige» (von mies = Moos) bezeichnen, wobei damit gleich festgehalten wird, dass es sich um eine Sucht, eine bestimmte Veranlagung zu dieser Art von Hautkrankheiten handelt. Das Lehrbuch beschreibt die Körperkonstitution, welche oft zu dieser Hautkrankheit gehört: Sie tritt gerade bei sonst kräftig und gesund, ja derb gebauten Menschen auf. Eben weil sie gesund sind, schlagen sie leichter und öfter über die Stränge im Essen und Trinken und lösen dadurch ihre Hautkrankheit aus. Ich vermute, dass zu dieser, der sogenannten roten Mieselsucht (lepra) die Schuppenflechte gehört.

Eine weitere Form dieser «Lepra» entsteht, durch eine verhärtete Leber, schreibt das Lehrbuch. Es kommt dazu durch Zorn/Jähzorn. Der verändert das Leberblut, und dieses macht die Haut rissig, wenn es in den Kreislauf kommt. Die dritte Form der Mieselhaut entsteht durch sinnliche Unenthaltsamkeit bei entsprechend veranlagten Menschen. Das führt dann zu (tiefen) Haut/Unterhaut-Geschwüren.

Zur «Lepra»-Therapie empfiehlt das Naturmittelbuch u.a. zweimal Galle: Die Habichts-Galle, mit der doppelten Menge Wein gemischt in die erkrankten Hautstellen eingerieben und hernach mit Habichtsfett nachgesalbt, heilt bei öfterem Anwenden einen Mieselsüchtigen (Leprösen), wobei nichts Näheres über den Lepra-Typus gesagt wird, bei dem das hilft. Es müssen Fett und Galle vom Habicht sein. Wahrscheinlich handelt es sich dabei um eine Leber-Lepra (mit der rissigen Haut der Zornigen), weil beim Habicht als Heilanzeige auch sonst Schmerzen der Leber genannt werden.

Das zweite Lepra-Mittel aus der Galle stammt vom Hasen. Ausgerechnet der Hase muss es sein und ausgerechnet seine Galle, welche eine Miesel-(Lepra)Haut heilt, wenn man sie über die erkrankte Hautstelle giesst und auch öfter diese damit einreibt. «Weil die Galle des Hasen dafür genügt», schreibt Hildegard. Und sie schreibt noch etwas: «Die Rusen dieser Lepra-Haut fallen ab und jener wird geheilt. Alles übrige vom Hasen taugt nicht viel zu Heilmitteln.» Wie kann Hildegard dies so klipp und klar behaupten? So viel Erfahrungen und Versuche kann kein Mensch machen, um das herauszubekommen. Das Wort von den Rusen, die abfallen, machte mich hier stutzig. Meines Wissens sind Rusen oder Rufen so viel wie Schuppen. Also würde es sich dabei um ein einfaches Mittel gegen die Schuppenflechte handeln. Diese Vermutung hat sich unterdessen durch die Praxis bestätigt, wobei die Galle von Wildhasen wirkungsvoller zu sein scheint als die von Stallhasen (Kaninchen).

Ich habe diese Beispiele für Arzneimittel aus dem Tierreich gebracht, um den Leser auf die Schwierigkeiten hinzuweisen, welche der Eingliederung von Hildegard-Mitteln in den Arzneischatz im Wege stehen. Angefangen von der Problematik, die Hildegard-Namen zweifelsfrei in unsere Medizinsprache zu übersetzen bis hin zu den Schwierigkeiten der Beschaffung der Rohstoffe und deren komplizierten Zubereitung und Anwendung türmen sich Schwierigkeiten über Schwierigkeiten. Wäre das Hildegardsystem nicht glaubwürdig, würde sich diese Mühe nicht lohnen. Aber ich zweifle nicht, dass es sich eines Tages seinen Platz bei den vielen, immer noch nicht Geheilten erobern wird.

Ehe ich dieses Kapitel schliesse, möchte ich erwähnen, dass besonders das Vierfüsserkapitel Hildegards den grössten Anlass zu Kritik und Zweifel an der «Echtheit» gegeben hat. Hier stehen die erwähnten (S. 70) Tierfabeln, für welche sich tatsächlich ähnliche oder sogar gleiche Stellen in älteren Tierbüchern bis hin zu Aristoteles finden. Da ein Abschreiben durch Hildegard sicher ausscheidet und es sich um Erzählungen handelt, die nichts mit Medizin zu tun haben, wäre die einfachste Erklärung, dass ein Kopist der Hildegard-Handschrift sie zur «Vervollständigung» nachträglich eingefügt hat. Ich weiss aber, dass sie den eigentlichen Wert der Hildegard-Arzneimittel nicht im Mindesten berühren oder schmälern. Was an mittelalterlichen Tierfabeln nicht bei Hildegard steht, übertrifft übrigens an Zahl und phantastischem Inhalt weit jene merkwürdigen Erzählungen des Hildegard-Buches. Mich haben sie in keiner Weise am medizinischen Wert der Texte irre werden lassen. Anderen Lesern hingegen fielen gerade diese wenigen belanglosen Stellen besonders ins Auge und haben dadurch zum ungerechten und falschen Urteil beigetragen, das «die gute Äbtissin nur andere Abschreiber abschrieb . . .»

Das Universalmittel

Wenn ein von Gott gewiesenes Medizinalsystem alle berechtigten Wünsche und Vorstellungen der Menschheit auf diesem Gebiete berücksichtigen soll, dann darf auch ein Unviersal-Heilmittel nicht fehlen. Es war der alte Traum der Alchemisten, eine Arznei zu finden, mit welcher sich alle Krankheiten behandeln und heilen lassen müssten. Der Gedanke scheint nur vermessen. In Wirklichkeit geht er auf die simple Überlegung zurück, dass alle Krankheiten letzten Endes nur eine Ursache haben. Christlich gesehen heisst das: «Wie durch den einen Menschen die Sünde in die Welt gekommen und durch die Sünde der Tod auf alle Menschen überging ...» (Röm 5,12), wie also die Menschennatur im Paradies durch das einmalige Essen der verbotenen Frucht für Krankheiten anfällig wurde, so müsste, um in der Sprache der Medizin zu reden, die Heilung von der *Erst*-Ursache her ganz einfach sein: Man braucht nur das am Anfang gestörte Harmonie-Prinzip des Menschen wieder zur Harmonie zurückzuführen. Angenommen, die Paradies-Frucht, der berühmte «Apfel» der Eva, hätte durch eine Art *erbfestes* Virus den menschlichen Organismus infiziert, unterwandert, dann müsste es doch genügen, diese Chromosomendestruktion wieder rückgängig zu machen? Ein einziges Medikament, das solches fertig brächte, müsste automatisch auch alle daraus hervorgegangenen Krankheiten und Krankheitsanlagen beseitigen.

Soweit der Grundgedanke der Universalmedizin. Die Sage berichtet, dass der berühmte Dr. Bombast von Hohenheim (Paracelsus) in jungen Jahren einem gebannten Geist wieder zur Freiheit verhalf, der ihm dann zum Dank ein Fläschchen mit der Universalmedizin gegen alle (schweren) Krankheiten übergab. Paracelsus suchte nach damaligem Brauch die Universalmedizin auf dem Wege der Alchemie. Nach alchemistischer Ansicht müsste jenes Wundermittel, das billige Metalle wie Quecksilber und Blei in das wertvolle Gold verwandeln könnte, auch den Weg zur Universalarznei frei machen. Sollte etwa die Quintessenz des Goldes, ein Auszug seines heilwirksamen Prinzips, das gesuchte Allheilmittel liefern? Was sagt das Naturalienbuch Hildegards dazu?

Vom Gold heisst es dort (PL 1347 A/C): «Das Gold ... hat die Natur wie die Sonne und fast wie das (Element) *Aer* (Luft). Wenn ein Mensch rheumatisch ist, dann nehme er das Gold und koche es so, dass in ihm nichts mehr vom Schmutz vorhanden ist, doch auch so, dass ihm nichts verloren geht und dann mache er es zu Pulver; er zermahle es. Dann nehme er ein wenig Feinmehl (Semmel- oder Gries-Mehl), etwa so viel wie eine halbe Hand voll und knete es mit Wasser. Diesem (Brot)-Teig füge er von jenem Goldpulver eine Menge im Gewicht von einem Obolus (0,7 g) bei und esse das früh morgens nüchtern (am ersten Tag). Genauso tue er auch am zweiten Tag, nur mache er mit dem Mehl und dem Goldpulver Plätzchen und esse sie an eben diesem (zweiten) Tag nüchtern. Dieses so bereitete und gegessene Gold nimmt ihm für ein Jahr den Rheumatismus («Gicht») ab.

Jenes Gold liegt zwei Monate lang in seinem Magen/Darm und greift die Schleimhaut dennoch nicht an und macht sie nicht geschwürig. Dagegen wärmt und reinigt es, ohne dem Menschen seinen Magen zu gefährden, wenn dieser erkältet und verschleimt ist (Magenkatarrh). Wenn das ein gesunder Mensch macht, erhält es ihm die Gesundheit, und wenn's ein Kranker macht, wird er gesund.»

Diese «Goldkur Hildegard» sieht schon beinahe nach einem Universalmittel aus. Wenn der Text: «... und ein Kranker wird gesund ...» sich nicht nur auf die rheumatische Krankheit oder den Magenkatarrh bezieht, sondern ganz allgemein gilt, was dem Wortlaut nach möglich wäre, dann hätten wir hier das gesuchte Allheilmittel. Alle Jahre eine Goldkur und Du bleibst gesund oder wirst gesund! Ich habe mir diese Gelegenheit nicht entgehen lassen und einige therapeutische Erfahrungen gesammelt und kann bestätigen, dass etwas dran ist. Einen Krebskranken, einen, hat es aber nicht mehr gesund gemacht. Er ist trotzdem gestorben. Das

Hildegard-Gold-Rezept hat seine Tücken. Je öfter ich den Text studiere, je reifer ich werde, desto besser kann ich damit den Patienten helfen. Zum Beispiel habe ich von einem Goldkur-Patienten spontan erfahren, dass sich im Jahr der Goldkur die sonst bei ihm regelmässig auftretende Grippe nicht eingestellt hat. Zufall? Ich weiss nicht. Eine Schwalbe macht noch keinen Sommer. Wenn's wahr wäre und sich herumsprechen würde, dann könnte der Goldpreis noch einmal einen Sprung nach oben machen.

Die drei weiteren Anwendungsmöglichkeiten von Gold übergehe ich, weil es mir hier nur um das Problem des Universalmedikamentes geht. Die Homöopathen haben zwar keine Allheilmittel, dafür aber einige Polychreste, Vielheilmittel, bei deren Anwendung zwar nicht alle, aber doch eine ganze Reihe anscheinend verschiedener Krankheiten geheilt oder doch gelindert werden können. Damit kann die Hildegard-Medizin auch dienen.

Da wird zum Beispiel die Herstellung eines Heilmittels aus Kampfer beschrieben (PL 1145 AB). Nur in dieser Form lassen sich (nach Darstellung des Naturalienbuches) die Arzneikräfte des Kampfers nebenwirkungsfrei gewinnen. Das Essen und Einspritzen von Kampfer ist abzulehnen, weil es den Menschen zum mulmigen Holz macht, das nicht kalt und nicht warm ist. «Also esse kein Mensch den Kampfer für sich allein. Nimm vielmehr von Aloe und Myrrhe eine gleiche Gewichtsmenge und vom Kampfer etwas weniger als das Gewicht eines der beiden und lass alles zusammen in einer Pfanne zerschmelzen zu einer Masse. Füge etwas (gepulverten) Waldlattich dazu und mach daraus mit (Weizen-)Feinmehl Plätzchen, trockne sie entweder über einem am Feuer heiss gemachten Stein oder in der Sonnenhitze. Die getrockneten Plätzchen zerreibe zu Pulver. Von dem Pulver nimm eine kleine Menge oft auf nüchternen Magen in warmer Honigwürze ein. Wenn Du gesund und kräftig bist, wirst Du wunderbarerweise noch gesünder und noch kräftiger und auf solche Weise werden deine Fähigkeiten auf gesunde Füsse gestellt. Bist Du krank, richtet es Dich ganz wunderbar auf und stärkt Dich, wie wenn die Sonne an einem trüben Tag durch die Wolken bricht.»

Soweit der Hildegard-Text. Wer wollte nicht mit beiden Händen danach greifen? Ich setze dabei voraus, dass man sich genau an die Herstellungsvorschriften für das Pulver hält und wirklich über heissem Stein oder an der Sonne trocknet. Backofenhitze oder überhaupt backen scheidet aus, auch wenn ich nicht weiss warum. Solche Herstellungsvorschriften, bei welchen die Art des Erhitzens genau angegeben wird, finden sich öfter bei Hildegard. Zum Beispiel sollen die grünen Blätter vom Krenn (Meerrettich, Miredich oder Merrich, PL 1178 D) in der Sonne getrocknet werden, damit sie als Herzmittel (oder Lungenmittel) Verwendung finden können. Die Riechkräuter gegen (schweren) Schnupfen sollen über einem Ziegelstein erhitzt werden. Diese Angaben haben ihren Sinn, und wir sollen davon nicht ohne weiteres zugunsten einer technisch anscheinend einfacheren Methodik abgehen. Zweifelsohne hätte die Vorschrift geradesogut auf backen lauten können, wenn nicht das (Sonnen-)Trocknen eben zweckmässiger wäre.

Eine Schwierigkeit taucht bei der Honigwürze auf. Was meint das hier benützte Wort *«hunigwurz»?* Einige Zeilen später findet sich dieses Wort noch einmal. Dort wird beschrieben, wie man das Sanikelkraut im Sommer samt der Wurzel ausziehen und mit Honig und Süssholz in Wasser kochen und «so eine Honigwürtz bereiten soll». Ich habe daher dieses Kampfer-Lattich-Pulver in Honigtee, d.h. Fencheltee, mit Honig und Lakritz einnehmen lassen. Nebenbei bemerkt hat das Süssholz sogar den Namen Honigwurzel.

Die Hauptschwierigkeit kommt noch: Bei Hildegard steht, dass Du Dir die Arznei selbst bereiten sollst! Es könnte sein, dass dies auch zum gerühmten Heilerfolg beiträgt. Solche Raffinesse traue ich einer «göttlichen» Medizin schon zu, welche manche Kranke nicht ohne deren Mitwirkung, ohne eigene Anstrengungen in den Genuss der hohen Heils-Verheissungen kommen lassen will.

Zu den Universalien, den universell wirkenden Arzneien, möchte ich auch jene Mittel rechnen, welche einen bestimmten Krankheitstyp ohne lange Diagnostik in Bausch und Bogen heilen können. Bei Hildegard werden eine Reihe von typischen Fieberkrankheiten unterschieden. Die echte, hochfiebernde Virus-Grippe etwa zählt dort zu den sogenannten Akut-Fiebern. Nun ist die hildegardische Fieber-Lehre recht kompliziert und so komplex, wie das ganze Heer der (fieberhaften) Infektionskrankheiten eben wirklich ist. Dabei käme es bei der Behandlung nicht auf die Bazillen, sondern auf den Fiebertyp an, zu dem sie gehören. Wir brauchen aber diese Unterscheidungen nicht. Der Meister im Heilen nimmt einfach die geschnittene und gestossene Meisterwurz («Astrencia», Rhizoma Imperatoriae) und lässt ein wenig davon über Nacht in Wein stehen. Der Wein muss darübergehen. Morgens noch ein wenig frischen Wein dazugeben, abgiessen und untertags schluckweise trinken. So an drei bis fünf Tagen. Also drei Tage oder fünf Tage lang am Abend jedesmal frische Meisterwurz über Nacht in Wein ansetzen. «Und der Fieberkranke wird geheilt» schreibt Hildegard. Da gibt es keine Resistenzentwicklung und keinen Hospitalismus. Auf dieses Mittel möchte ich unsere experimentelle Pharmakologie aufmerksam machen, weil es doch bestechend einfach anzuwenden und leicht nachzuprüfen scheint. Die ausufernden Antibiotika-Experimente würden weitgehend überflüssig. Merkwürdig bleibt nur, warum bei Hildegard trotzdem noch zweiundsechzig andere Fiebermittel angegeben werden. Diese hohe Zahl findet sich nie in der Volksmedizin. Osiander, der mit grossem Fleiss eine solche Sammlung zusammenstellte und dabei Indianer, Papuas, Ägypter, Griechen und sogar noch Amulette berücksichtigte, kommt nur auf 52 Mittel, von denen er selbstverständlich kaum eines selbst angewandt hat. Mit den präzisen Angaben Hildegards lässt sich so eine Volksmittel-Sammlung überhaupt nicht vergleichen. Nulla pictura! Die Hildegard-Medizin kann nicht Menschenwerk sein.

Zu den Universalien gehört auch ein Mittel, welches bei Hildegard unter den vielen Fenchel-Arzneien steht. Fenchel zählt zu den wenigen «hundertprozentigen» Naturalien, wenn es heisst: «Wie immer gegessen, macht Fenchel den Menschen fröhlich, gibt ihm eine schöne (Gesichts/Haut)Farbe und guten (Körper)Geruch und bereitet ihm eine gute Verdauung.» So wenig Hildegard eigentliche Abführmittel nennt, so einfach lässt sich dieser Effekt durch Fenchel erzielen. Dabei wird hier vor allem an das Fenchelkraut gedacht. Ob der sogenannte Knollen-Fenchel das gleiche bewirkt, weiss ich nicht. Auffallenderweise kann dieser Migräne auslösen, was häufig dann geschieht, wenn es bei solchen Krankheiten zu Abführwirkung kommt.

Zurück zum Universalmittel aus Fenchel (PL 1158 AB). «Der Mensch soll Fenchelsamen nehmen, halb so viel Galgant(wurzel) und ebensoviel (wie Galgant) Diptam, halb so viel wie Diptam vom Habichtskraut (Pilosella) und all das zusammen pulverisieren – und durch ein Tuch kolieren(?!). Eine kleine Weile nach dem Frühstück (prandium) soll er dieses Pulver in warmen, aber nicht kochend/dampfenden Wein schütten und trinken. Dieses Pulver erhält einen Menschen, der gesund ist, bei Gesundheit; einen Kranken stärkt es. Es macht (gute) Verdauung und verleiht Kräfte, sorgt für gute und schöne Gesichtsfarbe und nützt überhaupt jedem Menschen, er mag gesund oder krank sein, wenn er es nach dem Essen (wie beschrieben) einnimmt.»

Es gibt nun noch eine Reihe anderer Universalmittel, welche ich hier nicht ausführlich schildere, weil sie verschiedene Herstellungs- und Textschwierigkeiten bieten. Zum Beispiel ein Mittel aus der *Byverwurtz* (PL 1188 D). Das Naturmittelbuch hat die Bemerkung «Rustica» dabei. Ich weiss aber weder, was die Rustica für eine Pflanze ist, noch ob die Byverwurtz eine Biberwurz oder eine Fieberwurz sein soll. Bei Hugo Schulz (Deutsche Arzneipflanzen, 1919) wäre der gelbe Enzian und Aaronstab als Fieberwurz bezeichnet. Das kann hier wohl nicht stimmen, weil Enzian und Aaronstab bei Hildegard ihr eigenes Kapitel haben.

Lassen wir es offen und verzichten wir vorläufig darauf, das Mittel anzuwenden, von dem Hildegard schreibt: Wenn man das kunstgerecht hergestellte Pulver aus Byverwurtz täglich auf Brot oder mit warmem Wein oder in Suppe isst, «wirst Du keine schwere oder tagelang dauernde Krankheit haben bis zu Deinem Tod, und es soll kein Mensch dieses wie vorbeschrieben bereitete Pulver versäumen. Wenn ein Gesunder dieses Pulver täglich isst, wird er nie längere Zeit krank im Bett liegen müssen. Wenn's ein Kranker isst, wird er gesund werden...» Vorläufig werden wir also noch auf diese schöne Verheissung verzichten müssen.

Dann wäre da noch ein Universalmittel aus den Pfirsichkernen (PL 1221 B und 1222 C/D). Aus dem Milch-Saft der Pfirsichkerne wird ein etwas kompliziertes Mittel bereitet, von dem es heisst, wenn ein Mensch gesund sein will, so nehme er diese Abführpillen, denn sie reinigen ihn wie ein guter Blutreinigungstrank. So steht an der einen Stelle. Die gleiche Stelle lautet in einer anderen Ausgabe des Naturmittelbuches so: «Diese Pillen vernichten den Rheumastoff in Dir, nehmen alle Kurzatmigkeit der Brust und den Schleim aus dem Magen weg und purgieren dort auf gelinde Weise wie irgendein feiner Abführtrunk.» Wegen der Textdifferenzen der beiden Stellen, an welchen dieses Mittel angeführt wird und auch der komplizierten Herstellungs- und Anwendungsweise habe ich es bisher noch nicht eingesetzt. Ausserdem greift dieses Mittel auch auf die Purgierlehre Hildegards über, welche im Lehrbuch (CC 134,19–135,11 bzw. 90,30 ff) beschrieben wird. Es handelt sich dabei um ein höchst kompliziertes System im Anschluss an die dort beschriebene Ursache des chronischen Schnupfens und wahrscheinlich auch im Zusammenhang mit der Rheumakrankheit im allgemeinen. Die für die Anwendung notwendigen theoretischen Studien konnte ich aus Zeitmangel bisher noch nicht machen.

Im übrigen kann auch die Geiersalbe als Univeral-Nervenmittel angesehen werden. Wiederum scheitert die Anwendung vor allem an der schwierigen Herstellung bzw. Beschaffung der Rohstoffe.

Ein einziges Mal konnte ich im Auftrag eines Patienten diese Geiersalbe nach Vorschrift herstellen lassen und die Wirkung bei einer Querschnittlähmung grenzte fast ans Wunderbare.

Alle hildegardischen Mehrfach-Heilmittel kann ich hier nicht bringen. Das ganze Buch soll ja nur in Beispielen Zeugnis geben für das Wunder der Hildegard-Medizin. Doch will ich noch ein Universalmittel nennen. Wir werden am Schluss sehen, was mich dazu bewegt.

«Wenn der Wermutstock frisch grünt, dann zerstampfe seine Blätter und presse dessen Saft durch ein Tuch ab. Dann koche Wein mit Honig, aber nicht zu stark, und setze von dem (Frühlings-)Wermut-Saft diesem Wein soviel zu, dass der Wermutgeschmack den Weingeschmack und den Honiggeschmack übertrifft. Davon trinke von Mai bis Oktober nüchtern (also vor dem Essen), aber nicht jeden Tag, sondern nur jeden dritten Tag. Das vertilgt die *Lanksucht* und die Melancholie in Dir und macht deine Augen klar und stärkt das Herz, und es verhindert, dass deine Lunge krank wird, es wärmt den Magen und reinigt die Eingeweide und gibt gute Verdauung» (PL 1173 B/D).

Hier haben wir die berühmte Frühlings-Wermut-Kur, vermutlich die Urform aller Wermutweine. (Auch das Salzen der Heringe und die Bereitung des Tafelsenfs aus den Senfkörnern gehen auf Hildegard zurück.) Was für eine Idee liegt dieser Kur eigentlich zugrunde? Der Schlüssel ist das deutsche Wort Lanksucht, welches in einer Textvariante auch als Nierenleiden bezeichnet wird. Bei Hildegard gibt es sonst keine Nierenbehandlung als eine spezifische Salbung der Nierengegend am offenen (Holz)Feuer. Hier aber haben wir noch ein Nierenmittel, und zwar ein innerliches. Für die Frühlings-Wermut-Kur gilt Lank-Sucht als Stichwort. Die Lanken bedeuten «den biegsamen Teil zwischen Rippen und Becken» (Kluge-Mitzka, Etym. Wörterbuch). Was wir als Flanken, Lendenbeuge heute bezeichnen, hiess ursprünglich «Gelenk», nämlich das Gelenk der Rumpfbeuge. Hildegard meint die Nierengegend, ja das ganze Nierensystem.

Die Niere ist nach Hildegard das eigentliche Altersorgan. Die gut oder schlecht funktionierenden Nieren verzögern oder beschleunigen den Alterungsvorgang. Jedes echte Nierenmittel dient also der Jugendlichkeit des ganzen Organismus. Nun schädigt nichts so sehr die Niere wie die Arteriosklerose, die Verkalkung der Adern. Tatsächlich können wir aus dem Wort «Sucht» (Lanksucht, also Nierensucht) darauf schliessen, dass der Hildegard-Text damit eine chronische, ja fast dauernde Nierenschädigung meint.

In dieser Vermutung werde ich noch bestätigt, wenn ich mir das Wirkbild ansehe, welches zur Frühlings-Wermut-Kur gehört. Die Arteriosklerose schädigt auch die Sehkraft, schädigt das Herz, stört die Funktion des Magen-Darm und vor allem die Eingeweide, wozu nach Hildegard neben den Sexualorganen auch die Drüsen mit innerer Sekretion gehören, also auch die Bauchspeicheldrüse.

Von dieser wissen wir aber, dass sie vor allem durch Arteriosklerose funktionsschwach wird und infolgedessen im Laufe der Zeit(Sucht!) zur Zuckerkrankheit führt. Diabetes bei Jüngeren ist eigentlich ein vorzeitiges Altersleiden. Somit haben wir in der vorbeugenden Frühlings-Wermut-Kur die ideale Arteriosklerose-Alters- und Diabetes-Vorbeugung, soweit dies mit Medikamenten möglich ist.

Als letztes möchte ich noch auf das Universalgetreide zu reden kommen, das Dinkel-Getreide. Das Naturalienbuch schreibt darüber kurz und bündig: «*Spelt* (spelta) ist das beste Getreide... fettig und kraftvoll und feiner als alle anderen Körner(Früchte). Es macht dem Esser ein rechtes Fleisch und bereitet ihm ein richtiges Blut. Das Gemüt macht es froh und die Gesinnung voll Heiterkeit (gaudium). Wie immer (die Leute) es essen, als Brot oder sonstwie als Speise, ist es gut und leicht verdaulich (suavis). Wenn einer so krank ist, dass er vor Schwäche nichts mehr essen kann, dann soll man die ganzen Dinkelkörner nehmen und sie in Wasser kochen, etwas Butterfett (sagimen) oder Eigelb dazugeben, damit er's des besseren Geschmackes wegen lieber isst, und das dem Kranken zu essen geben. Es heilt ihn von innen heraus wie eine gute und heilsame Salbe.»

Die Heimat Hildegards lag noch im Anbaugebiet des Dinkelgetreides. Überall, wo einst die Alemannen siedelten, wurde früher das Spelzkorn unter verschiedenem Namen angebaut: Im Bereich des heutigen Baden-Württemberg, im Allgäu und in Vorarlberg, in der Schweiz und im Elsass und linksrheinisch bis über Bingen hinaus. Schon zur Römerzeit wurden grosse Mengen Spelzgetreide (Emmer) zur Graupenfabrikation nach Rom ausgeführt. Die Namen für Dinkelgetreide wechseln örtlich. Als Frucht wurde es dort bezeichnet, wo es vor dem Überhandnehmen des Weizens die Haupt-Brot-Frucht war. Oder man nannte es einfach Korn, wie man in rauheren Gebieten den Roggen als Korn oder in Amerika den Mais als Korn bezeichnet. Es war schlechthin das Korn. Vielerorts hiess es auch Kernen und man meinte damit die aus den Spelzhülsen befreiten, reinen Dinkelkerne. Der Begriff kernig stammt davon. Kernen-Mehl war kerniges Mehl. Den Entspelzungsvorgang in der Mühle nannte man Gerben. Heute ist es dank der Kriegsbewirtschaftung unter Hitler und dem Mühlensterben unter Adenauer fast ausgestorben. Eine Zeitlang hatte man im sogenannten Bauland durch die Herstellung von Grünkern aus unreifem Dinkel («Dinkel wie Dinkelsbühl») versucht, den Dinkelanbau zu retten. Aber an den Wohlgeschmack des reifen Dinkels kommt der Grünkern eben nicht heran. Warum soll man auch einen sauren, unreifen Apfel essen, wenn man einen reifen haben kann?

Der Dinkelanbau ist mühsam. Dieses Getreide ist so intelligent, dass es Düngung nur schlecht verträgt. Bei zu starkem Treiben durch Dünger fällt es um, weil sein Halm unter allen Getreiden der zarteste ist, weshalb sein Stroh auch als Futter von den Tieren am liebsten gefressen wird. Den Wert des zarten Dinkelgetreides habe ich hundertemal kennengelernt, und ich könnte mir kaum eine gute Behandlung von Durchfällen vorstellen ohne Dinkelmehlsuppe. Im übrigen lassen sich alle die Getreideprodukte daraus gewinnen, die man aus dem besten Weizen herstellt. Man kann Griess daraus machen, und Mehl, das allerdings (wegen des höheren Eiweissgehaltes) etwas gelblich ist und auch aus dem Feinmehl ein dunkleres Brot ergibt. Die echten «Schwabenspätzle» werden aus Dinkelmehl gemacht und haben dadurch schon eine gelbliche Naturfarbe, auch ohne viel Eizusatz. Das berühmte Habermus wurde aus dem Dinkelschrot hergestellt, wie denn überhaupt das Wort «Haber» nur am Rande mit unserem Hafer identisch ist, vielmehr ganz allgemein Leben, lebensspendend bedeutet. Darum bezeichneten die Griechen mit «Hepar» die Leber, das Organ mit dem Sitz des Lebens. Zum Unterschied vom alten Bauernhabermus, dem sättigenden, frohmachenden Nationalfrühstück der schwäbischen Bauern, empfehle ich meinen Freunden, das Habermus aus Dinkelschrot nicht mit Milch, sondern nur mit (Salz)Wasser zu machen. Der schwerarbeitende genügsame Bauer brachte immer gesunden Hunger mit. Wir aber würden uns bei Milchzusatz zu leicht übersättigen. Während wir das (Wasser)Habermus von Tag zu Tag lieber essen, bekommt man am Milchhabermus leichter Überdruss.

Der Aufbau der Dinkelkerne bringt es mit sich, dass die Zubereitung keine Rolle spielt. Vom Weizen heisst es hingegen, dass nur das davon gebackene (Voll)Weizenbrot eine gute und gesunde Kost ist. Zum Kochen und für gekochte Mehl-Gerichte, z.B. Teigwaren, Nocken, Knödel, würde ich Dinkelmehl unbedingt allen anderen Mehlsorten vorziehen. Die genaue Unterscheidung der einzelnen Getreide, die sich im Naturalienbuch Hildegards wie sonst nirgend auf der Welt findet (PL 1129/31), beweist wieder einmal den übernatürlichen Ursprung des Hildegard-Medizinbuches. Dinkel ist das Universalgetreide; Weizen(mehl) das Backgetreide. Roggen wäre gesund nur für gesunde, kräftige Leute. Hafer ist nicht universal brauchbar, vor allem keine Krankenkost, weil er nach Hildegard einen gut funktionierenden Magen/Darm voraussetzt. Die schematische Verordnung von Haferschleimsuppe entspricht auch nicht den ärztlichen Erfahrungen. Und Gerste zu essen taugt weder Gesunden noch Kranken, schreibt Hildegard, zweifelsohne kein Erfahrungssatz, denn der Anschein spricht dagegen. Ich zweifle aber nicht, dass Hildegards Naturalienbuch recht hat. Es ist also nichts mit dem Fünfkorn-Gesundheitsbrot, in welches auch noch Gerste mit eingemischt und eingebacken wurde.

Der berühmte Kneipp-Malzkaffee war fast sicher früher Kaffee aus gerösteten Dinkelkörnern. Richtig hergestellt geben diese einen vorzüglichen, wohlschmeckenden, dunklen Kaffee. Dabei gilt mein Pat, dass man die Körner nicht mahlen, sondern als ganze kochen sollte. Nach kurzem Stehenlassen bekommt man selbst bei mehrmaligem Abkochen einen schönen, schwarzen Kaffee, der mit Kondensmilch und (Rohr)Zucker den Stuhlgang fördert.

Es gibt mehrere Arten des Spelzgetreides. Der bekannte Dinkel ist die sogenannte Dreikorn-Form, weil drei Körner in einer Spelzhülse enthalten sind und weil er auch einen dreifachen Chromosomensatz hat. Dann gibt es noch die Zweikornform, Emmer oder Ammer genannt, nach welchem all die vielen Emmer- und Ammer-Orte des schwäbisch-alemannischen Siedlungsgebietes benannt wurden. Zum Beispiel Emmental, Ammersee, Emmendingen. Schliesslich kennt man auch noch ein sogenanntes Einkorn, das unscheinbar und fast wie Gras wächst und auch nach dem Mähen (wie Gras) wieder nachwächst. Meines Wissens haben die Russen damit Versuche angestellt und wollten ein immerwährendes Getreide daraus züchten, das man nur einmal zu sähen braucht und immer wieder mähen kann. Dass der Dinkel bei aller sonstigen Weizenähnlichkeit übrigens kein Weizen ist, haben die Züchtungsversuche ergeben: Er lässt sich normalerweise nicht einkreuzen.

Dinkel kannte man seit Urzeiten. Von ihm steht auch in der Bibel. Der Ausdruck «Mark des Weizens» kann sich eigentlich nur auf das Dinkel-Feinmehl beziehen, weil nach Hildegard das Weizenfeinmehl minderwertig ist, nicht aber das Dinkelfeinmehl. In

Abessinien und Afrika wächst ein blauschwarzes Spelzgetreide. Auch in Palästina soll Spelzgetreide früher heimisch gewesen sein. Es wäre zu wünschen, dass es wenigstens in seiner schwäbisch-alemannischen Europa-Heimat wieder zu Ehren kommt. Ich führe den berühmt-humorvollen Menschenschlag im alten Dinkelland nicht zuletzt auf den generationenlangen Dinkelgenuss zurück. Sehr viele Dichter und Denker hatten Schwabenblut, also Dinkelblut, wie zum Beispiel sogar Goethe und Mozart, auch die Welfen und die Staufer, die Hohenzollern und die Habsburger. Damit will ich mein Loblied auf den Dinkel und die Universalmittel Hildegards schliessen.

Schmerzmittel

Es gibt in der Hildegard-Medizin kein einziges innerlich einzunehmendes reines Schmerzmittel. Zwar unzählige Mittel gegen vielerlei Schmerzen, aber nicht eines gegen die Schmerzen an sich, so wie wir es gewohnt sind. Es mögen Kopfweh, Halsweh, Zahnweh, Bauchweh oder Frauenschmerzen sein - wir erwarten von einem guten Schmerzmittel, dass es so gut wie gegen alle Schmerzen hilft. Unsere Kunst, den Schmerz wegzuzaubern, hat bereits ein solches Ausmass angenommen, dass wir nicht nur der ganzen stattlichen Gruppe solcher Arzneimittel den Eigennamen Analgetika geben, sondern schon an allen grösseren Krankenhäusern bereits einen Facharzt für Schmerzfreimachung haben, den Anästhesisten. Warum? Weil die Methoden immer riskanter und gefährlicher werden. Und warum das? Aus dem gleichen Grund, aus dem vieljährige Schmerztabletten aus dem Handel genommen werden: weil man feststellt, dass die Nebenwirkungen zu gross sind.

Nicht einmal das klassische Schmerzmittel aus dem Milchsaft des Mohns, das Opium, kennt die Hildegard-Medizin. Das Naturalienbuch erwähnt den Mohn, und zwar die Mohnkörner als

Schlafbringer und zum Verhindern von (Haut)Jucken, im Sinne einer Wirkung gegen die Haut-Allergien, sowie zum Beseitigen von aus der Haut auffahrenden «pediculi et lentes», wörtlich: Läusen und Linsen. Die Hautlinsen kennen die Fachärzte auch heute noch. Nur nennen sie diese jetzt Knötchen, oder wenn sie jucken auch Quaddeln. Als Linsenflecken (lentigo) werden auch die Sommersprossen und Muttermale bezeichnet. Mit «pediculi» meint die Hildegard-Medizin nur in den seltensten Fällen wirklich Läuse, sondern vor allem virusartige Kleinstlebewesen, welche beim Aktivwerden das Krebs-Agens ausmachen. Die Krebskrankheit findet sich bei Hildegard unter diesem Namen. Wenn wir bedenken, dass von den Muttermälern nicht selten Krebsherde ausgehen, dann schliesst sich der Gedankenring. Mohn-Essen hilft also gegen das Auffahren, das wilde Wachstum von linsengrossen Haut-Herden. Man kann die Mohnkörner auch zubereitet, zum Beispiel gemahlen und gekocht («gerellet») essen; roh gegessen sind sie aber besser und auch wirkungsvoller. Mohnöl hat weder Nährwert noch Aufbauwert noch Gesundheitswert und auch keinen echten Heilwert, schreibt Hildegard.

Von der Gewinnung eines Schmerzmittels aus dem Mohn weiss die Hildegard-Medizin nichts. Wenn davon nichts bei Hildegard steht, sondern nur ganz allgemein vom schlafmachenden Effekt der (roh) gegessenen Mohnkörner (PL 1167 B), muss das seine Gründe haben. Wenn es einem Paracelsus mit seinen berühmten Laudanum-Pillen gelang, Patienten auf wunderbare Weise die Schmerzen zu nehmen, dann hätte Gott, um damit das gleiche Ziel zu erreichen, auch Hildegard eine geeignete Herstellungsmethode angegeben – wenn Er gewollt hätte.

Die Hildegard-Medizin unterscheidet bei jedem Schmerz dessen Sinngehalt und richtet ihre Heilmittel auf die Schmerzsprache aus, nicht auf den Schmerz als solchen. So werden zum Beispiel verschiedene Kopfschmerzursachen angenommen und für jede Kopfschmerzform andere Heilmittel und Behandlungssysteme empfohlen. Die Hauptrolle des Schmerzes als Wächter der Gesundheit und als unüberhörbare Mahnung an jeden Betroffenen soll offenbar nach dem Plane Gottes nicht überspielt werden. Der Mensch soll durch seine Schmerzen und im kunstgerechten Überwinden dieser Schmerzen gleichzeitig auch in seiner inneren Entwicklung um einen Schritt weiter kommen. So stelle ich mir eine richtige Schmerzbehandlung vor. Ich nenne das den Krankheitsgewinn, in der Annahme, dass nach einem überwundenen Leid Leib und Seele gesünder sein sollen als vorher. Gott will nicht den Schmerz des Menschen. Doch kann ein Leiden unter gegebenen Umständen von höherer Warte gesehen eben das geringstmögliche Übel sein unter mehreren möglichen. Selbstverständlich soll der Arzt die Schmerzen nehmen. Das wäre sogar seine vornehmste Aufgabe. Aber er soll dabei nicht den Teufel mit Beelzebub austreiben, so dass nachfolgend der Mensch schlimmere Dinge tut und erfährt als zuvor. Es ist vielleicht das gleiche Prinzip, wenn Gott einen Menschen von einer chronischen (Organ)Krankheit nicht auf jede Weise befreien will (CC 165,22, vgl. 122 ff).

Ich werde als Arzt in jedem Fall mindestens durch eine stellvertretende Behandlung den Schmerz so rasch als möglich zu beseitigen suchen. Aber ich darf den seelischen Aspekt, den jedes menschliche Ereignis hat, zugunsten des rein leiblichen Wohles nicht verdrängen. Eine echte leibseelische Behandlung ist bei den Hildegard-Mitteln automatisch mitberücksichtigt. Das ist's ja gerade, was so viele Menschen zu Ungeheilten macht, dass sie selbst nach Beseitigung des einen Übels – etwa eines Gallenblasensteines – sich noch immer nicht gesund fühlen. Oft scheint es, als ob sie sich der vollen Gesundheit (noch) nicht für würdig halten. So werden sie bald wieder klagen und jammern und noch eine Operation brauchen und noch eine. Zum Gesundsein gehört weniger ein Akt des Gesundseinwollens als das Bewusstsein des Gesundseindürfens. Wahrscheinlich hängt das mit der Seelenstruktur des Menschen zusammen.

Einen rein schmerzstillenden Effekt schreibt das Naturalienbuch einer einzigen Pflanze zu, der wohlbekannten Alraune oder

Mandragora. Das Wissen von den Kräften dieses sagenumwitterten Nachtschattengewächses geht rund um die Erde. Dass diese Pflanze längst aus den aufgeklärten Arzneibüchern verschwunden ist, hängt nicht mit ihrer Wirkungslosigkeit zusammen. Alle Nachtschattengewächse üben starke Wirkungen auf den Menschen aus. Ich erinnere an die Tollkirsche, den Stechapfel, das Bilsenkraut und - last not least - den Tabak. Sogar die Kartoffel hat's in sich. Man probiere nur einige ihrer reifen oder unreifen Beeren! (Lieber aber doch nicht...) Nein. Man liess die Mandragora fallen, um nicht in den Verdacht des Aberglaubens oder der Zauberei zu kommen. Ganz ausgestorben ist die Alraunen-Magie trotzdem noch nicht. Man sehe sich nur die moderne Reklame für die Ginsengwurzel an! Zumeist prangt gross und breit eine in etwa menschenähnliche Wurzelfigur auf den Werbebildern. Genau das war's, was auch unter anderem die Mandragorawurzel auszeichnet: Die Form ihrer Wurzel mit Rumpf und Beinen. Daher die häufige, teilweise auch betrügerische Verwechslung mit Pflanzen von ähnlicher Wurzelform. «...die Alraunenverwechslungen sind seit Plinius, Dioskurides und Theophrast bis heute hundertfältig...» schreibt ein Kenner der Giftpflanzen (Schatten der Nacht, Gustav Schenk, Haug-Verlag). In einem modernen Lexikon (rororo, 1969) steht gar unter Alraune: «...menschenähnliche Figur aus der Wurzel der Alraunpflanze, des Allermannsharnisch oder der Zaunrübe...» Da haben wir gleich drei «Alraunen» nebeneinander.

Bleiben wir aber bei der echten Mandragora-Alraune. Da sie in Arzneibüchern seit einiger Zeit nicht mehr erwähnt wird, lesen wir einmal bei Johann Jakob Woyts nach (Schatzkammer medizinisch natürlicher Dinge, Leipzig, 1727). Dort steht:

«Mandragora, Alraunwurzel... sind starke Wurzeln, bisweilen von Armsdicke, welche oft dem Unterteil eines Menschen mit zwei Füssen gleich sehen. Sie wachsen häufig in Frankreich um Montpellier und in Italien auf den Pyrenäischen Gebürgen. Die Marktschreier... treiben grossen Aberglauben und Hexerey mit dieser

Wurzel, indem sie vorgeben, wie solche nur an einem gewissen Ort, nämlich unter dem Gericht (Galgen), sehr schwer zu finden und gefährlich auszugraben wäre. Sie soll auch dem Tragenden Liebe und Gunst nebst unveränderlichem Glück zuwege bringen. Ferner soll sie auch einen geheimen Geist in sich haben... welcher, nachdem sie von jemandem recht gepflegt, zur gewissen Zeit mit Wein abgewaschen, reinlich an einem geheimen Ort gehalten würde, zu einem Homunkulus sich gebrauchen liesse, nach seinem Begehren auch Geld und andere Kostbarkeiten gäbe.

Solches aber scheinet von den Heyden hergekommen zu sein, bei welchen die *Circe* sich dieses Gewächses bedient haben soll, weswegen es auch Circaea genennet wird... So ist auch absurd zu sagen, dass die auf solche Art gewachsene Wurzel leben und eine Stimme von sich geben könnte, da doch der grosse Gott alles so ordentlich erschaffen, dass es nicht zu verbessern ist, denen Vegetabilibus doch kein vitam animalem gegeben hat, welches allein die Stimme von sich hören lassen kann, geschweige denn, dass solche Miracula der grundgütige Gott unter dem Galgen und zwar zu solchem verbotenen Aberglauben tue.» Und J.J. Woyts schliesst:

«Sie (die Mandragorawurzel) hat eine dummachende und schlafbringende Kraft und wird äusserlich wider... Schmerzen... der Augen... Kröpfe und so weiter mit grossem Nutzen gebraucht.»

Der Römer Aulus Cornelius Celsus schreibt im ersten nachchristlichen Jahrhundert in seinen berühmten acht Büchern über die Arzneiwissenschaft bei den Geisteskrankheiten und ihrer Behandlung, dass «bei allen dergleichen Kranken der Schlaf sehr schwierig erfolge und sie ihn doch so notwendig brauchen, weil gerade dadurch sehr viele gesund würden. Um Schlaf hervorzubringen und auch die Seele selbst zu beruhigen, kann man den Kopf mit einem Gemisch aus Krokussalbe und Irissalbe bestreichen. Bleiben sie dessen ungeachtet schlaflos, so suchen einige Ärzte Schlaf hervorzubringen, indem sie eine Abkochung von Mohn oder Bilsenkraut in Wasser zu trinken geben. Einige legen die Äpfel der *Mandragora* unter das Kopfkissen, andere streichen Amomumsalbe... auf die Stirne...» Dabei soll man «...ein gehöriges und gerade hier sehr notwendiges Mass beobachten, damit es uns nicht begegnet, dass wir den Kranken, welchem wir bloss Schlaf verschaffen wollten, nachher nicht wieder zum Wachen bringen können.»

Der gelehrte Übersetzer (Eduard Scheller, 1846) fügt bei der Mandragora einige sachliche Bemerkungen hinzu:

«Schon bei Hippokrates findet sich die Wurzel der Pflanze als ein Mittel gegen Traurigkeit und Lebensüberdruss angegeben... Dioskurides unterscheidet... zwei Arten, eine weisse und... eine schwarze (weibliche)... Plinius... setzt die Gewinnung und Anwendung des Saftes und der Früchte der Pflanze auseinander. Sie hat schlafmachende Wirkungen... am stärksten wirkte die Rinde der Wurzel... Die Wurzel steigt oft gegen vier Fuss tief in die Erde hinab...» (a.a.O., S. 202). Ähnlich dachten die besten unter den alten Ärzten auf Grund von Beobachtungen.

Nachdem wir so aus der Tradition eine Ahnung bekommen haben, was man früher alles mit der Mandragora angestellt hat, hören wir, was darüber im Naturalienbuch Hildegards steht. Wir werden dann begreifen, dass der Nimbus des Geheimnisvollen diese Pflanze nicht ganz zu unrecht umgibt. Wir werden aber auch hören, worauf Wert und Unwert beruhen, wenn wir die göttliche Weisheit befragen wie Hildegard (PL 1151/1152).

«...dennoch ist mit dieser Pflanze – auch wegen der Menschenähnlichkeit – teuflischer Einfluss näher verquickt als bei anderen Pflanzen und lauert ihr auf. Daher wird der Mensch gemäss seinen Wünschen, sie mögen gut sein oder böse, durch Mandragora gereizt (mit ihr zu tun), was Leute früher mit Zauberbildern taten.

Wenn die Mandragora aus der Erde gegraben wurde, soll sie daher sogleich in Quellwasser (queckborn) gelegt werden, einen Tag und eine Nacht lang. Das verjagt alles Schlechte und jene Gegensäfte, die in dieser Pflanze sind. Solches wird ausgelaugt, so dass sie für magische und trügerische Praktiken dann nicht mehr taugt.

Wenn man die Mandragora aber ausreisst und mit der anhaftenden (Wurzel)Erde auf den Boden legt, also ohne sie im Quellwasser rein zu machen, wie beschrieben, dann bringt sie Schaden, missbraucht in Magie und Phantasmagorie (Zauberspiel), wie man einst es mit den Götzenbildern trieb.

Wenn etwa ein Mann durch Magie oder durch (starke) sinnliche Hitze seines Körpers haltlos wird, dann nehme er die weibliche Spezies dieser Pflanze, welche zuvor wie beschrieben im Quellwasser gereinigt wurde (vom Bösen), was in der Pflanze war, und er binde sie zwischen Brust und Nabel durch drei Tage und drei Nächte mit einem Verband fest. Nachher teile er diese Frucht(?) in zwei Hälften und binde eine Hälfte auf jeder der beiden Hüftbeugen (Lanken) drei Tage und drei Nächte lang fest. Ausserdem pulvere er die linke (rechte?) Hand dieser (menschenähnlichen) Pflanzengestalt und füge diesem Pulver etwas (gepulverten) Kampfer bei und esse das zusammen, und er wird geheilt.»

Viel Lärm um nichts? Das Problem einer übermässigen Triebhaftigkeit kann einen Menschen genauso belasten wie Impotenz und Frigidität. Wer weiss, wie oft Kriminalität sich damit verbindet, wird nicht mehr lächeln. Die übrige Medizin weiss kein echtes Mittel dagegen. Brom? Kastration, wie sie bei Verbrechern vorgeschlagen wurde? Die Hildegard-Medizin kennt noch mehr ähnliche Mittel. Das hat mit der klösterlichen Grundhaltung Hildegards nichts zu tun. Es wurde ihr als Mandragora-Effekt so diktiert, weil eine solche Wirkung in dieser Pflanze steckt.

Der Hildegard-Text fährt fort: «Wenn eine Frau das gleiche Brennen in ihrem Körper erleidet, nehme sie die männliche Spezies dieses (Pflanzen)Gebildes zwischen Brust und Nabel wie oben beschrieben und verfahre damit auf die gleiche Weise. Sie pulvere auch die rechte (Pflanzen)Hand und füge ein wenig Kampfer bei wie beschrieben und esse das Pulver, und es wird der Brand in ihr ausgelöscht.

Wenn jemand im Kopf (Gebiet) an irgendeiner Krankheit leidet, esse er vom Kopf dieser Pflanze, auf welche Weise wie er will;

oder wenn er im Halsbereich leidet, esse er von ihrem Hals; oder bei Rückenleiden von ihrem Rücken; oder beim Arm(Leiden) von ihrem Arm; oder bei der Hand (als leidender Teil) von ihrer Hand; oder beim Knie (esse er) vom Knie(teil) dieser Pflanze; beim Fuss esse er vom Fussteil; überhaupt kaue er das ähnliche Pflanzenglied, wenn er an irgendeinem Glied leidet, und es wird ihm besser gehen. Die männliche Spezies dieser Pflanzenfigur nützt für Heilzwecke mehr als die weibliche ...»

Ich habe noch keine Mandragora in der Hand gehabt, sondern nur ihre Abbildungen gesehen. Wer weiss, ob ich jemals in die Lage komme, sie anzuwenden, zumal Hildegard keine Heilung, sondern nur Linderung verspricht. Dass die Wirkungsweise auf einem Wirkstoff beruht, der etwa in den verschiedenen Pflanzenteilen entsprechend verschieden wäre, halte ich zwar nicht für völlig unmöglich, aber doch für sehr unwahrscheinlich. Ich bezweifle nicht, dass der Hildegard-Text stimmt. Wir müssen uns nur vor Augen halten, dass es dabei mit natürlichen und rechten Dingen zugeht und keine Magie oder Zauberei im Spiel ist. Man hat für dieses Heilprinzip früher den Ausdruck Sympathiemittel benützt. Wer will, mag es so nennen. Ich kann mir nichts darunter vorstellen. Ich nehme es so hin, wie es dasteht. Mit solchen unerwarteten Angaben muss man bei der Hildegard-Medizin dann und wann rechnen. Es ist gut, darauf vorbereitet zu sein und es mit Gleichmut zur Kenntnis zu nehmen. Es ist nur einer der vielen rationalen Heilwege, welche uns die Hildegard-Medizin anbietet. Wer ihn nicht benützen will, braucht nicht. Er soll sich aber auch nicht darüber aufregen oder die Hildegard-Medizin deswegen verdammen. Die Niederschrift solcher obskurer Dinge ist Hildegard wahrscheinlich auch schwer gefallen. Gott weiss, warum es auch solche Mittel und Pflanzen gibt. Es sind nicht viele. Ich meine keine zehn und keines so ausgefallen wie die Mandragora.

Wollen wir noch den Schluss dieses Mandragora-Textes hören? «Wenn ein Mensch von Natur aus so hintersinnig ist, dass er dauernd traurig ist und dauernd bekümmert, so dass er davon ein heftiges Versagen und Schmerzen in seinem Herzen spürt, der nehme eine Mandragora gleich wenn sie aus der Erde gezogen und wie beschrieben Tag und Nacht in einer sprudelnden Quelle gelegen hat und lege die frisch aus der Quelle Gezogene neben sich ins Bett, damit die Pflanze von seinem Schweiss erwarmt und spreche dabei: «Gott, der Du den Menschen aus dem Lehm der Erde schmerzlos gemacht hast: Ich lege jetzt diese Erde, welche niemals (dein Gebot) übertreten hat, neben mich, damit meine Erde jenen Frieden verspüre, wie Du ihn erschaffen hast.» Nun haben wir alle Probleme beisammen, welche die Hildegard-Medizin mit sich bringen kann. Wir lernen jetzt noch das Prinzip der besonderen Segenssprüche kennen, an welche manchmal der Heilerfolg geknüpft wird. Doch hören wir nur weiter:

«Wenn Du aber keine Mandragora hast, dann nimm den Anfang, das heisst den ersten Trieb vom Buchenbaum (nämlich die zuerst aufbrechenden Knospen der Buche), weil sie die gleiche glückliche Art für diesen Zweck hat (wie die Mandragora). Doch pflücke diese (Sprossen) so (vorsichtig) von ihren Zweiglein ab, dass du sie nicht zerbrichst sondern sie unverletzt vom Ast ablöst, und lege sie ins Bett neben dich, damit sie von dir warm werden und den Schweiss von deinem Körper aufnehmen, und sprich über sie die Worte, die ich vorhin gesagt habe, und du wirst Frohsinn bekommen und wirst die Heilhilfe (medela) im Herzen merken. Aber Du kannst das gleiche auch mit der Zeder und mit der Espe machen, und es wird dir abhelfen.»

Ist «Hildegard» nicht goldig? Erst jagt sie uns den Schrecken ein mit der unmöglichen Mandragora, und dann schreibt sie: Du brauchst übrigens dazu gar keine Mandragora; Buche, Zeder und Espe tun's auch und die brauchen noch dazu das Tauchbad in der Wasserquelle nicht. Ob übrigens der Mensch bei dieser «Kur» sofort oder erst später die gute Wirkung spürt, lässt sich aus dem Wortlaut nicht entnehmen.

Eines steht jedenfalls fest, dass Hildegard diese und ähnliche Segenssprüche nicht aus der Volksüberlieferung hat. Eine solche gibt es dafür nicht. Sie würden auch nie an das Ohr der nur nach oben und innen lauschenden Hildegard gedrungen sein. Wir begegnen im Edelstein-Buch Hildegards wiederholt Segenssprüchen, Gebetsformeln, welche die Anwendung eines bestimmten Steines gegen ein bestimmtes Leiden begleiten und erst wirksam machen sollen. Da könnte schon einer fragen: Und das soll noch Medizin sein? Zur Hildegard-Medizin gehört es: Wer zu Hildegard Ja sagt, muss sie ganz annehmen, wie sie ist. Ich bin nicht beleidigt, wenn Leser, die mir bisher in meinem Buch folgen konnten, den Deckel zuklappen und gestehen, dass sie da nicht mehr mitkommen. Vergessen wir nicht, dass die Hildegard-Medizin nicht nur für die abgebrühten Europäer des zwanzigsten Jahrhunderts geschrieben wurde, sondern für alle Menschen «göttlichen Wohlgefallens». Wer guten Willens ist, wird auch den edelsteinreichen Indern zum Beispiel die Chance geben, ihre Bodenschätze wirkungsvoll einzusetzen. Aber warum in Verbindung mit Segenssprüchen?

Ich weiss es nicht. Uns Aufgeklärten fehlt dafür der Sinn. Doch warum sollte die Macht des Wortes, wie sie bei Hypnose und Suggestion, Psychotherapie und Joga Gültigkeit hat, und zwar auch zu Heilzwecken, nur dann verboten sein, wenn sie im Dienste Gottes ritualisiert wird? Darf das Wort als Medizin nur in der ärztlichen Sprechstunde gelten, aber nicht im Namen Gottes?

Dabei sei ein Zweifaches betont. Es handelt sich weder um eine Edelsteinsegnung, welche es bei Hildegard nicht gibt, noch um die Weckung von Wunderkräften zur charismatischen Anwendung. Es geht mit ganz natürlichen Mitteln zu. Die Formelworte bei der Anwendung von Buchensprossen kann jeder sprechen, der diesen Heileffekt erzielen will, er mag Christ sein oder nicht. In diesem Falle handelt es sich sogar darum, dass der Kranke selbst diese Worte sagen soll. Hier hilft der Kranke selbst zu seiner Heilung mit. Das andere tut die Mandragora oder die kunstgerecht gewonnenen Buchen-, Zedern- oder Espensprossen. Das gehört offenbar zum Heilritual, und man könnte es die Einstimmung des Kranken nennen.

Was sollen wir aber sagen, wenn der Hersteller eines Arzneimittels bei manchen Edelsteinen Gebetsworte sprechen kann, ohne dass der Kranke etwas davon weiss oder zu wissen braucht? Hier scheidet der autosuggestive Effekt aus. Es muss also bei der Veredelung der Edelsteine durch Segensworte etwas anderes mitspielen, das wir nicht kennen. Ich denke an die kommende Zeit, wo die Menschen laut Hildegard in einem vorher unvorstellbaren Masse mit dialektischen Problemen konfrontiert werden sollen. Vielleicht sind solche «Sprachregelungen» der Hildegard-Medizin für Menschen in jener Zeit gedacht? Denn das grosse Rätsel, warum Hildegard so viele Medikamente angibt, wo doch ein Zehntel davon für fast alle Krankheiten genügen täte, lässt sich meiner Ansicht nach nur mit zwei Motiven erklären: Erstens sollte allen Jahreszeiten und allen Gegenden der Welt mit ihren Rohstoffen ein ihnen leicht zugängliches Heilmittel zur Verfügung stehen. Das sind die sogenannten Seelenlandschaften, Lebensräume der verschiedenen Menschen und Völker, denen das jeweilige Heilverfahren und seine Heilmittel solcherart auf den Leib geschrieben würden. Das traue ich der Güte Gottes wohl zu.

Zweitens muss ein vollständiges Medizinalsystem auch die inneren Seelenschichten berücksichtigen. Wir nehmen heute mit der Tiefenpsychologie an, dass es im Aufbau der menschlichen Seele tief zuinnerst einen «sehr alten» Kern gibt, welcher in die Urtage der Menschheit zurückreicht. So hätten die verschiedenen Epochen der Geschichte ihre Spuren in Form von «Jahresringen» rund um diesen seelischen Urgrund aufgebaut. Das entspricht recht gut dem Gedankengut jenes Hildegard-Buches, in welchem ihre Psychotherapie abgehandelt wird. (Vitmer, «Der Mensch in der Verantwortung», Prof. Schipperges). Demnach gibt es im Menschen mindestens fünf solcher historisch bedingter Seelenschichten, die alle ihren unverwechselbaren Charakter haben. Nur selten ist die Seele eines Menschen in jener Menschheitszeit wirklich zu Hause, in der er gerade lebt. Darum sind so viele Menschen unzufrieden. Ihre Zeit entspricht nicht ihrem Wesen. Sie hätten lieber Hunderte oder Tausende von Jahren früher gelebt. Vielleicht wären sie am liebsten heute noch Zeitgenossen Jesu. Andere wieder trauern dem «freien Leben» der Antike nach. In solchen Fällen wäre ein dem Geiste jener Epochen entsprechendes Heilmittel und Heilverfahren zu suchen und anzuwenden.

So gibt es wahrscheinlich Psychostrukturen, die nur durch Steine oder in Verbindung mit Segensformeln von Grund auf zu heilen sind. Nicht immer braucht es diese «grossen Heilungen». Doch halte ich solche anspruchsvollen Heilverfahren durch die weit ausgreifende Hildegard-Medizin für möglich und nur durch sie.

Volkskrankheit Rheuma

Wie wir im Folgenden lesen, handelt es sich nicht nur um die heute Rheuma genannte Krankeit, welche die Hildegard-Medizin meist als Gicht, Vergichtung bezeichnet und noch weniger um die eigentliche Gicht. Wo in Hildegards Naturalien-Buch *(Physica)* wirklich unsere Gicht gemeint ist, findet sich der Zusatz «gutta». Meist steht für die ganze Krankheitsgruppe das ziemlich fremde Wort Paralyse (paralysis). Seine deutsche Übersetzung «Gicht» findet sich in diesem Sinne oftmals im Text eingestreut. Manchmal stehen beide Bezeichnungen nebeneinander, so dass man nicht weiss, hat nun Hildegard im Original das lateinische Wort Paralysis oder das deutsche Wort Gicht diktiert.

Das urdeutsche Wort *gicht* – nicht zu verwechseln mit dem in der Hildegard-Medizin ebenfalls gebrauchten deutschen Wort *vicht* (siehe S. 200) – hängt dem Wortstamm nach mit jäh zusammen, in der Bedeutung von klaffen (griechisch: chainoo). Wenn Spalten entstehen, geht der Zusammenhang verloren. Es kommt zur Auf-Lösung, aus dem Leim gehen. Das bedeutet Paralyse. Davon haben sich noch zwei Krankheitsnamen in der modernen Medizin erhalten, die sogenannte progressive Paralyse, ein

Endstadium der Syphilis, und die Schüttellähmung, Paralysis Agitans (Parkinsonsche Erkrankung), die wir wahrscheinlich alle schon mal bei älteren Leuten gesehen haben. Früher kannte man keine eigentlichen Nervenkrankheiten. Die fielen alle unter den Begriff Paralyse und gehörten zur grossen Familie der Vergichtung. Auch Rheumatismus und Gelenkrheuma gehörten dazu. Da kein Teil des menschlichen Körpers ohne die sich auf's feinste verzweigenden Nerven auskommt und diese wieder in engstem Wechselspiel mit den Gefässverzweigungen stehen, lässt sich von vorneherein nicht feststellen, ob bei rheumatisch-paralytischen Krankheiten die Nerven oder die Säfte eine grössere Rolle spielen.

Für eine Beteiligung des Nervenapparates an vielen Erscheinungen des rheumatischen Formkreises spricht die Tatsache, dass die meisten Rheumatismen ortsgebunden sind. Der Rheumatismus ergreift nicht so sehr Organe und auch nicht den ganzen Körper, sondern nur bestimmte Stellen. Zur Hildegard-«Gicht» zählen unter anderem auch gewisse Leiden, die wir als Arteriosklerose bezeichnen. Aber auf was führen wir die Arteriosklerose zurück? Über die Letztursachen von Krankheiten wissen wir im Grunde genommen herzlich wenig. Die pathologische Anatomie und Mikroskopie hat uns Zustände sehen gelehrt, aber über das Geschehen täuscht die Beobachtung fixierter Endzustände oft hinweg. Die neuesten Forschungsrichtungen der Immunologie und Isotopik haben uns diesbezüglich erhebliche Neuerkenntnisse eingebracht. Wir sind jetzt eher bereit, einer Hildegard mit ihren subtilen Schilderungen humoraler Vorgänge zu folgen. Ob zwischen Rheumatismus, Gicht, Arteriosklerose und Lähmungen Ursachenbrücken bestehen, können wir heute weder widerlegen noch bestätigen. Nach hildegardischer Vorstellung liegen «mobiles humores», eine Leichtverschieblichkeit von Säften vielen Paralys-Formen ursächlich zugrunde. Unser Name Rheuma, das heisst Leicht-Flüssigkeit, weist noch in diese Richtung, obwohl gerade der Name Rheuma bei Hildegard in unserem Sinne nicht vorkommt. Noch um 1700 wurde Rheuma mit Katarrh übersetzt. Es ist ein Modewort unserer Zeit geworden. Im Folgenden benütze ich die Bezeichnungen Paralysis/Gicht/Rheuma im gleichen Sinn.

Hildegards «Paralysis» ist ein eigentümlicher Säftezustand, den man mit Paralysis-Faktor im Blute bezeichnen könnte, ähnlich wie man heute mit verschiedenen Tests Rheuma-Faktoren im Blute nachweist. Nur muss man sich Hildegards Paralysis-Faktor allgemeiner denken, so dass sich auf seiner Basis nicht nur Gelenkrheuma, sondern auch Gicht und Nervenlähmungen entwickeln können. Ich bin überzeugt, dass man ihn eines Tages finden wird. Die Hildegard-Medizin gibt sogar seine Formel an (CC 52,37). Doch wird es wohl noch ein Weilchen dauern, bis unsere Laboratorien in hildegardischen Dimensionen zu denken gelernt haben. Grundsätzlich befindet sich unsere biochemische Forschung auf dem Weg dorthin.

Um bei der Hildegard-Medizin mitreden zu können, müsste es der Wissenschaft auch gelingen, die zwölf natürlichen Wasser-Arten zu unterscheiden, welche das Lehrbuch beschreibt. Das siebte Wasser der hildegardischen Reihenfolge genügt für sich allein, um den ganzen Rheuma-Chemismus des Menschen aufzuheben. Es wäre sozusagen Rheuma-Arteriosklerose-Heilmittel Nummer eins. Wir sind aber noch nicht soweit, mit unseren heutigen Analysen dieses Wasser herauszufinden. Die Beschreibung der zwölf Wässer durch das Hildegard-Lehrbuch (CC 24,16–27,31) darf nicht so naiv-vordergründig verstanden werden, wie es sich liest. Das gilt für alle wissenschaftlichen Texte bei Hildegard. Erst wenn wir versuchen, sie in die wissenschaftliche Sprache unserer Zeit zu übersetzen, entdecken wir, wie wenig wir von den Grundgeheimnissen der belebten Natur bisher kennen.

Wer weiss zum Beispiel, dass man bei der Harnschau unter sechs typischen Urinformen auch den «paralytischen Urin» erkennen (CC 224,36ff) und gewisse prognostische Schlüsse daraus ziehen kann? Ich halte es für sicher, dass Hildegard nie eine Harnschau vorgenommen hat. Was man darüber in ihrem Lehrbuch liest, enthält so viel physiologische Chemie, dass man das eher einem alchemistischen Laboranten zutrauen würde. Wahrscheinlich steht es gar nicht da, um Voraussagen zu machen. Sondern wir sollen anhand dieser Schilderungen lernen, in die chemischen Begriffe des Lehrbuches besser einzudringen. Wer das Kapitel über den Paralysis-Urin verstünde, verstünde auch den Chemismus des Rheuma!

Es ist oft schwer zu sagen, warum dieses oder jenes im Hildegard-Lehrbuch der Medizin steht. Je nach dem Stand ihres Wissens werden verschiedene Zeiten Verschiedenes für wertvoll und wichtig halten. Ich habe nicht den Ehrgeiz, alles bei Hildegard zu begreifen. Es geht mir nur darum, aufmerksam zu machen. Zum Herausgreifen des Themas Paralysis-Rheuma hat mich die Aktualität dieser unbewältigten Volkskrankheit veranlasst und der breite Raum, den die Paralyse-Mittel Hildegards im Naturmittelbuch einnehmen. Wenn Hildegard allein diese Mittel beschrieben hätte, würde es genügen, um jene zu widerlegen, die von Forschungsarbeiten Hildegards faseln, und auch jene anderen, die nur eine Sammlung von Volksmitteln darin sehen wollen. Hildegards volkstümliche Schreibweise täuscht. Ihre Medizin steckt voll Wissenschaft.

Warum soll der Paralytiker alle Tage nüchtern Wein, Gerstenbier oder sogar Roggenbier trinken? (CC 114,27ff). Oder, wenn er all das nicht hat, lauwarmes, abgekochtes, durchgeseihtes Brotwasser, um von seiner rheumatischen Anlage befreit zu werden, vor rheumatischen Attacken verschont bleiben? Dieser kleine Rat im Rahmen eines grösseren Abschnittes über die Hygiene des Trinkens und die Physiologie des Durstes würde beinahe die 100 Rheumamittel überflüssig machen, wenn hier unter dem Namen «gutta» nicht eine Sonderform dieser Krankheit beschrieben würde. Die Medizingeschichte kennt Gutta (Tropfen) als Name für die echte Gicht und für den Schlaganfall. Ich darf die Vermutung äussern, dass es sich bei obigem Rat sowohl um echte Gicht als auch um die Arteriosklerose-Krankheit handelt, welche den Betroffenen zur Masslosigkeit verleitet. Die masslose Arbeitswut der Manager wäre also nicht die Mitursache der Arteriosklerose, sondern schon die Folge der diesem Leiden zugrunde liegenden Säftekonstellation. Ja, Hildegard macht es dem Übersetzer und Forscher nicht leicht.

Was sollen wir dazu sagen, dass Abführmittel («Potiones») weder Schwerkranken noch den von (Gelenk?)Rheuma Geplagten nutzen (CC 135,10ff). Jene haben mehr Schaden als Nutzen davon. Wer weiss das von den heutigen Ärzten? Wer denkt überhaupt daran? Ausgerechnet Hildegard sollte diese «Erfahrung» gemacht haben? Nulla pictura! Das Lehrbuch ist nicht Menschenwerk. Wo wir bei Hildegard ins Detail gehen, kommen wir immer zu dem gleichen Ergebnis.

Sehen wir einmal davon ab, dass von den 99 Rheuma-Paralys-Mitteln des hildegardischen Naturmittelbuches gut die Hälfte teils wegen ihrer komplizierten Herstellung, teils wegen textlicher Unklarheiten oder unzumutbaren Anwendungsvorschriften heute praktisch kaum brauchbar sind und sicher weder von Hildegard noch von einem Arzt jemals angewandt wurden, so imponiert doch die Unsumme von Detailwissen. Bis zur Verwendung in der ärztlichen Praxis wird es noch viele Studien brauchen. Aber einmal müssen wir damit anfangen. Selbst wenn einiges nicht anwendbar sein sollte, so entschlüsselt es doch viele Naturgeheimnisse, von denen wir bisher keine Ahnung hatten. Helfen und Heilen mag ein Zweck der Medizinschriften Hildegards sein. Erkenntnis der Natur- und Schöpfungs-Geheimnisse ist mit den beiden Medizinbüchern Hildegards sicher auch beabsichtigt. Darin steckt Weisheit, von welcher ein Gelehrter schreibt:

«Die allgemeine Begriffsbestimmung von Weisheit ist Erkenntnis der Dinge in dem Grund ihres Wesens.» (Dr. P. Scheck, Jakobus und sein Brief, München, 1883. S. 32). Genau dies trifft den Kern der Bücher Hildegards. Sie sind konzentrierte Weisheit auf allen Gebieten. Auch auf dem der Medizin.

Nur aus der weisheitsgenauen Kenntis aller Naturdinge lässt sich das Naturmittelbuch Hildegards erklären. Es lag sicher kein medizinisches Bedürfnis vor, z.B. bei mehr als einhundertacht Therapievorschlägen, die Wärme als Heilfaktor einzusetzen. Darunter befinden sich dreizehn Dampfbäder und ebensoviele Vollbänder für alle möglichen Zwecke und auch aus allen möglichen Rohmaterialien: Aus Hafer, Farn, Petersilie, Lattich, Grundelrebe, Storchenschnabel, Thymian, Nussbaumwurzelerde, Maulbeerblätter, Zypressenzweige, Pappelbaumrinde, Ahornzweige, Hainbuchenzweige, Erlenholz, Wacholderbaum, Pferdeblut, um nur die Hauptbestandteile dieser Bäder zu nennen. Die zahllosen Zusätze und Einzelvorschriften, welche bei jedem Bad eingehalten werden müssen, kann ich hier nicht aufzählen. Das gäbe ein eigenes Badebüchlein. Diese Bäder werden eingesetzt gegen: Gicht, Rheuma, allgemeine Körperschwäche, Blasensteinleiden, Rippenfell(?)-Schmerzen, Hautausschläge, Sexualstörungen, Krätze bzw. juckende Hauterkrankung, Fieber, Gehirnkrankheiten, ja sogar gegen Bosheit. Daneben gibt es zahlreiche Packungen mit warmen Kräutern oder warmen Erden. Auch sehr seltsame Vorschriften finden sich, wie z.B. warmes Pfirsichharz gegen Kehlkopfleiden und Kropf; eine Räucherung mit Eibenholz; verschiedene Kopfwaschungen mit Aschenlauge; sonnenwarme (Fluss)Perlen über die Schläfen gebunden gegen Kopfweh; Überbeinbehandlung mit sonnenwarmem Gold und anderes mehr.

Bei einhundertsechsundfünfzig Naturmitteln, meist Salben, salbenartige Einreibungen und Auflagen, finden Fette und Öle verschiedenster Herkunft Verwendung, unter genauester Angabe der Herstellungsvorschriften. Die Liste der damit zu behandelnden Krankheiten umfasst beinahe alle Organe und Leiden. Das gleiche Leiden kann mit verschiedenen Mitteln und Methoden angegangen werden.

Die Kombination anderer Krankheiten mit Rheuma/Gicht, welche mit dem gleichen Mittel behandelt, gebessert oder geheilt werden können oder könnten, ergibt aufschlussreiche Einblicke, was für eine Krankheit damit gemeint sein mag. Unter die Behandlung mit «Gicht/Paralys»-Mittel fallen so verschiedene Krankheiten wie:

Sprachstörungen, Gedankenverlorenheit, Heiserkeit, Brustleiden, Mundgeruch, Stuhlverstopfung, Fieber, Pleurisis (was manchmal Rippenfellentzündung, unsere Pleuritis, sein kann), Gastritis, Lähmungen, Schlaganfall, Herzbeschwerden (Coronarsklerose?), Kontrakturen (Bechterew!), Jähzorn, Quinke-Ödem, Seitenschmerzen, Kopfweh, Nierenleiden, neben dem Heer der rheumatischen Beschwerden im Rücken, in den Schultern, in den Beinen und wo überall das (Muskel) Rheuma auftreten kann.

Die Fülle von Krankheitszeichen, welche oft gleichzeitig mit einem hildegardischen Paralysis/Gicht-Mittel behandelt werden können, war einer der Gründe, anzunehmen, dass auch die heute als Arteriosklerose bezeichnete Symptomatik ebenfalls unter diesen grossen Sammelbegriff «Gicht» fällt. Ich lege darum Wert darauf, die Namen bei Hildegard nicht obenhin zu übersetzen, sondern erst zu studieren, was sich dahinter eigentlich verbirgt und wie wir es in unserer heutigen Medizinsprache am besten wiedergeben.

Zu den Heilmitteln treten auch einige Vorbeugungsmittel. So soll zum Beispiel das häufige Essen von Quitten (gekocht oder getrocknet, also nicht roh und frisch) ein Vorbeugungsmittel gegen Arteriosklerose und Cerebralsklerose sein. Bei ein wenig Nachdenken ergibt sich, dass solche Angaben nicht Erfahrungsgut sein können. Wieviele Leute und wie lange müsste man diese mit Quitten «behandeln», um daraus den Schluss zu ziehen, dass sie keine Arteriosklerose bekommen? Nulla pictura! Hildegards Medizinwissen ist nicht Menschenwerk.

Im Naturalienbuch Hildegards gibt es gegen Gicht/Rheuma/Arteriosklerose fünfundvierzig innerlich einzunehmende Mittel; neun Badeanwendungen (allein fünf stammen von den Bäumen); elf warme Auflagen oder Packungen, zehn kalte Auflagen oder Bandagen, zweiundzwanzig Salben. Der Rest sind sonstige Methoden gegen dieses Leiden.

Aus den vielen Briefen, in denen mich ungeheilte Kranke um Rat fragen, sehe ich ungefähr, wo trotz der grossartigen modernen Medizin noch der Schuh drückt. Dazu gehören auffallend viele Gelenkrheuma-Erkrankungen. Das entspricht ungefähr auch der Erfahrung, die man als Arzt täglich in der Praxis macht. Zu den Mitteln gegen schweres Gelenkrheuma zählt auch folgende Salbe:

«Zerstosse Wermut (Blätter) in einem Mörser zu Saft; dann nimm einen Teil Hirschmark, zwei Teile Hirschtalg und vier Teile von diesem Wermut-Saft (Brei). Daraus mache eine Salbe. Ein Mensch, der vom schwersten Rheuma geplagt wird, so dass sogar seine Glieder (in den Gelenken) zu zerbrechen drohen, den salbe nah bei einem Feuer kräftig dort ein, wo es ihm weh tut und er wird geheilt.»

So einfach ist das mit der Heilung der deformierenden Gelenk-Gicht, wie das Volk es nennt, oder der Arthritis deformans, um in der Sprache der Wissenschaft zu reden. Doch soll nur einmal einer versuchen, Hirschmark zu organisieren! Daran scheiterte bisher die Herstellung dieser brennend nötigen Arthritissalbe. Es werden doch genug Hirsche gejagt, geschossen und gegessen, um die Apotheke mit dem auch für andere Salben wichtigen Hirschmark zu versehen. Wo kann man's kaufen? Denn durch ein chemisches Prinzip wird man's so schnell nicht ersetzen können. Im Hirschmark steckt eine Unsumme von Einzelkräften und Einzelwirkungen. Überhaupt wird heute die Beschaffung von Rohstoffen aus dem Tierreich zu einer Qual. Den Apotheken, die sich's trotzdem nicht verdriessen lassen, Hildegard-Naturmittel herzustellen, gehört ein Denkmal gesetzt. Für dieses und für viele andere Hildegard-Naturmittel sind wir heute wesentlich auf die willige Mitarbeit der Apotheker angewiesen. Hildegard-Mittel sind auf lange Sicht hinaus keine Schubladen-Mittel.

Ich meine, dass diese Übersicht über eine einzige Krankheitsgruppe aus dem Naturalienbuch Hildegards den unbefangenen Leser durch ihre Fülle überwältigt. Noch habe ich nichts von Entstehung, Ursachen, Mechanismen und Chemismen dieser Volkskrankheit gebracht, weil darüber im Naturalienbuch nur spärliche

Angaben stehen. Wenn man das Lehrbuch daraufhin durchsieht, wird man fast mit der ganzen, schwierigen Pathologie der Hildegard-Medizin konfrontiert. Seine Schilderung würde den Rahmen dieses Buches weit überschreiten. Nur so viel möchte ich dazu bemerken, dass nach dem Hildegard-Lehrbuch die Entstehung weitgehend mit dem Essen und Trinken zusammenhängt, wie auch wir es heute von der Arteriosklerose und von dem Sonderfall der echten Gicht nur zu gut wissen.

Können wir uns nun vorstellen, welche Unsumme von medizinischem Wissen, welcher ungehobene Schatz in der Hildegard-Medizin hinterlegt ist, wenn ein einziges Leiden eine solche Vielzahl von Mitteln hat? Praktisch kommen bei Hildegard alle nur möglichen Erkrankungen des Menschen mit gleicher Sorgfalt und Ausführlichkeit zur Sprache. Ausserdem gibt es noch neben den zwei Medizinbüchern Hildegards eine weitere Schrift mit vorwiegend medizinischem Inhalt nach astrophysischen Gesichtspunkten, die von mir Notizen genannten «Aphorismen» (Prof. Schipperges). Dieses Werk ist eine Entdeckung der jüngsten Zeit und auch nur in einem einzigen Exemplar handschriftlich überliefert. Des weiteren drei von zehn Visionsbilder im *Divop*-Buch reich gespickt mit Angaben zur Pathologie der Krankheiten. Wer da noch meint, die Hildegard-Medizin sei Menschenwerk, kann mir leid tun. Leid täte mir auch jener Leser, den mein Rheumakapitel nur deswegen enttäuscht, weil es keine handfesten Therapievorschläge bringt. Das war nicht der Zweck dieses Buches. Übrigens haben wir eines der hervorragendsten Rheuma/Gicht-Mittel bei den Universalheilmitteln (siehe S. 146) kennengelernt, die Goldkur. Und zum Trost noch ein Rheuma-Rat. Wer in meinem Buch *So heilt Gott* die Kostform 3 genau beachtet, vermeidet weitgehend alle jene Nahrungsmittel, welche mit zum Rheuma beitragen. Ich erinnere hier in erster Linie an den Lauch (Porrey), an die Erdbeeren, an die Gurken und – an den Bohnenkaffee.

Zu allerletzt etwas über das Rheuma-Heilmittel «Schlehe». Hildegard schreibt: «Wenn Du die Früchte dieses Dorn-Strauches

(Spinae), nämlich die Schlehen, mit Honig sulzen tust (temperierst) und sie so zubereitet oft verzehrst, wird dich *gicht* verlassen.» Wieder eines der Du-Mittel Hildegards. Heisst das, ein jeder soll sich seine gesulzten Schlehen selbst machen? Wieviel der kandierte Ingwer den Menschen schadet, soviel nützen Honig-Schlehen. Das eine wird von der Welt hochgepriesen, das andere kennt man nicht. Das Unscheinbare, die Schlehen, hat Gott erwählt, wie öfters bei Hildegard. Auch die fast unbekannte Kornelkirsche und die unscheinbare Mispel stecken voll von Heil- und Gesundheits-Kräften. Wer aber achtet sie in ihrem schlichten Gewande?

Einmal Herz mal neununddreissig

Jeder Mensch hat ein Herz und neununddreissig Möglichkeiten bietet die Hildegard-Medizin, ihm zu Hilfe zu kommen. Zur Heilung von Grund auf lesen wir im Lehrbuch nur von einem einzigen Herzmittel, welches die typische Entstehung jedes echten, primären Herzleidens mit einer einzigen typischen Arznei behandelt. Wie kommt es überhaupt zum Erkranken des Herzens? Spielen Sorgen und Stress wirklich eine Rolle dabei, wie es die moderne Medizin zur Zeit behauptet? Merkwürdigerweise kennt Hildegard diese Ursache beim Herzleiden gar nicht. In ihrer Medizin steht einzig und allein als Ursache die falsche Ernährung, und zwar ein bestimmter Typ von schädlichen Speisen (diversae/noxiae escae) und ebensolchen Getränken (diversi/noxii potus) (CC 95,13ff). Da es sich dabei um die Fachsprache Hildegards handelt, können wir nicht so ohne weiteres sagen, welche Speisen das sind. Wir halten nur fest, dass von fast allen Medizinern heute beim Herzinfarkt Diätfehler als Mitursache angenommen werden.

Ich weiss nicht, wie die Ärzte zur Zeit Hildegards darüber dachten. Wohl kaum so klar. Eine andere Ursache kennt die Hildegard-Medizin nicht. Sie weiss noch mehr. Aus dieser Fehlernährung kommt es zu einer Vorschädigung des Magen-Darm- und des Harn-Apparates, welche ihrerseits gemeinsam auf die Nebenniere und andere innere Drüsen schädigend einwirken. Nebennieren? Heureka, das sagen ja unsere Gelehrten auch! Schreibt Hildegard wirklich von den Nebennieren? Nicht ausdrücklich, sondern von viscera, wozu vornehmlich die Drüsen mit innerer Sekretion gehören. Nicht genug damit. Der nächste Schritt in der gewöhnlichen Entwicklung zur echten Herzkrankheit geht nach Hildegard über die – Milz! Wie wenig wissen wir von der Rolle, welche die Milz im gesunden und kranken Organismus des Menschen spielt und wieviel weiss Hildegard von den chemisch-physiologischen Vorgängen in diesem wichtigen Umschaltorgan! Klar, dass in ihrer Zeit dies niemand wusste und klar, dass sie diese innermenschlichen Säfteströme weder beobachtet noch erforscht haben kann. Das ganze Lehrbuch ist voll von gelehrten Schilderungen, zu denen Erforschung heute ein Heer von Wissenschaftern mit den raffiniertesten Methoden mobil gemacht wird. Wir wundern uns nicht, denn wir wissen, woher Hildegard diese Kenntnisse bezog.

Der chemische Stoff, welcher die Milz attackiert, lange ehe das Herz selbst von einer chemischen Noxe angegriffen wird, findet sich im Blute als gasförmiger Körper. Qualm, fumus, nennt das Lehrbuch diesen Giftstoff. Wieder so eine Spezialbezeichnung, deren wörtliche Übersetzung wenig besagt und hinter der sich chemische Bindungen verbergen, die sich eben wie Gase verhalten. Ob als Träger dieses Milzgiftes die roten oder die weissen Blutkörperchen dienen oder ein Bluteiweiss, das mag die Wissenschaft interessieren. Für uns bleibt es sich gleich. Die Milz antwortet mit einer Art Entzündung, Vergrösserung und inneren Schädigung, welche das Lehrbuch als «Verwundung» bezeichnet. Wir wissen nicht, was damit gemeint ist und unsere Experimentatoren haben bei ihren millionenfachen Experimenten über die Pathologie des Herzens im Traum noch nicht daran gedacht, die Milz in ihre Herz-Untersuchungen einzubeziehen. Es würde sich aber lohnen.

Denn die «geschwollene» und leidende Milz gibt nach dem Billardsystem den schwarzen Peter an das Herz weiter. Es kommt zu stofflichen Ablagerungen im Bereich der Coronargefässe. Donnerwetter, wird da der moderne Arzt sagen, das hat Hildegard auch schon gewusst? Namentlich nennt sie die Herzkranzgefässe nicht. Aber was soll «in der Herzperipherie» anders heissen als im Koronarbereich? Der Text lautet: «Um das Herz herum.» Die Herzkranzgefässe umschlingen von aussen das ganze Herz (circa cor) und in ihrem Gebiet kommt es nach Hildegard zur Ablagerung eines pathologischen Stoffes – ganz wie die moderne Herz-Infarktforschung der letzten Jahre gefunden hat.

Der Hildegard-Text fährt fort: Das Herz ist stark und widerstandsfähig. Jeder Arzt weiss, dass das Herz so ziemlich das Letzte ist, was im Kampf mit der Krankheit unterliegt. Aber die Attaken des Milzgiftes auf das Herz lassen nicht nach, weil die Schadstoffe immer mehr in der Milz zunehmen. Nun fängt das Herz an weh zu tun. Wenn es schon viel ausgehalten hat, dann brennt schliesslich noch eine chemische Sicherung im Menschen durch und die Milzgifte gehen mit dem gefährlichsten Giftstoff des Menschen, dem schon einmal genannten Melanche-Proteid, eine feste Molekularverbindung ein und jetzt erst erfolgt die massivste Vergiftung des Herzmuskels. Das führt zu den häufigen und plötzlichen Schwächezuständen des Herzens. Das sind die berühmten Herzschwächen der Angina pectoris und jene Praeinfarktzustände (Herzmuskelkrämpfe), welche den Endzustand der Herzkrankheit einleiten.

Jetzt, durch das Herzleiden, werden die Betroffenen depressiv und gereizt (acerbi) und schalten auf eine Art Notwehrreaktion um: Sie essen und trinken weniger. Sie spüren offenbar, dass ihr Leiden vom Essen und Trinken gekommen ist. Aber für Diät ist's zu spät. Der Karren ist verfahren. Sie fallen von Kräften und kommen kaum mehr mit dem Leben davon. Soweit die Schilderung des Hildegard-Lehrbuches. Eine Schilderung, die bis heute kein Mensch so bringen könnte, wenn er nicht – wie Hildegard –

eine höhere Erleuchtung als Wissensquelle besitzt. Die Darstellung stimmt mit vielen heutigen, hochwissenschaftlichen Untersuchungen und Beobachtungen überein und ergänzt sie noch in wesentlichen Zügen. Bemerkenswerterweise gibt das Lehrbuch an, die gedrückte Seelenstimmung eines Herzkranken ist nicht die Ursache, sondern die Folge eines Leidens, das, wie immer bei Hildegard, rein stofflich entstanden gedacht ist. An diesem kleinen Beispiel der Herzpathologie sehen wir wiederum, wie sinnlos es ist, das Hildegard-Wissen als Forschungsergebnis zu bezeichnen. Das Hildegard-Lehrbuch ist angefüllt mit ähnlich präzisen Angaben bei allen wesentlichen Krankheiten. Da ist keine Unsicherheit, kein Wenn und kein Aber. Mit wenigen Zeilen ist alles Wesentliche gesagt. Eine andere Ursachenkette, die zum Erkranken des Herzens führt, kennt Hildegard nicht. Das heisst nicht, dass nicht das Herz auch bei anderen Krankheiten mitbeteiligt sein kann. Im Lehrbuch dagegen findet sich gegen die eine typische Ursache der Herzkrankheiten nur eine einzige typische Medizin.

Die Herstellung dieses Original-Hildegard-Herzmittels verlangt unter anderem die Verwendung von Griechenklee-Saft, der zur Zeit nicht im Handel ist und meines Wissens auch bei Hildegard sonst in keinem Arzneimittel verwendet wird. Die fertigen Herzpillen «Hildegard» müssen an der Sonne im Sommer getrocknet worden sein, «damit man sie auch im Winter vorrätig hat» (CC 174,31). Diese sehr genaue Angabe des Lehrbuches sollte bei der Herstellung eingehalten werden. Darum lassen sich Hildegard-Mittel nicht so kommerzialisieren wie andere Medikamente, was sie verteuert. Andererseits gibt Hildegard aber auch jedem die theoretische Möglichkeit, sie selbst herzustellen.

Hildegard erklärt, warum diese Herz-Pillen aus diesem und jenem Rohstoff in vorgeschriebenen Gewichtsverhältnissen bestehen müssen. Sie lässt sich aber diesmal auf keine Details ein und entgegen ihrer sonstigen Gewohnheit schildert sie hier nicht, warum diese Pillen (zuerst) nach dem Essen und dann auch vor dem Essen zerkaut werden müssen. Ausserdem gehört zu den Herz-

Pillen als Ergänzung noch ein süsser Herztrunk, welcher erst den eigentlichen Giftstoff aus dem Herzen entfernt, während das erste Mittel, die Herzpillen, die Herzschmerzen - also wohl die Gefässverkrampfungen des Herzens - nur lindert. So genau nimmt's das Hildegard-Lehrbuch.

Es gibt sogar noch ein drittes, vorbeugendes Herzmittel, welches sofort zu nehmen wäre, wenn das Herz anfängt wehzutun, jedenfalls bevor Herzschwächen auftreten. Bei diesem Mittel werden einige Bestandteile mitverwendet, die auch bei den Herzpillen vorkommen (Weisser Pfeffer und Griechenklee). Nie aber wiederholen sich bei Hildegard die gleichen Rohstoffe in zwei Medikamenten. Das Herzpulver wird mit ein wenig Brot - und nicht anders! - eingenommen und nun (genau umgekehrt wie bei den Herzpillen), zuerst nüchtern und dann erst nach dem Essen und zwar immer nur (recht) mässig. Die Mittel scheinen so harmlos zusammengesetzt. Doch leisten sie mir oft mehr als moderne Pharmaka -- wenn man's genau nimmt.

Aber sie helfen nicht bei allen Herzbeschwerden. Aus meinem ersten Hildegard-Buch kennen wir den berühmten Herzwein. Seine Wirksamkeit und seine Kräfte kann ich nicht genug loben. Wievielen wurde schon dadurch geholfen! Wenn ich könnte, würde ich allen Menschen diesen Wein literweise als Konsumwein verkaufen. Wenn man ihn nicht zu stark macht, hat man den idealen Tischwein. Aber auch dann bleibt noch ein erheblicher Rest von Herzleiden ungeheilt. Wieso? Da sind einmal die Rheumatiker. Warum hat wohl Hildegard hundertundein Rheumamittel? Weil alle Leiden, wenn sie bei Rheumatikern auftreten, mit einem Rheumafaktor verkoppelt sind. Daher nimmt man bei den magenkranken Rheumatikern ein Rheuma-Magenmittel und bei den herzkranken Rheumatikern ein Rheuma-Herzmittel. Zum Beispiel das Mittel aus der Vogelkehle der Ackerstelze (PL 1307 B). Oha! Das geht also nicht. Aber wie wär's mit einem (indischen) Jaspisstein? Über der schmerzenden Stelle - zum Beispiel des Herzens - kalt auf die blosse Haut gelegt und fest angedrückt, bis er warm wird (und nicht länger) nimmts die (rheumatischen) Herzschmerzen, wie ich vielfach bestätigt gefunden habe. Es heilt sie, schreibt Hildegard. Dies kann man sehr schön beobachten, wenn Zahnherde die Herz-Rheuma-Schmerzen machen.

Das universalste Herzmittel aber ist der Galgant. Die Galgantwurzel, von einem Ingwergewächs aus Malaysien (Alpinia Galanga), kann als das beste Pferd im Stall der neununddreissig Herzmittel gelten. Die oben beschriebenen Herzpillen Hildegards haben nämlich einen Schönheitsfehler. Sie gehören zu jenen vierzig Lehrbuchmitteln, welche unter dem Siegel stehen: *Nisi deus nolit!* Zu deutsch: Sie werden den Menschen gesund machen oder der Mensch wird sterben oder GOTT will den Kranken nicht befreien (z.B. von seinem Herzleiden). Diese Einschränkung gilt vom Galgant nicht. Der hilft immer bei Herzschmerzen und Herzschwäche und zwar so gut, dass ich die Galgant-Tablette sogar im Sonntagsdienst sofort einem Patienten gebe, er mag infarktverdächtig sein oder was immer für Herzbeschwerden leiden, noch ehe ich zur Spritze greife. Ich habe dann das beruhigende Gefühl, dass nun die schlimmste Gefahr auf alle Fälle vorderhand gebannt ist. Ich habe stets solche Galganttabletten bei mir, Tabletten aus gepulverter Galgantwurzel gepresst. Eine Hildegard-Medizin ohne Galgant könnte ich mir gar nicht mehr vorstellen.

Die Wunderdroge Galgant, *mein* Ginseng sag ich, findet sich in zahlreichen anderen Hildegard-Mitteln und ich habe die Überzeugung, dass sein Zusatz immer irgendwie dazu dient, das Herz zu stärken. Zum Unterschied von den oben beschriebenen Herz-Kur-Mitteln Hildegards heilt Galgant nicht. Er hilft. Er hilft rasch und sicher - aber eben nur als Hilfsmittel, gegen Schwindel, Schwäche und Schmerzen, die das Herz überfallen. Sehr schön sieht man das bei den Herzschmerzen nach einem (fetten) Essen, wenn es unter dem Herzen, in der Magengrube wehzutun anfängt und man nicht recht weiss, ist's der Magen, ist's das Herz - oder die Gallenblase. Wenn man bei so einem «verdorbenen» Magen sofort eine Galgant-Tablette im Mund zergehen lässt, löst sich alsbald ein Darmwind oder es kommt zum Aufstossen (eventuell sogar zum Erbrechen) und das ganze Übel ist beseitigt. Das Herz wird wieder frei und die gefürchteten Gallenkoliken kommen fast nie zum Ausbruch.

Doch auch Galant hat einen Nachteil. Er schmeckt scheusslich scharf. Schärfer als Paprika, sage ich meinen Patienten beim ersten Mal zur Vorwarnung. Galgant darf nicht als Ganzes geschluckt werden, sondern muss gekaut werden, genau wie die Herzpillen auch. Die Wirkung über die Zunge gehört gerade für das Herz zum Wesentlichsten. Ich vergleiche die Galgantwirkung auf's Herz mit dem berühmten Nitroglyzerin, von dem wir auch wissen, dass seine Primärwirkung über die Zunge geht. Aus diesem Grunde habe ich seit vielen Jahren bei meinen Herzpatienten keine Nitropräparate mehr gebraucht.

Die Herzwirksamkeit der Galgantwurzel ist in der Medizin noch ganz unbekannt. Niemand ausser Hildegard verwendet sie gegen Herzbeschwerden. Galgantextrakt war früher sehr beliebt in Elixieren «Für das lange Leben» und anderen Wunderarzneien. Ich halte diese Verwendung für sehr vernünftig. Wenn wir das Herz kräftigen, haben wir eine der Voraussetzungen für ein möglichst langes Leben erfüllt. Kraft oder Schwäche hängen überhaupt von keinem Organ so sehr ab wie von der Herzleistung. Darum steht auch bei Hildegard nirgends so oft von einer kräftigenden Wirkung wie bei den Herzmitteln.

So eine Kräftigung (des Herzens) kann man auch erreichen durch die in meinem Hildegard-Buch beschriebenen «Nervenkekse». Neben vielen anderen guten Wirkungen auf das Nervensystem machen sie daneben den Menschen auch fröhlicher und wir erinnern uns, oben gehört zu haben, dass Herzkranke automatisch traurig werden. Wenn das Herz schon (längst) wieder gesund ist durch die beschriebene Herzkur Hildegards, könnte es gut sein, dass der Mensch trotzdem bei jener während der Krankheit angelernten und angewöhnten Traurigkeit bleibt. Dann wären diese Intelligenzkekse das ideale Nachkurmittel, herzwirksam und frohmachend.

Eine weitere Möglichkeit der Kräftigung (des Herzens) können wir aus dem Enzian herausholen. Aber nicht, dass ihr nun meint: «Aha, darum sind die Gebirgler so kräftige Leute! Enzian muss her!» Nein, Hildegard ratet nicht zum bekannten Enzianschnaps. Es muss auch gar nicht die Wurzel sein. Ihr Enzian-Mittel besteht im Einnehmen des gepulverten Enzians in Suppe. Brr. Ja, so ist Hildegard. Übrigens gilt dieses Herzmittel nur, «wenn jemand so starken Herzschmerz erleidet, als ob sein Herz kaum mehr bestehen kann (oder «wie an einem Faden hängt»). Dann kräftigt die Enziansuppe das Herz.

Ganz anders sieht das Wirkbild aus bei der Wermutkur Hildegards. Der hildegardische Frühlings-Wermutwein wird kurmässig von Mai bis Oktober jeden dritten Tag nüchtern getrunken. Nicht gegen eine Krankheit - oder höchstens gegen eine, welche Hildegard *Lanksucht* nennt (siehe S. 153). Aber was die Kur leistet, kann sich sehen lassen: Sie tilgt den Mutterstoff aller schweren Krankheiten im Menschen, das Melanche Chem. Macht deine Augen hell und kräftigt das Herz. Duldet auch kein Krankwerden der Lunge und macht gute Magendurchblutung und säubert die Eingeweide und bereitet gute Verdauung (PL 1173 AB). Also beinahe ein Universalmittel, wobei zwei Dinge auffallen. Erstens richtet sich das Mittel an eine Du-Person. Wer sich vom hildegardischen Du ansprechen lässt, dem gelten die Verheissungen in erster Linie. Das zweite betrifft die Herzkräftigung, welche kein Krankwerden der Lunge duldet. Die zwei gehören sachlich zusammen, ausgedrückt im Hildegard-Text durch das kleine Wörtchen «ac» statt des gewöhnlichen «et» für das Wort und. Das heisst also in der Sprache der modernen Medizin, dass keine Lungenerkrankung eintreten kann, die auf einer sogenannten Linksherzinsuffizienz beruht, wenn man die Frühlingswermutkur macht. Jene Lungenerkrankung, die auf eine Herzschwäche zurück geht, wo der Mensch immer schwerer Luft bekommt und die letztlich als Herzasthma oder Herz-Lungenasthma die Menschen quält. (Mit dem echten Lungenasthma hat das wenig zu tun; nur der Name Asthma ist in unserer Medizinsprache gemeinsam.) Das also bedeutet hier «das Herz kräftigen».

Bei einem weiteren Mittel zur Herzkräftigung spielt das Habichtskraut eine Rolle (PL 1177 D; 1158 A). Von diesem Kräutlein, wenn man's isst, heisst es schlichtweg: Es kräftigt das Herz und zwar, weil es die angesammelten Giftstoffe reduziert, von denn wir oben hörten, dass sie den echten Herzerkrankungen vorangehen. An zwei Hildegard-Stellen wird von diesem Habichtskrautmittel geschrieben. Einmal heisst es nur, dass man's nie für sich allein, sondern immer gemischt essen soll, und der Text fängt an zu beschreiben, wie so eine Mischung aussehen soll (mit etwas Galgant und etwas Zitwer). An der zweiten Stelle (siehe S. 151) wird eine andere Mischung genau beschrieben (Feinstpulver aus Fenchelsamen, Galgant und Diptam statt Zitwer) eine Stunde nach dem Essen in warmem Wein einzunehmen. Aber welche gewaltige Wirkänderung ist nun eingetreten! Nun zählt es fast zu den Universal-Heilmitteln Hildegards - nur von der Herzwirkung steht jetzt nichts mehr. Dafür aber erhält dieses Mittel einem Gesunden die Gesundheit, einen Kranken macht es kräftig. Es sorgt dafür, dass der Mensch die Nahrung verdaut und ausser der allgemeinen (Herz) Kräftigung verleiht es auch (Muskel) Kraft (vires). Es liefert dem Gesicht eine gute und schöne Farbe und nützt, nach dem Essen eingenommen, überhaupt jedem Menschen, er mag gesund sein oder krank. Hier wird also zwischen inneren Kräften (Kreislauf?) und der äusseren Kraft unterschieden. Wir haben nun dazu gelernt, dass Herzkräftigen so etwas wie Kreislaufkräftigen bedeuten kann.

Wieder eine andere Herzkräftigung ermöglicht das Wollkraut (Königskerze): «Wer ein weiches und trauriges Herz hat (debilis/tristis), der esse oft das Wollkraut, entweder mit Fleischspeisen oder mit einem Fischgericht oder mit Pfannkuchen (Kucheln) gekocht, ohne dass gleichzeitig andere Kräuter dabei sind, und es macht sein Herz stark und froh» (PL 1180 B). Man könnte statt weich auch schwach übersetzen. Es handelt sich hier nicht

Hiermit bestelle ich:

..... **Amorth, Pater Pio** **€ 10,0**
..... **Amorth, Ein Exorzist erzählt - Band 1** **€ 9,9**
..... **Amorth, Neue Berichte eines Exorz. Bd. 2** **€ 14,0**
..... **Amorth, Exorzisten und Psychiater Bd. 3** **€ 14,0**
..... **Baij, Das Leben d.hl. Josef (7. Aufl.)** **€ 14,0**
..... **Chambon, Die Wunden unseres Herrn** **€ 8,5**
..... **Emmerich, Leben d.hl. Jungfrau Maria** **€ 21,8**
..... **Emmerich, Geh. d. Alten u. Neuen Bundes** **€ 21,8**
..... **Emmerich, Das bittere Leiden unseres Herrn** **€ 21,8**
..... **Goodman, Anneliese Michel u.i. Dämonen** **€ 23,0**
..... **Hahn, Unser Weg nach Rom 4. Aufl.** **€ 12,8**
..... **Hertzka/Strehlow, Gr. Hildegard-Apotheke** **€ 26,0**
..... **Hildegard v. Bingen, Physica-Heilkraft d. Natur** **€ 26,0**
..... **Höcht, Träger der Wundmale Christi** **€ 31,0**
..... **Holböck, 33 Kirchenlehrer** **€ 9,5**
..... **Leyen, Meine Gespräche mit Armen Seelen** **€ 8,9**
..... **Lindmayr, Mein Verkehr mit Armen Seelen** **€ 8,5**
..... **Meves, Ehe-Alphabet** **€ 7,8**
..... **Meves, Großeltern-ABC** **€ 12,0**
..... **Simma, Meine Erlebnisse mit Armen Seelen** **€ 8,5**
..... **Trochu, Der hl. Pfarrer von Ars** **€ 19,8**
..... **Die Bibel** - Übersetzung von Hamp, Stenzel, Kürzinger,
1.646 S., 13 x 19 cm, geb. roter Lederfaserstoff **€ 14,9**

..... **Die Goldbibel** - Einheitsübersetzung, Geprägter Messingbuchdeck
incl. Familienchronik, 1328 Seiten, 21x29 cm, limitierte Auflage **€ 19,9**

um eine Krankheit, sondern um eine angeborene Weichherzigkeit. Es sind wahrscheinlich die Menschen gemeint, die beim geringsten Anlass gleich in Tränen ausbrechen. So schön und wertvoll die Gabe der Tränen sein kann, so wenig ist's in diesem Falle eine Gottesgabe, sondern vielmehr eine Lebenslast. Wieder hat dieses Herzkräftigen seine eigene Bedeutung. Bei Hildegard hat jedes Mittel sein eigenes Gesicht, wenn man darauf acht gibt.

Das gilt auch von dem Strochenschnabel-Herz-Kräftigungsmittel (PL 1192 A). «Wer Herzschmerzen hat und (deswegen) immer traurig ist, nehme Storchenschnabelkraut, weniger Polleyminzenkraut und noch weniger Weinraute, und mache alles zu Pulver und dieses Pulver soll er mit seinem Brot oft essen und sein Herz wird gekräftigt und er wird (wieder) froh.» Auch hier ist die Traurigkeit mit Herzzeichen verbunden. Aber hier geht's um die echte Herzkrankheit, von der wir oben hörten. Bei ihr tritt in einem Vorstadium auch Traurigkeit auf, diesmal aber verbunden mit Herzschmerz. Auch dort hatten wir im Frühstadium das Mittel mit Brot einzunehmen. Diesmal heilt es die Herzkrankheit nicht, aber es macht den Menschen kräftiger und fröhlicher, also widerstandsfähiger. Er gewinnt Zeit und das bei Herzkranken so wichtige seelische Frohgemüt. Zum Unterschied von dem anfangs genannten Herzkurmittel knüpft hier Hildegard nicht die einschränkende Formel daran: *Nisi deus nolit* - oder Gott will nicht. Man hat den Eindruck, dass jenes eine Lehrbuchmittel später im Arzneibuch, welchem alle anderen angeführten Herzkräftigungsmittel entstammen, in viele Einzelmittel zerlegt wird.

Das letzte Herzkräftigungsmittel (des Arzneibuches) stammt aus dem Tierreich und zwar von einem Fisch, der Else (PL 1278 B). «Wer die Leber dieses Fisches oft ist, wird in seinem Herzen gekräftigt und in seinem Magen gesund werden.» Wir hörten, dass bei der Entwicklung der Herzkrankheit der vorgeschädigte Magen am Anfang steht. Wenn hier zuerst das Herz gekräftigt wird und dann der Magen gesundet, so bedeutet das sicher den Hinweis auf die verbesserte Durchblutung des Magens. Wieder sehen wir das unerklärliche Herausgreifen eines einzigen Fisches unter allen Tieren und eines einzigen Organes von diesem Fisch.

Wir suchen das Tuberkulose-Mittel Hildegards

Beim Herz liegen die Dinge noch verhältnismässig einfach, weil wir das Herz durch unsere Medizinforschung heute gut kennen. Weit schwieriger scheint es mir, Hildegards Lungenmittel einzuordnen. Vor allem deshalb, weil Hildegard zwischen Lunge und Brust und Rücken und Seite unterscheidet und ausserdem den Husten fast als eigene Krankheit ansieht. Wo gehören also unsere hustenden Lungenkranken hin? Findet sich das altbekannte Leiden der Lungenschwindsucht bei Hildegard? Stuft sie dieses Leiden unter die Hustenkrankheiten, die Lungenkrankheiten oder die Fieber ein? Die Lehre von den Krankheitszeichen (Symptomen) tritt gegenüber den weitausholenden Ursachenketten bei Hildegard ja fast völlig zurück. Das ist unärztlich und würde allein schon beweisen, dass es sich bei der Hildegard-Medizin nicht um ärztliches Erfahrungsgut handelt.

Von einem Lungenmittel (Frühlingswermutkur) haben wir schon gehört, welches die Lungenstauung durch Herzschwäche erst gar nicht entstehen lässt. Für unsere Fragestellung wollen wir jene Lungenmittel aus fünfunddreissig herausgreifen, bei welchen auch der Husten genannt wird. Wir werden dann sehen, ob der Husten die Lunge krank macht oder die kranke Lunge den Husten macht. Denn so einfach, wie die Lehre vom Tuberkelbazillus die Sachlage hinstellt, ist's in Wirklichkeit gar nicht. Zwar habe ich es während meiner Ausbildungszeit als Jungarzt auf einer Lungenstation am eigenen Leibe erlebt, dass ein Dauerbeschuss mit Bazillen in keimgeschwängerter Luft auch den Gesündesten erkranken lässt. Ich wurde damals nur «zufällig» durch eine amtliche Dienstverpflichtung aufs Land vor dieser Gefahr bewahrt, gerade als ich eben häufiger zu husten anfing. In der gesunden Landluft Niederbayerns verschwand der Husten schnell und es blieb nur noch die Erinnerung, einer Gefahr glücklich entronnnen zu sein. Nehmen wir diese Erfahrung als Leitbild. Suchen wir zuerst bei den Hustenmitteln Hildegards! Denn eine (Lungen)Tuberkulose ohne Husten gibt es normalerweise nicht.

Im Hildegard-Arzneibuch finden wir sechzehn Hustenmittel für den Menschen. (Hildegard hat auch einige Mittel gegen Tierkrankheiten). Da haben wir als erstes den Lungenkraut-Wein (PL 1141 D). Hier tritt ein, was bei der Hildegard-Medizin äusserst selten geschieht, dass die Heilswirkung schon im deutschen Pflanzennamen steckt. Das Volk liebt es, aus dem Namen auf die Wirkung zu schliessen. Die Hildegard-Medizin steht über jedem Verdacht, aus so einer primitiven Etymologie ihr Wissen zu schöpfen. Aber beim Lungenkraut trifft's eben doch einmal ein, dass Name und Wirkung zusammenfallen. Im Arzneibuch heisst es: «Wenn einem Menschen die Lunge aufgebläht ist (inflatus), so dass er hustet und nur mühsam atmet, der koche Lungenwurz(kraut) in Wein und trinke davon oft nüchtern und er wird geheilt.» Der Beschreibung nach klar das Lungenemphysem, gegen welches wir heute eigentlich kein Heilmittel haben und nach unserem pathologisch-anatomischen Denken auch keines erwarten. Es gibt ein sehr ähnliches Rezept im Hildegard-Lehrbuch (CC 175,13ff), wo Wasser statt Wein steht: «Wenn (Gehirn- und Magen-)Stoffe... machen, dass die Lunge (Schmerzen) leidet, soll dieser Mensch Lungenkraut (Lungenwurz) nehmen und sie mit Wasser kochen und nicht mit Wein, weil dieses Kraut in Wein gekocht allzustark wäre, und es in einen Topf abseihen und abgeseiht während der Woche trinken. Geht dieser Tee aus (oder: verdirbt er; damals gab's weder Sterilisieren noch Kühlschränke), koche genauso einen anderen. Jeden Tag soll der (Lungenkranke diesen Tee) nüchtern trinken und auch nach dem Essen trinken, bis er geheilt wird. Häufig wird die Lunge nämlich krank von einem Herzleiden und durch ein (Atmungs-)Ferment (calor) des Magen/Darms, wobei das kalte Element dieser Pflanze gemildert durch die zarte Art des Wassers diese Krankheit zum Stillstand bringt.»

Es handelt sich bei diesem relativ einfachen Lehrbuchmittel um eines der vier grossen Lungenheilmittel. Uns fällt auf, dass oben Lungenkraut in Wein gekocht wird und hier ausdrücklich das Kochen in Wein verboten ist. Der Widerspruch löst sich, wenn wir es mit zwei verschiedenen Erkrankungen zu tun haben: Hier das Lungenleiden, wo gar nichts vom Husten steht. Dort das Hustenmittel beim Emphysem (Lungenblähung). Es wäre folgerichtig, dass man Lungenkraut gegen die schwere Lungenblähung in Wein kochen soll, weil's da eben was Starkes braucht. Eine empfindliche, schmerzhaft gewordene Lunge dagegen braucht den milderen Lungenkraut-Tee. So genau geht's bei Hildegard. Der Husten beim Emphysem ist sicher kein tuberkulöser Husten.

Suchen wir weiter. Das nächste Hustenmittel ist auch eine Kräuterabkochung (Andorn, Fenchel, Dill) in Wein (PL 1143 A). «Wer Husten hat, trinke diesen Andornwein und das Husten wird vergehen», steht ganz schlicht im Arzneibuch. Fast sicher handelt es sich dabei um unseren einfachen Wald- und Wiesenhusten. Ich verwende dieses Mittel in diesem Sinne fast immer dann, wenn ich einen modernen «Hustenblocker» der gewünscht rascheren Wirkung wegen einsetze, um trotzdem den Husten auch noch kunstgerecht anzugehen. Unsere modernen Mittel sind im Grunde genommen nur Symptomatika, weil wir nicht halb so viel über die wahren Ursachen der Krankheitsanlage im Menschen wissen wie Hildegard. Dieses moderne, aggressive Vorgehen in der Medizin könnte aber früher oder später böse Folgen haben. Wenn «Hildegard» mit dabei ist, bin ich beruhigter.

Ein weiteres Hustenmittel stammt aus dem Yssop (PL 1156 AB). Yssop ist nach Hildegards Arzneibuch ein fast klassisches Lebermittel, auch wenn die Medizin nichts davon weiss. Demnach heisst es: «Wer hustet und von der Leber Schmerzen hat und auch ein Lungenkranker, beide sollen Yssop mit Fleischgerichten oder Schmalz-Speisen essen und es wird besser...» Hier ist wahrscheinlich der Herzhusten gemeint, wenn bei einer Herzschwäche der Rückstau in den grossen Kreislauf Lunge und Leber aufstaut.

Auf der Suche nach dem Mittel gegen Tuberkulose-Husten können wir auch das folgende Hustengewürz aus Bachminze nicht brauchen. Denn das hilft nur gegen den Husten bei Fettsüchtigen. Aber beim nächsten, dem Wermutöl (PL 1173 A) spitzen wir die Ohren: «Wenn ein beliebiger Mensch in der Brust und um die Brust leidet, so dass er davon hustet, dem salbe damit die Brust. Und wenn ihm die Seite weh tut, salbe ihn dort und es heilt ihn innerlich und äusserlich.» Bravo, das wär' was für Tuberkulöse! Denn das Wort pectus, das heisst Brust, kann für dieses Leiden als Stichwort gelten. Was bedeutet Brust bei Hildegard? Jene köstliche Definition anno 1700: «Die Brust ist des Rückens Vorderteil...» stammt nicht von Hildegard. Ich habe verhältnismässig lange überlegt, was Hildegard mit Brust medizinisch meint. Wie gewöhnlich bei ihr müssen wir *Pectus* physiochemisch verstehen. Jene Brust genannte Körperregion zwischen Hals und Bauch muss nach Hildegard unter einem einheitlichen Chemiestoff stehen. Brust bedeutet den ganzen Brustkasten mit Ausnahme des Herzens und der Funktionsgewebe der Lunge, der Lungenbläschen. Alles andere, also namentlich die grösseren und kleineren Bronchien, das Rippenfell, der Mediastinalraum und seine Gefässstämme und Lymphbahnen und auch der knöcherne Brustkasten heissen «Brust». Hier können wir grossartig an die moderne Forschung anknüpfen, welche festgestellt hat, dass die Tuberkulose nicht eigentlich die Lunge befällt, sondern die kleinen und grösseren Lymphknoten der Lunge und erst allmählich von dort aus die Atmungslunge zerstört (Strümpell). Die Tuberkulose ist also primär eine typische Pectus-Brust-Krankheit und wird bei Hildegard als solche nicht eigens beschrieben. Wir brauchen nicht länger bei den Hustenmitteln zu suchen: Tuberkulose gehen wir mit den Brustmitteln an, deren eines eben das Wermutöl ist. Die Erkenntnis, dass eine Tuberkulose erst dann gefährlich wird, wenn durch den ewigen Hustenreiz die (Lymph-)Tuberkelmassen über die ganze Lunge verstreut werden, steht durchaus im Einklang mit der modernen Medizin. Behebe also gleich zu Anfang den Husten kunstgerecht oder heile die «Brust» und Du verhinderst die Tuberkulose-Krankheit.

Bekanntlich haben so gut wie alle (Gross)Städter einmal in ihrer Jugend sich mit Tuberkelbazillen infiziert (Prof. Chiari, Wien). Aber nur wenige erkranken an Tuberkulose, und zwar namentlich solche, deren Brust von Geburt aus schmal und schwach angelegt ist (Asthenischer Körperbau). Also kommt es vor allem auf die Brust(Anlage) an! Wir «heilen» heute oft die Tuberkulose aus, indem wir lang genug den Körper mit schweren Giften überschwemmen. Vorher heilte man durch Ruhe, Licht, Luft und Sonne (Davos, Rikli). Wird das Wermutöl Hildegards nicht auch dadurch hergestellt, dass man einen Wermutsaft samt zwei Teilen Olivenöl im Glas an der Sonne erwärmt? Wird das Öl durch die Sonnenbestrahlung nicht zu Vitamin D_3 potenziert? So ist Wermutöl konservierte Sonne! Ich hab's bei Tuberkulösen nie angewendet, weil die staatliche «Fürsorge» die Hand auf diese Menschen legt. Doch halte ich es für ein vielversprechendes Mittel beim (chronischen) Husten Jugendlicher, wegen des wunderbaren Hildegard-Wortes: «Wenn ein beliebiger Mensch ... hustet ...» Aber auch bei diesem Wermutmittel bleibt dem Hildegard-Arzt der bei Hildegard fast obligate Wermutstropfen nicht erspart. Bei der bisherigen Herstellungsweise des Wermutöles kommt es vor, dass dieses Hustenöl die Haut zu stark reizt, wenn man zuviel davon anwendet. Es kommt zu Rötungen und sogar Knötchenbildung und wenn man dann nicht sofort aufhört, breitet sich ein recht unangenehmer, juckender Ausschlag über die ganze Haut aus. Ich weiss nicht, ob diese Überempfindlichkeit gegen Wermutöl – namentlich bei Kleinkindern – mit einer grösseren Empfänglichkeit des Organismus für Tuberkulose zusammenhängt, so dass man daraus direkte Schlüsse auf die Brust-Empfindlichkeit ziehen könnte. Jedenfalls rate ich immer, nur wenige Tropfen einzureiben und die Stelle der Einreibung ständig zu wechseln.

Erst jetzt habe ich bei einem älteren Menschen einen im Winter einsetzenden und durch kein anderes Hildegardhustenmittel heilbaren Husten erst durch Einreiben mit Wermutöl in den Griff bekommen. Das grossflächige Einreiben, das dazu nötig war, setzt freilich eine relativ unempfindliche Körperhaut voraus.

Damit können wir für jetzt unsere Tuberkulosestudie schliessen. Es geht mir bei diesem Buch ja in erster Linie darum, zu zeigen, was alles in der Hildegard-Medizin steckt, wenn man die Texte richtig und fachmännisch liest. Was wir für die Tuberkulose gefunden haben, gilt ähnlich auch von jenen anderen Krankheiten, die Hildegard gar nicht nennt oder doch nicht mit dem uns geläufigen Namen. Bei der Lungentuberkulose war die Suche dadurch erschwert, dass es sich nicht um eine primäre Lungen-, sondern im Sinne der Hildegard-Medizin eine Brusterkrankung handelt. Hätten wir auf unserer Suche nach den Tuberkulosemitteln Hildegards einen anderen Ansatz, z. B. den Auswurf wählen können? Oder das Fieber! Oder das Blutspucken? Lauter Leiden, gegen welche sich bei Hildegard auch Mittel und Heilmittel finden. Ich meine aus berechtigten Gründen, dass wir mit der Pectus/Brust-Idee schon auf dem rechten Weg waren. Glück und Nüchternheit gehört zur Hildegard-Forschung. Hildegard macht es uns Ärzten nicht leicht. Hätte Hildegard nicht schreiben können, dass man's bei dem Husten Jugendlicher anwenden soll? Oder dass man's oft machen soll? Oder bei Nachtschweiss, dem bekannten Zeichen der Voll-Tuberkulösen? Doch göttlicher Geist hat's so diktiert. So hat sie es geschrieben, so müssen wir es annehmen und im übrigen eben unseren Verstand gebrauchen.

Die Krebskrankheit

> «Die Philosophi haben viel gesucht vom Antimonio. Aber die selbig Zeit der Erfindung (der Krebsheilung) haben sie nit erlebt. Denn sie seind vor mir gestorben.»
> Theophrast von Hohenheim, gen. Paracelsus
> (K. Sudhoff, Med. Reihe X/363)

Wenn in meinen Augen die Hildegard-Medizin meinen lieben Paracelsus nicht weit übertroffen und verdrängt hätte, würde ich Paracelsist geworden sein. Denn Paracelsus war mir lange Zeit das überragende Arzt-Vorbild. Zum Unterschied von meinem Bruder habe ich mir selbst nie zugetraut, durch eigene Forschung etwas Rechtes zu entdecken. Seit dem Gymnasium, als für mich feststand, dass ich dereinst Medizin studieren müsste, hat sich in mir die fixe Idee festgesetzt, das Krebsmittel zu suchen, gleichgültig, ob ich es jemals zu einem rechten Arzt bringen würde oder nicht. Das war im Jahre 1930. Ich war überzeugt, dass jenes Wort in Erfüllung gehen müsse: «Wer suchet, der findet!», wenn man nur Gott und sich selbst treu genug bliebe. Zunächst trat ich in die Spuren des grossen Arztes Paracelsus, dessen Grabmal, nur drei Minuten von unserem Salzburger Hause entfernt, mich oft durch seine Inschrift erinnerte an dessen vielbestaunte «Wunder»-Kuren. Auf der alten Grabplatte steht:
«Hier liegt begraben der hochberühmte Doktor der Medizin Philippus Theophrastus, welcher jene schrecklichen (Krebs)Wunden, Lepra, Podagra, Wassersucht und anderes Unheilbares ... mit wunderbarer Kunst beheben konnte und rühmlicherweise all seine Habe an die Armen austeilen liess, als er am 24. September 1541 das Leben mit dem Tode vertauschte.»

So habe ich mich gleich am Beginn meiner Medizinstudien mit Feuereifer auf die (medizinischen) Schriften des Paracelsus gestürzt (12 Bände), um nach seinem Krebsmittel zu suchen. Krebs hiess bei ihm wie auch bei allen früheren Autoren und auch bei

Hildegard nur der Brustkrebs der Frauen und wurde bei ihm wie auch bei Hildegard grundsätzlich von aussen her behandelt. An diese uralte Methode wurde ich 1957 wieder erinnert, als ich in der Zeitschrift «Wochenend» (26.7., Nr. 30) die Überschrift las: *Hautkrebs besiegt!* Schmerzfrei und ohne Operation... und ohne Bestrahlung mit einem sensationellen, nekrotisierenden Salbenpräparat... entfernt...»

Es ist wieder still geworden seitdem, wie schon so oft bei Sensationsmeldungen in Sachen Krebs, welche ich seit nun fast fünfzig Jahren aufmerksam verfolge. Schon Paracelsus war von dieser primitiven Ätzmethode weit entfernt. Er wusste um die hormonelle Ursache der weiblichen und männlichen Krebsformen. Weil er den Namen Hormone nicht kannte, schreibt er von einer «Ursache aus den menstrualischen und haemorrhoiden Flüssen» bei den Frauen bzw. bei den Männern, die man zuerst von innen heilen müsse. Dann erst gelinge die Heilung von aussen. Übrigens wusste er, dass auch die übrigen Hautkrebse, für die man andere Namen hatte, wie Sirei, Noli-Me-Tangere (Gesichtskrebse), Tentigo (Gebärmutterkrebs), Wolf (Peniskrebs; Prostatakrebs), eine innere Wurzel haben. Er meinte, dass diese je nach ihrem Sitz ein anderes (äusserliches) Mittel bräuchten.

In der Hildegard-Medizin gibt es für äusserliche Krebse der Haut und der weiblichen Brust im Lehrbuch eine einzige, verhältnismässig leicht herstellbare Veilchensalbe (CC 204,25ff; bzw. PL 1170 D).

«Reibe die Stelle rundherum ein, wo Krebs oder andere Würmer den Menschen annagen, und salbe (dann) auch oben darüber. Sie werden sterben, wenn sie davon gekostet haben. Aber auch wo der Mensch an anderen Geschwüren leidet, salbe kräftig mit dieser Salbe. Wenn einer Kopfschmerzen hat, dann salbe ihn quer über seine Stirne damit.»

Wir hören hier zum erstenmal von einer Gleichsetzung von Krebs und Wurm. Beide werden als durch Lebewesen verursacht gedacht. Unter Wurm verstand man früher gewisse infizierte Hautwunden, wie wir auch heute noch von einem Finger-Wurm reden. Im Lebensbild der seligen Luitgard von Wittichen z.B. wird der aus einer vereiterten Zehe ausbrechende Eiter als «Wurm» bezeichnet. Es handelt sich dabei um eine weltweit verbreitete Vorstellung. Es wäre kindisch, anzunehmen, dass man früher damit wirkliche Würmer gemeint habe, etwa Fliegenmaden in grossen Hautgeschwüren. Ich zweifle, ob es das überhaupt gibt und habe weder so etwas gesehen noch auch im medizinischen Unterricht davon gehört, auch nicht bei den alten Medizinschriftstellern (Celsus, Paracelsus) davon gelesen. Ich weiss nur, dass man vor nicht langer Zeit vorgeschlagen hat, künstlich Maden in schlecht heilenden Geschwüren anzusiedeln, um jene zu reinigen.

Nein. Die Bezeichnung Wurm bringt auch bei Hildegard in erster Linie zum Ausdruck, dass bei einem Krankheitszustand lebende Erreger am Werke sind, wie hier aus dem Text zum Krebsgeschwür gut hervorgeht: Sie werden davon «kosten» und sterben. Bemerkenswert auch der Gedanke, die Krebssalbe zuerst in der Umgebung einzureiben, also von der Peripherie zum Zentrum fortschreitend. Es geht darum, die Ausbreitung («Metastasierung») zu stoppen. In ähnlichem Sinne habe ich diese Veilchensalbe wiederholt eingesetzt, um nach (Brust)Krebsoperationen im Narbengebiet Rückfälle der Krebsgeschwulst zu verhindern. Es handelt sich also keineswegs um eine der bekannten Ätzpasten, die man in früherer Zeit gegen Hautgeschwülste anwandte, sondern um das Prinzip, das Pathologisch-Lebendige in der Hauptgeschwulst abzutöten. Sehr modern gedacht, doch nicht modern genug für unsere modernen Krebspäpste. Als ich vor etwa 25 Jahren mit einem von diesen über hildegardische Krebsmittel sprach, erhielt ich die Antwort: «Wir haben genug gute Krebsmittel.» Er ist schon gestorben. Hoffentlich nicht an Krebs. Freilich haben es die Fachleute schwer, den Andrang von Aussenseitern gerade auf dem Gebiet der Krebsforschung richtig zu beurteilen. Zugegeben, wenn ich meiner Hildegard nicht trauen könnte, hätte ich dieses Buch nicht geschrieben und wer kannte schon die Hildegard-Medizin?

Bei Hildegard finden sich unter dem Namen Krebs im Arzneibuch noch vier weitere, äusserlich anzuwendende Krebsmittel z.B. warmes Roggenbrot. Dort heist es: Wenn Krebse, nämlich die allerkleinsten Würmchen, das menschliche Gewebe zerfressen ... (Et si cancri scilicet gracillimi vermiculi...) (PL 1130 B). Ein Pulver aus den Kernen der Schlehe (PL 1244 AB); die präparierten Samen aus den Tannenzapfen der Baumspitze samt einem Überwärmungsprinzip (PL 1233 CD); die getrocknete und wieder erweichte Blase vom Birkhuhn (PL 1296 C).

Schon aus dieser bunten Mischung von Mitteln quer durch das Naturreich der Pflanzen, Bäume und Tiere ersieht man, dass die hildegardischen Angaben rein systemischen Charakter haben. Weder kennt sonst jemand diese Mittel, noch können ausgerechnet diese Rohstoffe durch Erfahrung gefunden worden sein. Ich habe einmal eines von diesen Mitteln bei einem exulzerierten Unterleibskrebs im Endstadium versucht. Das war zwecklos. Hippokrates warnt seine Kollegen vor Behandlung im Endstadium. Das gilt auch für das eigentliche Krebsmittel Hildegards, dem ich meine ganze Aufmerksamkeit und zehn Jahre «Forschungsarbeit» gewidmet habe.

Nachdem ich meinen Paracelsus und eine Unmenge anderer historisch-medizinischer Schriften nach Angaben zum Thema Krebs durchaus studiert mit heissem Bemüh'n, war ich eines Tages auch auf jenes schon einmal genannte, scheusslich bebilderte «Mystisches Tier- und Arzneybuch» des A. Huber, Wien, gestossen. Wenn man im Lesen alter Medizinschriften eine gewisse Routine hat, kann man das Echte, Originale, von der Dutzendware der Abschreiber bald unterscheiden. So kam ich von Paracelsus zu Hildegard und hab' es bis zum heutigen Tag nicht bereut.

Lange Zeit vermutete ich sogar, dass Paracelsus auch Hildegard kannte, weil er in deutschen Landen herumgezogen war und dabei fleissig «bei Badern, Scherern und Henkern» und überhaupt beim Volk nach allem brauchbaren Medizinwissen geforscht hatte. Zudem nennt Paracelsus einen grossen Hildegard-Freund unter seinen Lehrern in der Alchemie, Trithemius. Wie wenig aber die Medizin Hildegards diesem «Abt von Spanheim» Eindruck gemacht hat, geht daraus hervor, dass er seinem Schüler Paracelsus gegenüber offenbar nie davon sprach. Denn Paracelsus kannte Hildegards Medizin nicht. Dieser grundehrliche Schweizer - Paracelsus war «an der Teufelsbrücke» in Einsiedeln geboren, wo sein Vater die Arztpraxis ausübte, solange die Mutter lebte - wäre an Hildegard gewiss nicht vorbeigegangen. Er hätte sicher darin seinen gesuchten «Grund der Arznei» gespürt. Auch in Sachen Krebskrankheit.

Doch jene kurze theoretische Hildegard-Stelle über den Brust- und Hautkrebs samt der zugehörigen Veilchensalbe ist nicht Hildegards einzige Lehrbuchangabe zur Krebskrankheit. Aus der äusserst schwierig deutbaren Angabe in den «Aphorismen» (NZ II/34), wo die Herrschaft des kosmischen Nord-Westwindes (vgl. *Divop,* PL 772 C) bei gleichzeitig feuchter Luftströmung (humida aura) in den Organen (viscera) des Genitalbereiches («lumbi»), die Krebserreger «geboren werden lässt», wollen wir nur deren Namen uns merken: Vermes et Pediculi. Die wahren Ursachen vieler Krankheitsausbrüche liegen nach diesen Hildegard-Notizen in der kosmischen Verflochtenheit der menschlichen Gesundheit. Doch war mir Hildegards Kosmoslehre zu schwierig und zu zeitraubend, um mich näher damit zu befassen. Zweifelsohne gibt Hildegard an dieser Stelle den Schlüssel zum Rätsel des Krebssprunges, jenes Phänomens, wie aus einem Vorstadium, der Praekanzerose, auf einmal das ungehemmte Wachstum der Krebsherde entsteht. Wir wissen oder meinen zu wisssen, dass die Anlage zu örtlichen Krebsgeschwülsten fast in jedem Menschen von Geburt in embryonal-versprengten Zellherden liegt. Diese schlummern bei einigen Menschen lebenslang als stumme Hunde. Bei anderen werden sie plötzlich «wild». Dieses «Angehen» der Krebsgeschwulst nenne ich den Krebssprung und komme bald darauf zu reden. Hier, bei den aphoristischen Notizen Hildegards zum Gesamtgebiet der

Medizin, steht ausserdem noch ein Heilmittel, welches die bei dieser Konstellation «geborenen» Krebserreger wieder abtötet: «Dann soll jener (Krebsgefährdete) Schwefel, Quecksilber, Bockstalg und Butter nehmen und daraus eine Salbe machen und sich damit unter dem Nabel salben und diese *Würmer* werden sterben.»

Dieser Satz klingt so harmlos und so beiläufig wie alle Hildegard-Angaben. Er steht inmitten einiger Dutzend kosmischer Konstellationen völlig für sich da. Der Text vorher und nachher behandelt ganz andere Probleme, die mit dem Krebs nichts zu tun haben. Wir können vorderhand mit dieser leicht herzustellenden und leicht anzuwendenden Salbe gegen innere (!) Unterleibs-Krebsgeschwülste aber nicht viel anfangen. Denn wir wissen nicht, wann dieser Zeitpunkt gegeben ist und bei wem und wie lange nachher so eine Salbenanwendung noch Erfolg verspricht. Ich muss bemerken, dass Hildegard sonst nie vom Quecksilber schreibt. Wieso kommt auf einmal hier das «Argentum vivum» herein, wie es auch bei Hildegard im Gelehrten-Latein heisst? Des Seltsamen ist jedoch bei Hildegard so viel, dass wir uns darüber nicht mehr wundern. Merken sollten wir uns nur die Namen der Krebs-Agentien: Vermes et Pedikuli, welche genau gleich wie in den Notizen auch im Lehrbuch der Hildegard-Medizin genannt werden – und darum bisher als Krebserreger übersehen wurden.

Wo Hildegard dort ausführlich von der Krebskrankheit (CC 157,19 ff) schreibt, gebraucht sie das Wort Krebs nämlich nicht. Dennoch wird auf zwei Seiten Theorie und einer Seite Therapie ausführlich darüber berichtet. Drei Druckseiten über ein Krankheitsthema ist bei Hildegard sehr viel, wenn man bedenkt, dass die Pathologie des Magen-Darms kaum zwei Seiten umfasst. Der Leser, auch der aufmerksamste, wird zunächst noch dadurch getäuscht, dass der Text ganz harmlos anfängt. Es wird zunächst von einer *Vicht*-Krankheit berichtet, einem Symptomenkomplex, welchen unsere praktischen Ärzte zwar gut kennen, für den sie aber keinen eigentlichen Namen haben.

Vicht (Wicht) - nicht zu verwechseln mit Gicht - ist ein altdeutsches Wort und findet sich noch in der Bezeichnung Ab-*Weichen* für Bauchkrämpfe beim Durchfall und An-*Fechtung* für schmerzhaftes Zwicken und Reissen im Bauch und überall im Körper. Die Vicht-Kranken wissen sich jahrelang krank, sogar schwerkrank, und kein Arzt findet zunächst eine Ursache für diese anfallsweise auftretenden Schmerzattacken, zu denen auch Herzschmerzen gehören können, bis diese Kranken später Krebs bekommen.

Manches davon ähnelt dem allgemeinen Rheuma und es handelt sich nach Hildegard auch um lokale Krankheitsherde mit anfallsweiser rheumatischer Herdstreuung. Das Lehrbuch schildert sogar ganz genau, wie diese Vicht-Herde im Körper schaffen und «arbeiten». Ähnlich wie in einem gärenden Hefeteig liegen an «sumpfigen» Stellen des Körpers «zwischen Haut und (Kern-)Fleisch» Ablagerungen eines bestimmten Eiweisskörpers. Seine Moleküle machen gewisse «Reifungsstadien» durch, wobei sie manchmal eine rundliche und manchmal eine längliche Form annehmen. Und manchmal platzen diese Herde und streuen wie ein reif gewordener Bovist eine Wolke sporenkleiner Agentien in den Körper aus. Dann leidet der Mensch an rheumatoiden Schmerzen und Krämpfen, wie wenn etwas beissen und nagen würde. «Diese Agentien haben aber (noch) kein eigentliches Leben in sich» lautet hier sachlich der Hildegard-Text. Es handelt sich um ein Zeichen der berühmten Vorkrankheit zum Krebs, der Praekanzerose (Syphanospora Polymorpha von Brehmer).

An sich ist dieses *Vicht*-Leiden eine Erkrankung für sich. Sie macht unter anderem anfallsweise typisch rheumatoide Beschwerden. Es ist zugleich die lange gesuchte Vorkrankheit zum Krebsleiden. In diesem Frühstadium fallen viele der sogenannten Krebsteste schon positiv aus, man findet aber noch keinen Tumor. Auch der bekannte Krebsspezialist Issels war - ohne Hildegard zu kennen - der Meinung, dass zu einer Krebskrankheit ein Rheuma-

Streuherd gehöre. Ganz genau stimmt das eigentlich nicht, weil es eben noch kein Krebs ist, solange der Eiweissherd streut. Woher weiss denn ich, dass es sich um die Praekanzerose handelt, wenn Hildegard an dieser Stelle das Wort Krebs überhaupt nicht gebraucht?

Ich habe das Lehrbuch der Hildegard-Medizin oft und oft gelesen, ohne bei dieser Stelle schon an Krebs zu denken. Eines Tages fiel mir aber auf, dass Hildegard das Vicht-Eiweiss genau so zusammengesetzt sein lässt wie das Eiweiss bei – Brust- und Hautkrebs! Vorzüglich, wie ein moderner Krebsforscher, schildert der Text, wie die Zellkern-Proteide – wir kennen sie heute, die RNS- und DNS-Moleküle – bestimmter Organe im Menschen unter gewissen Bedingungen zu einem einheitlichen Eiweisskörper, dem Vicht-Agens, synthetisiert werden. Und zwar genau wie beim Brustkrebs braucht es dazu die Kernstoffe des Herzens, der Leber, der Lunge und des Magens, so dass gewissermassen ein eigenes spezifisches Vicht-Einweiss entsteht, das Herzfunktion, Atmungsfunktion, Leber- und Magen-Funktion potentiell in sich enthält. Diese Grundfunktionen braucht offenbar ein Wesen und auch eine Zelle, um selbständig lebensfähig zu sein.

Es handelt sich aber bei dem Eiweissmolekül der Vichtkrankheit, bei der Praekanzerose, noch nicht um Lebewesen, weder um eine Zelle noch um ein Virus. Es wird aber ein Virus daraus, es kann eines daraus werden. Das ist die bahnbrechende Idee über die Entstehung der Krebskrankheit bei Hildegard! Nach der Schilderung ihres Lehrbuches kommt es in manchen Menschen zum Zeitpunkt, wenn die Vicht-Agentien sich wieder einmal wolkenartig über den ganzen Menschen ausstreuen – vermutlich über den Blutweg – zum Eintritt solcher Agentien in die Magendarm-Höhle des Menschen. Ob dies über die Gallenabsonderung (bis 1 Liter/Tag) oder über die Schleimproduktion oder andere Darmdrüsen oder vielleicht gar auf dem Wege kleiner oder grösserer Blutungen im Magen-Darm geschieht, wissen wir nicht. Bei Hildegard steht es nur ganz allgemein beschrieben. Einzelheiten sind hier nicht so wichtig und würden sich durch systematische Forschungsarbeit auch leicht klären lassen, wenn die Krebsforschung nur einmal daran denkt.

Im Magen-Darm-Lumen geschieht nun etwas Merkwürdiges mit diesen Vicht-Agentien: Sie werden «lebendig». Wie kann das geschehen? Ich weiss es nicht, aber ich habe mir meine Gedanken darüber gemacht. Wir wissen z.B., dass zahlreiche Krankheitserreger im Magen-Darm-Milieu pathogen, für Mensch und Tier «lebendig-aggressiv» werden.

Bei der Magen-Darm-Passage in einem sogenannten Zwischenwirt entstehen aus vielen ungeschlechtlich sich vermehrenden Formen von Erregern sogenannte Geschlechtsformen. Diese vereinigen sich durch Kopulation im Magen-Darm-Milieu und aus diesen Gameten gehen nachher eine Riesenzahl quicklebendiger Nachkommen hervor.

Ich nenne als Beispiel die Malaria-Erreger, welche erst nach dem Durchgang durch den Magen der Anopheles-Mücke zu den Erregern der menschlichen Malaria werden. Ähnliches findet im Zeckenmagen statt bei den Erregern der Texas-Seuche; bei der Onchozerkiasis im Magen der schwarzen Fliege; im Schnecken-Magen bei der Geflügel-Leukozytose. Sogar die Pest braucht den Magen des Rattenflohs und der Flecktyphus-Erreger den Läuse-Magen. Kurz, die Natur kennt das Gesetz der «Hochzeit von Erregern im Magen-Darmbereich» sehr gut. Der Unterschied zum Krebs-Virus besteht nur darin, dass beim Krebskranken dieses Virulentwerden sich in seinem eigenen Magen vollzieht. Die dabei entstehenden Krebserreger – der Name Virus wurde 1773 von dem Pariser Chirurgen Peyrilhe erfunden für seine angenommenen, «mikroskopisch kleinen Erreger» des Krebs – sind dann nur für diesen Menschen wirklich pathogen. An diese Möglichkeit dachte die Wissenschaft bisher noch nicht und sie würde ohne Hildegard wahrscheinlich auch nicht so leicht daraufkommen. Heute ist dazu noch ein kleiner Gedankensprung der Forscher nötig wie bei allem Neuen. Später wird man's wahrscheinlich für selbstverständlich halten und sich wundern, warum man nicht auch selbst darauf gekommen ist.

In diesem Zusammenhang fällt mir eine Mitteilung aus dem Jahre 1971 auf. Da wurde in einem Krebsseminar in Omaha (USA) berichtet, dass «....der Mensch möglicherweise in seinem Magen eine karzinogene Substanz... herzustellen vermag. Nitrite und Amine verbanden sich im Magen der Tiere zu Nitrosamin...» (Medizin Heute, Nr. 4). Geht es hier auch nur um einen chemischen Vorgang, so deutet er doch auf das synthesebegünstigende Milieu des Magens. Ob auch das praekanzeröse Vicht-Eiweiss im Magen-Darm eine männliche und eine weibliche Variante bildet, die sich dann dort zum Erreger-Virus kopuliert, oder was sonst im einzelnen geschieht, steht nicht bei Hildegard. Doch muss man so etwas ähnliches annehmen. Wie könnten sonst dort «lebendige» Keime entstehen, wie es das Lehrbuch schildert? In jedem Menschen würde das für ihn spezifische Krebsvirus solcherart sich selbst bilden. Es lässt sich nun leicht erklären, warum der menschliche Organismus diese Autoviren nicht mehr als körperfremd ansieht und dagegen auch keine Abwehr mehr organisiert. Sie können sich schrankenlos vermehren und tun dies auch vor allem in jenen Organen, in denen vorher schon das Vicht-Eiweiss abgesumpft war und Herde gebildet hatte. Dort entsteht dann der Tumor durch Rückbefall der Zellkerne mit den Autoviren und Induktion der Kernpotenz zu schrankenlosem Wachstum, wie dies heute die Krebsforschung lehrt. Das wäre so in groben Zügen die Geschichte der Entstehung der Krebsgeschwulst, wie sie das Lehrbuch Hildegards schildert.

Sehr beachtlich scheint mir auch ein anderer Vorgang. Das hildegardische Lehrbuch bringt den Krebssprung, das Virulentwerden der Eigen-Viren in textlichen Zusammenhang mit dem Wurmleiden, der echten Wurmkrankheit im Menschen-Darm. Nun hören wir, dass die Eier der Spulwürmer (Askariden) ihre Larven erst im Darm schlüpfen lassen können und so erst wirklich infektiös-lebendig werden und hernach durch die Darmwand aktiv in den Menschen wieder eindringen (Reiner Müller, Mikrobiologie, 1950). Da Ähnliches auch vom Krebs-Virus beschrieben wird, welches nach der Entwicklung im Magendarm in das Menscheninnere zurückkehrt, besteht tatsächlich eine auffallende Parallele zwischen Wurmkrankheit und Krebskrankheit. Im übrigen gilt auch für die Fadenwürmer (Oxyuren) normalerweise genau das gleiche Gesetz der Aktivierung der verschluckten Eier im Magen-Darm-Lumen. Ist es etwa bei den Bandwürmer anders? Auch hier werden die verschluckten Eier erst im Darm aktiviert.

Bei Hildegard lesen wir ferner, dass dabei drei verschiedene Verlaufsformen sich ausbilden können. Die Krebsagentien können selbst Wurmcharakter haben und ihrerseits offenbar den Darm-Würmern als Nahrung dienen. Das Wurmleiden der Menschen, Spulwürmer, Fadenwürmer usw., kann nur zustande kommen, wenn die Würmer durch eine ihnen zusagende Nahrung entsprechende Lebensbedingungen finden. Damit wird erklärt, warum nicht bei allen Menschen, sondern nur bei bestimmten, die Verwurmung grössere Ausmasse annehmen kann und bei anderen keine Darmwürmer längere Zeit sich halten können.

Eine andere Form der Krebs-Agentien nennt das Lehrbuch «Tarmi», was etwa so viel heisst wie «Speckmaden». Diese Autoviren – ich nenne sie so – nähren sich vom Fett des Menschen und machen die gefährliche Abmagerung, die Kachexie, bei den Krebskranken. Hildegard schildert recht genau, dass das Körperfett dieser Menschen etwas rötlich gefärbt ist, wie wenn sie als pathologischer Anatom in den Bauch der Krebskranken hineingeschaut hätte. Ich erinnere mich noch, in meiner Assistentenzeit bei Bauchoperationen von Krebskranken dieses rötlich-dunklere Fett gesehen zu haben. Drittens unterscheidet das Lehrbuch Hildegards genau zwischen gutartigen Geschwülsten, gefährlich nur durch ihr Grössenwachstum und den ausgesprochen malignen Formen, wo nicht der Tumor, die Geschwulst, sondern die Allgemeinerkrankung (Metastasierung und Kachexie) den rascheren Tod herbeiführt. Die Krebsviren selbst nennt Hildegard Pedikuli,

Läuse, wörtlich «Füssler». Damit es keine Verwechslung mit den wirklichen Läusen gibt, steht ausdrücklich dabei: gracillimi vermiculi - allerkleinste Würmchen. Wie hätte sie es anders ausdrücken sollen? Von diesen Pedikuli, den im Menschen selbst virulent gewordenen Krebserregern, haben wir schon früher zweimal gehört. Ich möchte den eindeutigeren Namen Perdikuli vorschlagen, was so viel heisst wie kleine Verderber.

Als ich auf meiner Suche nach dem Grund und Wesen der Krebskrankheit dank Hildegard so weit gekommen war - es muss Ende der Vierzigerjahre gewesen sein - machte ich mich an die Propagierung meiner Erkenntnis und an die Herstellung des hildegardischen Krebsmittels. Aber niemand nahm mir meine Hildegard-Entdeckung ab. Am wenigsten die Krebsfachleute. Einer behauptete damals noch steif und fest: «Schlagen Sie sich das aus dem Kopf. Krebs hat mit Virus überhaupt nichts zu tun.» Heute denkt man anders. Ich aber war fast mittellos. So dauerte es noch saure 8 Jahre, bis «mein» hildegardisches Krebsmittel, schön in Flaschen abgezogen, in einer Apotheke griffbereit lagerte.

Da kam der Issels-Prozess in Bayern. Diesem Krebsforscher machte man unter anderem auch seine Aussenseitermethoden in der Krebsbehandlung zum Vorwurf. Holla, sagte ich mir, da musst du noch ein wenig warten und erst mal sehen, wie der Prozess ausgeht, ehe du selbst das heisse Eisen Krebsbehandlung anfasst. Ich wartete zwei Jahre. Issels wurde mangels Beweis für einen Kunstfehler freigesprochen.

Gut. Nun aber los. Der erste Krebspatient kam, bei dem ich mir eine Chance mit meinem Hildegard-Mittel ausrechnete. Vom Apotheker kam der Bescheid: Nicht lieferbar. Nanu, das muss ein Irrtum sein. Ich telefonierte. «Jawohl, Herr Doktor. Ich habe das Krebsmittel nicht mehr. Ich brauchte Platz im Keller. Ich habe es weggeworfen.» Seitdem habe ich nichts mehr in Krebssachen unternommen.

Nun bekommen ich verhältnismässig viele Briefe mit Fragen nach dem Krebsmittel Hildegards. So schrieb mir jüngst eine

Frau: «... Im Frühjahr 19... wurde ich operiert wegen Gebärmutterkrebs, musste anschliessend noch zu Bestrahlungen nach X. und darauf nochmals zu einer Nachbehandlung im Spital Z., wo auch die Operation stattfand. Ich danke ja Gott und der lieben Himmelsmutter, dass alles so wunderbar gegangen ist und ich überhaupt nie Schmerzen oder Müdigkeit oder Depressionen verspürte. Im Frühling 19... musste ich dann wieder zur Kontrolle und es erwies sich alles sehr gut. Nun ist es dann bald soweit, dass wieder eine Kontrolle fällig ist und ich bin sehr froh darüber.

Warum ich nun eigentlich schreibe, ja, das ist vielleicht sehr dumm von mir, aber es beschleicht mich einfach hin und wieder eine Angst vor dem bei dieser Krankheit so Heimtückischen. Ich fühle mich ja wirklich sehr wohl, habe gar keine Beschwerden. Nur manchmal meine ich: Tut es mir jetzt nicht da oder dort ein wenig weh? Bin ich überängstlich oder ist das normal, dass solche Zustände kommen können?...

Sehr geehrter Herr Doktor, wollten Sie mir nicht sagen, woher überhaupt diese Krankheit kommt (denn nach Ihrem Büchlein zu schliessen wissen Sie es genau), und mir auch sagen, was man dagegen tun kann, wovor man sich hüten muss oder was man tun und lassen soll? Wenn ich den Arzt frage, sagt er mir, ich müsse auf gar nichts schauen, normale Kost essen und fertig. Der Arzt in X., bei den Bestrahlungen, sagte mir: «Sie brauchen gar keine Angst zu haben. Sie waren noch zur Zeit, und was wir hier machen, ist reine Vorsorge...»

Der Fall ist klar. Die Frau hat wieder das Stadium der Praekanzerose, die Vicht-Krankheit mit ihrem «Da-und-dort-weh-tun» und der unbestimmten Angst. Von Rechts wegen müsste man ihr Hildegards Vicht-Mittel verordnen, um auch der Praekanzerose den Garaus zu machen. Auch dieses Mittel ist schwierig zu beschaffen und herzustellen. So schrieb ich dieser Frau:

Sehr geehrte Frau N.N.!

... Nein, liebe Frau N.N., dumm ist das sicher nicht. Da fehlt's woanders. Die Angst hat mit Dummheit nichts zu tun. Nach Hildegard darf jede Frau von Natur aus Angst haben. Das ist ihr gutes Recht. Und wenn Sie vielleicht noch Kinder haben oder sonst irgendwelche Sachen auf dieser buckligen Welt noch nicht erledigt haben, dann ist es ihre Pflicht und Schuldigkeit, sich ihrer Haut zu wehren.

Mit Angst geht das beim Krebs natürlich nicht. Johannes sagt: Angst ist nicht bei der Liebe; ganz allgemein gesprochen. Es gibt ein Hildegard-Mittel, mit der Angst fertig zu werden, wenn man von Natur aus ängstlich ist. Das schliesse ich aber nicht aus Ihrem Brief. Ich glaube, es wird die übliche, überflüssige Angst sein. Da hilft nur eines: Wegbeichten.

Die medizinische Seite dieser Krankheit, die eigentlich auch nicht heimtückischer ist als andere, wenn man sie mal beim Namen genannt hat, lässt sich heute nach Hildegard sehr schwer in Angriff nehmen. In meinem neuen Buch wird ein Kapitel gegen Schluss davon handeln. Was können Sie machen, abgesehen von der Vorbedingung, die ich oben schon genannt habe? Sich genau an die Diät Nr. 3 meines Buches *So heilt Gott* halten! Sich einige Kilogramm Dinkelkörner von der Kochmühle in CH-8272 Ermatingen (Schweiz) schicken lassen und diese wie Reis oft und oft essen, wenn möglich jeden Tag (also gekocht). Sie können natürlich auch die Körner schroten.

Ich habe mir immer vorgenommen, wenn ich jemals Krebs bekommen sollte, dann ziehe ich mich auf eine Almhütte zurück, setze mich ausschliesslich auf Dinkelkost und dann wollte ich sehen, wer der Stärkere ist. Zusätzlich können Sie auch noch relativ viel Früchte essen, namentlich viele Mandeln.

Im St. Hildegard-Kurier 44/1990 veröffentlichte Helmut Posch einen Bericht über eine echte Krebsheilung à la Hildegard. Das wäre aber auch im Augenblick so ziemlich alles, was ich ihnen als Hildegard-Doktor bieten kann. Das grosse Hildegard-Krebsmittel konnte sich offiziell gegen die «Konkurrenz» bisher noch nicht durchsetzen.

Grenzen der Hildegard-Medizin

Theoretisch kann jeder einigermassen schlaue Kopf auch ohne grosse Medizinkenntnisse mit mehr oder weniger Glück die Hildegard-Mittel erfolgreich anwenden. Der nicht speziell vorgebildete Leser wird von den medizinischen Hildegard-Texten immer so viel verstehen, als er für einen Heilversuch braucht. Aber es steckt eben viel mehr darin. Das ist eines der wunderbarsten Phänomene bei Hildegard, dass manches so naiv klingt und dennoch dem Wissenden auch als Grundlage höchster Erkenntnisse dient. Ist das nicht ein Beweis des göttlichen Ursprungs? Ist's mit der Bibel etwa anders? Auch dort schöpfen Gelehrte und Ungelehrte mit gleichem Gewinn.

Die Hildegard-Medizin ist letztlich jedoch nur dem Arzt wirklich verständlich. Ist es bei unseren modernen Medizinschriften anders? Auch bei Hildegard werden viele Kenntnisse der physiologischen Chemie und der pathologischen Physiologie erwartet. Bedauerlich, dass wir noch nicht weiter sind, um Hildegard zu verstehen. Das muss auch so sein. Eine Medizin göttlichen Ursprungs muss auch die weitere Entwicklung der Medizin mit einschliessen. Ich meine hier göttlich nicht im Sinne eines Dogmas, sondern von ihrem Ursprung her. Wie sehr die Dinge heute in Fluss geraten sind, zeigt ein jüngstes Beispiel. Prof. Dr. med. Gotthard Schettler, Universitätsprofessor an der Medizinischen Klinik Heidelberg, spricht 1977 im Zusammenhang mit der modernen Fettforschung davon, dass die gleichen Messwerte von bestimmten Fettstoffen im Blute (Lipide/Lipoproteine) etwas Gegensätzliches bedeuten können, je nachdem eine «arteriosklerosefeindliche oder eine arteriosklerosefreundliche Plasmakonstellation» vorliegt (Periskop-Gespräch, 22.4.1977). Dies läuft genau auf die humoralpathologischen Vorstellungen der Hildegard-Medizin hinaus. Die guten und die schlechten, das heisst falschen Eiweiss-Säfte Hildegards (humores) entsprechen den Vorstellungen von einer krankheitsfreundlichen und einer krankheitsfeindlichen Plasmakonstellation. Die Wissenschaft beginnt sich Hildegard zu nähern.

Wissenschaft bedeutet heute Spezialisierung auf allen Gebieten. Auch in der Medizin. Das brachte nicht nur Nachteile, soweit unsere Fachärzte auch Ärzte geblieben sind. Gerade sie sehen die Grenzen und kennen am besten die Möglichkeiten, sie auch gegebenenfalls zu überschreiten. Viele Hildegard-Mittel rufen förmlich nach dem Facharzt, wo Hildegard spezialistische Kenntnisse verlangt. Ihre Medizin stammt ja vom Spezialisten aller Spezialisten. Nur Fachärzte können heute auf ihrem Spezialgebiet jene scharfe Grenze einhalten zwischen dem Suchen nach neuen Möglichkeiten und dem Vermeiden eines Kunstfehlers. Nur sie können letzten Endes auch die Kombination von Hildegard-Mitteln mit modernen Behandlungsmethoden bis zur letzten Möglichkeit ausschöpfen. Braucht es das? Wenn ich bei Mittelohrentzündung in neunzig von hundert Fällen mit der Hildegard-Behandlung (Ölige Rebtropfen H) Erfolg habe, so sehe ich mich doch gelegentlich gezwungen, auch zu einem modernen Antibiotikum zu greifen. Waren die Mittelohrentzündungen früher harmloser, wie die Lehre von der Resistenzsteigerung der Bazillen erkennen lässt? Oder liegt es daran, dass die meisten Menschen nicht mehr naturbelassen den Kampf mit Erregern und Bazillen aufnehmen, sondern von Jugend an durch Impfungen und Chemikalien in der Ausbildung der eigenen Abwehrkräfte erlahmen? Meine kleine Praxis kann diese Frage nicht entscheiden. Das um vieles grössere Patientengut eines Facharztes, verbunden mit seinem entsprechend grösseren Beobachtungsschatz, könnte hier der Hildegard-Medizin wertvolle Hilfe leisten.

Wer anders als die Fachärzte sollen die zweiundneunzig Nerven- und Gehirn-Mittel Hildegards testen? Wer die einundsechzig Lungen-Therapeutika und die zweiundachtzig Magen-Darm-Mittel? Das gilt für alle Fachgebiete der Medizin. Ohne Hilfe des Facharztes für Hautkrankheiten, der die Haut und ihre Krankheiten durch und durch kennt, scheint es mir unmöglich, in die hildegardischen Hautmittel Sinn und Ordnung hineinzubringen. Die

Schwierigkeit liegt nur darin, dass ein Sachbearbeiter hildegardischer Heilmittel sich mit der ganzen Hildegard-Medizin wird befassen müssen. Wenn er zu seinem modernen Fachwissen auch noch das hildgardische System kennt, werden wir den wahren Nutzen davon haben.

Es gibt noch viele Ungeheilte. Als Beispiel wähle ich den Fall eines Patienten, welcher seit zwei Jahren im rechten Ohr so starke innere Geräusche hat - wie der Patient wörtlich angibt - dass er von aussen nur mehr wenig hört. Das andere Ohr hat leisere Innengeräusche, eher ein feines Klingen und das Gehör ist dort noch besser. Er war schon bei vielen Fachärzten und als Letztes wurde ihm zum Aufsuchen einer Universitätsklinik geraten. Vorher wollte er noch einen Hildegard-Rat einholen.

Im Naturmittelbuch Hildegards handeln zwanzig Angaben von Erkrankungen des Ohres, Ohrensausen, Taubheit. Da gibt es ein Mittel aus der Schlute (Judenkirsche, Physalis alk., BL 1152 C und 1204 B), «wenn die Ohren rauschen, so dass einer sozusagen das Gehör verliert...»

Oder sollen wir das Harz vom Kirschbaum nehmen? «Wenn eine Verseuchung (pestis) oder falsche Stoffwechselprodukte (humores) sich auf die Ohren schlagen, so dass er wie taub wird und seine Ohren rauschen (dieszen, tosen), soll er das Harz vom Kirschbaum nehmen...» (PL 1223 B/C) Pestis, Verseuchung meint fast sicher die Erkrankung (des Gehörs) nach einem infektiösen Fieber wie etwa Scharlach oder Typhus.

Oder wie wär's mit einer Packung aus gekochtem warmem Gundelrebenkraut über Nacht, wenn «...falsche Stoffwechselsäfte den (ganzen) Kopf wie dumm machen, wobei es in seinen Ohren rauscht (tost; dieszen)...» (PL 1171 A und 1206 D).

Oder sollte sich in diesem Falle ein (Fach)Arzt gleich einem der Mittel gegen das Ertauben zuwenden? Das Einfachste wäre, fleissig Gewürznelken kauen und essen: «Wenn einer am Kopf (weh) leidet, so dass sein Kopf dumm (dumet, benommen) wird, wie wenn er taub wäre,...» (PL 1141 B). Genau genommen hat jedes

Hildegard-Mittel seinen besonderen Text und bei genauer Erkundung und guter Erfahrung müsste der Facharzt bald seine passende Wahl treffen können. Für den praktischen Arzt ist es fast unmöglich, auf allen Gebieten der Medizin und bei Hildegard zu Hause zu sein.

Dem Arzt, der täglich mit Kranken aus dem Gebiete der Ohrenheilkunde zu tun hat – um bei diesem Beispiel zu bleiben – sei auch das einzige Ohrenmittel aus dem Hildegard-Lehrbuch wärmstens ans Herz gelegt (CC 173, 6 ff; vgl. dazu 94,9 ff). «Wenn das Gehör eines Menschen durch Eiweissstoffe oder eine andere Art der Erkrankung zerstört wird, ...» Die Methode an sich ist einfach: Weihrauch «von glühenden Kohlen» in das sklerosierte (obduratus) Ohr aufsteigen lassen ... Aber, und hier kommt der erste Haken, welcher nach fachärztlicher Erfahrung ruft: man soll's selten machen, damit es nicht schlechter wird. Man wird mir zugeben, dass nur grosse Erfahrung das Mass beherrschen und den Verlauf am besten kontrollieren wird. Hier wäre der hildegardische Arzt für Ohrenleiden der richtige Mann. Wenn er seine Hildegard kennt, weiss er übrigens auch, dass diese Methode zu den *Nisi-deus-nolit*-Mitteln gehört, also in die *Oder-Gott-will-nicht*-Reihe. Jeder Arzt mag selbst entscheiden, ob er bei einem Patienten so eine Behandlung von vornherein gar nicht in Erwägung zieht oder aber es darauf ankommen lassen will und ob er den Patienten in die Gründe seiner Entscheidung einweihen will oder nicht.

Hier bringt die Hildegard-Medizin echt ärztliche Gesichtspunkte mit ins Spiel, welche kein Computer bewältigen kann. Sie verlangt wenigstens vom Arzt ein gewisses Mass an Demut. Vielleicht setzt eine solche Hildegard-Methode diese Seelenkraft voraus – oder weckt sie beim solcherart Geheilten? Es gibt freilich noch genug andere Mittel, wo er weder sich noch dem Patienten diese Kardinalfrage zu stellen braucht. Zum Beispiel ein Galgantmittel gegen primäres Ertauben durch «Flegma im Kopf mit Kopfweh» (PL 1135 D). Hier benötigt er freilich wieder die Eiweisslehre Hildegards und weiss dann, dass man Flegma-

Kopfweh durch sein Verschwinden mittels Apfelblüten-Knospenöl erkennen kann. So sind die Grenzen der Hildegard-Medizin vom Arzt her gesehen abhängig von der spezialistischen Vertiefung.

Der Hildegard-Medizin werden auch von seiten der Patienten Grenzen gesetzt. Eine der Migränebehandlungen nach Hildegard verlangt, dass man den Kopf des Patienten mit einem Brei aus Myrrhe und Mohnöl über Nacht einpackt. Welche Frau wird sich das schon machen lassen? Jedenfalls nicht so ohne weiteres. Ich habe es einmal bei einem Mann anwenden lassen und es scheint doch recht gut gewirkt zu haben. Wieweit ein Patient seiner Gesundheit und eventuell auch Hildegard zulieb Opfer zu bringen bereit ist, mag in manchen Fällen das Mass des Heilerfolges bestimmen. Ganz sicher ist dieses Migränemittel weder von Hildegard noch sonst von jemandem angewandt worden. Das sind alles so wunderbar entstandene Angaben, die weder aus dem Volk noch aus der Erfahrung stammen können.

Eine andere Grenze der Hildegard-Medizin ergibt sich natürlich aus der Beschaffung der Rohstoffe. Ich habe bei dem Universalmittel «Geiersalbe» schon davon gesprochen. Ein weiteres Hindernis entsteht aus den technischen Schwierigkeiten. Wie grossartig könnte man nach Hildegard Zahnkaries bekämpfen. Der den Zahn annagende «Wurm» liesse sich im wahrsten Sinne des Wortes ausräuchern durch Dämpfe aus einer Aloe-Myrrhe-Mischung (CC 174,5–16). Aber das muss bei zusammengebissenen Zähnen geschehen, so dass von diesem dämpfigen Rauch nichts in die Kehle kommt. Wer kann das? Dazu wäre eine sinnvoll ausgedachte technische Apparatur nötig. Heute sicherlich kein allzu grosses Problem. Wer aber stellt diesen Apparat her? Wieder eine Grenze der Hildegard-Medizin, wenigstens vorläufig.

Schulmedizin und Hildegard-Medizin

Die Entwicklung der Heilkunde im neunzehnten Jahrhundert feierte vor allem auf diagnostisch-hygienischem Gebiete die höchsten Triumphe. Doch etwas stimmt nicht mehr. Wir verfügen gegenwärtig über dreissigtausend Krankheitsdiagnosen und zehntausend Fachzeitschriften, schreibt Prof. Ch. Lichtenthäler (Geschichte, 1977, S. 597). Das bestätigt im gleichen Jahr ein anderer Autor in der Zeitschrift «Der praktische Arzt» (1977, S. 556): «Es gibt vierzehntausend medizinische Zeitschriften; 700 000 bis 1 000 000 medizinische Fachaufsätze erscheinen jährlich (2000 am Tag). Vierhundert bis sechshundert neue Krankheitsbilder werden jedes Jahr beschrieben und es sind rund sechzigtausend Arzneimittel auf dem Markt.»

Das klingt etwas schlimmer, als es in Wirklichkeit ist. Aber da muss etwas an der modernen Medizin nicht in Ordnung sein, wenn man Computer braucht, um mitzukommen. Der Ruf nach mehr Menschlichkeit in der Medizin wird in unseren Tagen immer lauter. Das Zurückgreifen auf die Naturdiagnosen (Hildegard) könnte die Medizin schon etwas menschlicher machen. Es wäre gut, wenn Ärzte und Patienten wenigstens in der Sprechstunde eine gemeinsame Sprache hätten.

Dabei möchte ich als Arzt des zwanzigsten Jahrhunderts meine wissenschaftliche Ausbildung in der Schulmedizin nicht missen. Leider ist eine gültige Synthese zwischen Schulmedizin und Naturmedizin bisher nicht gelungen. Ob's Hildegard schafft? Um ihre Medizin zu praktizieren, braucht man die naturwissenschaftlichen Erkenntnisse nicht zu verleugnen, weil diese nicht angetastet werden. Zudem begünstigt Hildegard keine der naturmedizinischen Sonderrichtungen. Nur die apparative Diagnostik und die derzeitigen Therapievorstellungen kann ich nicht teilen. Beide hängen zusammen. Einer immer raffinierter werdenden Diagnose folgt eine immer noch raffiniertere Therapie. Die jeder Krankheit zugrundeliegenden Urprobleme verschwinden in nebelhaften Fernen.

Hinter dem Medizinsystem Hildegards steckt ein grosser kosmischer Plan, was wir von der modernen Medizin gewiss nicht sagen können. Auch ist bei Hildegard die Seele, das Spezifisch-Menschliche, mitberücksichtigt. So bekommt die Medizin ihre schon fast verlorengegangene Seele wieder zurück. Viele Irrwege der modernen Medizin werden dadurch von vornherein ausgeschaltet. Dazu gehört die Pille ebenso wie die Manipulationen mit Erbsubstanzen, wie der Gnadentod und die Vernichtung lebensunwerten Lebens. Die Dinge hängen zusammen.

Lohnt sich die Hildegard-Medizin? Lohnt es sich, auf etwas zurückzugreifen, was schon vor achthundert Jahren geschrieben wurde? Genügt es nicht, wenn ein pharmazeutisches Labor einfach einige Hildegard-Arzneimittel herstellt, wie es bei anderen bisher unbekannten Naturprodukten jüngst geschehen ist, dem Fingerhut, dem Strophantusstrauch, der Rauwolfia oder dem Curaregift? Es würde sich lohnen und wird wahrscheinlich auch geschehen. Der gewaltige Heilmittelschatz Hildegards lag bisher brach. Aber es geht bei der Hildegard-Medizin um mehr.

Wer von den heutigen Ärzten weiss wirklich, warum ein Mensch krank wird? Oder weiss es der Erbforscher? Oder der Psychiater, oder der Statistiker oder der Chemiker? Hildegard weiss es. Bei ihrer Kausalitätskette durchdringen und ergänzen sich Theologie und Medizin, ohne welche wir den Fragen nach Gesundheitsursachen und Krankheitsfolgen nicht beikommen werden. Eines Tages wird man fast alle Krankheiten sowohl mit den Methoden der Schulmedizin als auch mit den urtümlichen Hildegard-Mitteln heilen können. Brauchen wir dann noch eine Hildegard-Medizin? Warum fragen wir nicht: Brauchen wir dann noch eine Schulmedizin?

So klar und einfach im Einzelnen die Angaben Hildegards im Arzneibuch lauten, so schwer wird das Verständnis ihres ganzen Systems. Quer durch das ganze Buch spürt man so viele geheimnisvolle Zusammenhänge, dass es noch eine Weile dauern wird, bis wir sie klar erkennen. Darum lässt sich auch die Hildegard-

Medizin nicht gut auszugsweise darstellen. Es kommt auf so viele Einzelheiten an, dass ein allgemeiner Überblick eher verfälscht. So wenig man die heutige Medizin mit wenigen Sätzen erklären und beschreiben kann, so wenig ist dies bei Hildegard möglich. Paul Kaiser war sehr naiv, als er so etwas bei Hildegard versuchte (Gymnasial-Programm). Schliesslich war er kein Arzt. Jedes einzelne Medizinthema z. B. Wassersucht, Krebs, Melancholie zu beschreiben, bräuchte eine Sonderschrift, wenn man es auch nur dem Fachmann verständlich machen wollte. Das war mit diesem Buch nicht beabsichtigt. Es sollte nur auf das Wunder aufmerksam gemacht werden, dass eine Heilmethode nach Hildegard existiert. An sich gibt es nur eine echt wissenschaftliche Medizin. Die Hildegard-Naturmittel gehören dazu. Über kurz oder lang wird «Hildegard» zu den Säulen jeder Heilkunst bei Ärzten und Heilpraktikern gehören.

Einen grossen Vorzug der Hildegard-Medizin allen modernen Systemen gegenüber muss ich noch erwähnen: Im Gesamtwerk der Hildegardbücher bleibt der Stellenwert ihrer Medizin auffallend klein. So behält der Hildegardfreund gesunden Boden unter den Füssen, er mag Arzt, Patient oder auch nur Wahrheitssucher sein. Nie wird er die Rolle der Medizin so überschätzen, wie dies seit hundert Jahren geschehen ist. Die Überbewertung der Medizin mag eine Reaktion auf den Idealismus gewesen sein, der sprach: «Das Leben ist der Güter höchstes nicht...» Die modernen Philosophen neigen eher dazu, diesen Satz umzukehren, und verkünden ein gesundes und langes Leben als das höchste Gut. Hildegard vergöttert die Medizin und die Gesundheit nicht und verteufelt nicht die Krankheit. Ihr Medizinwerk ist nur Teil einer notwendigen Lebenshilfe. Es macht frei von den heute hochgespielten Krankheitsängsten. In ihm atmet der Geist der Erlösung. Freiheit und Gesetz halten sich dabei in schöner Harmonie die Waage – wie in allen Hildegardschriften.

Legenden zu den Farbbildern

Unsere Beispiele aus den vier Naturbereichen Edelsteine, Fische, Vögel und Vierfüsser wurden nicht nach den Gesichtspunkten medizinischer Brauchbarkeit ausgewählt, sondern um zu illustrieren, dass die Erkenntnisse Hildegards auf jedem Gebiet wunderbaren Ursprungs sein müssen. Das gilt selbst dort, wo menschliche Klugheit durch Spezialstudien einmal zu ähnlichen Ergebnissen kommen könnte (Hund), weil es ein Spezialistentum auf allen Gebieten nicht geben kann, schon gar nicht bei Hildegard, wie aus dem Buch hinreichend deutlich wird.

Der Topas

Dieser edle Stein ist einer von den zwölf Steinen im Brustschild des Hohen Priesters (2 Mos 28,17). Er steht dort an zweiter Stelle. Hildegards Steinbuch hält eine andere Reihenfolge ein, wobei die Steine Nummer eins bis dreizehn in ihrer Natur je eine bestimmte Tageszeit «angeboren» festhalten. Bei dieser Aufzählung bekommt der Topas die Nummer acht.

«Er wächst im Sonnenbrand um die neunte Tagesstunde (ca. 15 Uhr), und zwar kurz vor der 9. Stunde. Die Sonne ist von der Hitze des Tages und infolge wechselnder Luftströmungen dann am allerreinsten und warm... Seine Farbe ähnelt mehr dem Golde als dem Gelb...»

Hildegards Buch meint hier den Goldtopas. Es gibt den Edeltopas aber auch in anderen Farben: wasserhell, rot, grün und blau. Einen solchen zeigt unser Bild. Blassblaue Steine können durch intensives Tages- und Sonnenlicht blassgelb werden (H. Brusius, Edelsteine bringen Glück). Wer sich eng an den Hildegard-Text halten will, nimmt einen goldfarbenen Topas für Heilzwecke. Echt soll er sein. Denn es gibt auch Nachahmungen durch Brennen von Amethysten. Der echte Topas ist sehr hart und von hoher Leuchtkraft. Manche meinen, dass man für die Medizin nur geschliffene Steine verwenden soll. Hildegard schreibt nichts davon.

«Grundsätzlich – so steht im Edelsteinbuch Hildegards – widersteht Topas den Vergiftungen und Harnstörungen (seichmisse), und er duldet sie nicht, wie auch das Meer keine Verunreinigungen in sich ertragen kann...» Von den fünf medizinischen Möglichkeiten des Topas, die vielleicht alle mit (Harn)Vergiftung zusammenhängen, bringe ich keine, sondern nur ihre sechste und letzte Angabe zu diesem Stein: «Allmorgendlich lege diesen Topas-Stein über dein Herz und sprich:

Gott, welcher über allem und in allem verherrlicht ist, verwerfe mich nicht bei all seiner hohen Ehre, sondern erhalte mich, stärke mich und gründe mich auf (seinem) Segen.

Sooft Du das machen wirst, meidet Dich das Böse. Denn dieser überaus starke Stein hat von Gott die Kraft, dass er (drohende) Schande vom Menschen weichen lässt, weil auch er beim Zurückweichen der (Mittags)Sonne wächst.»

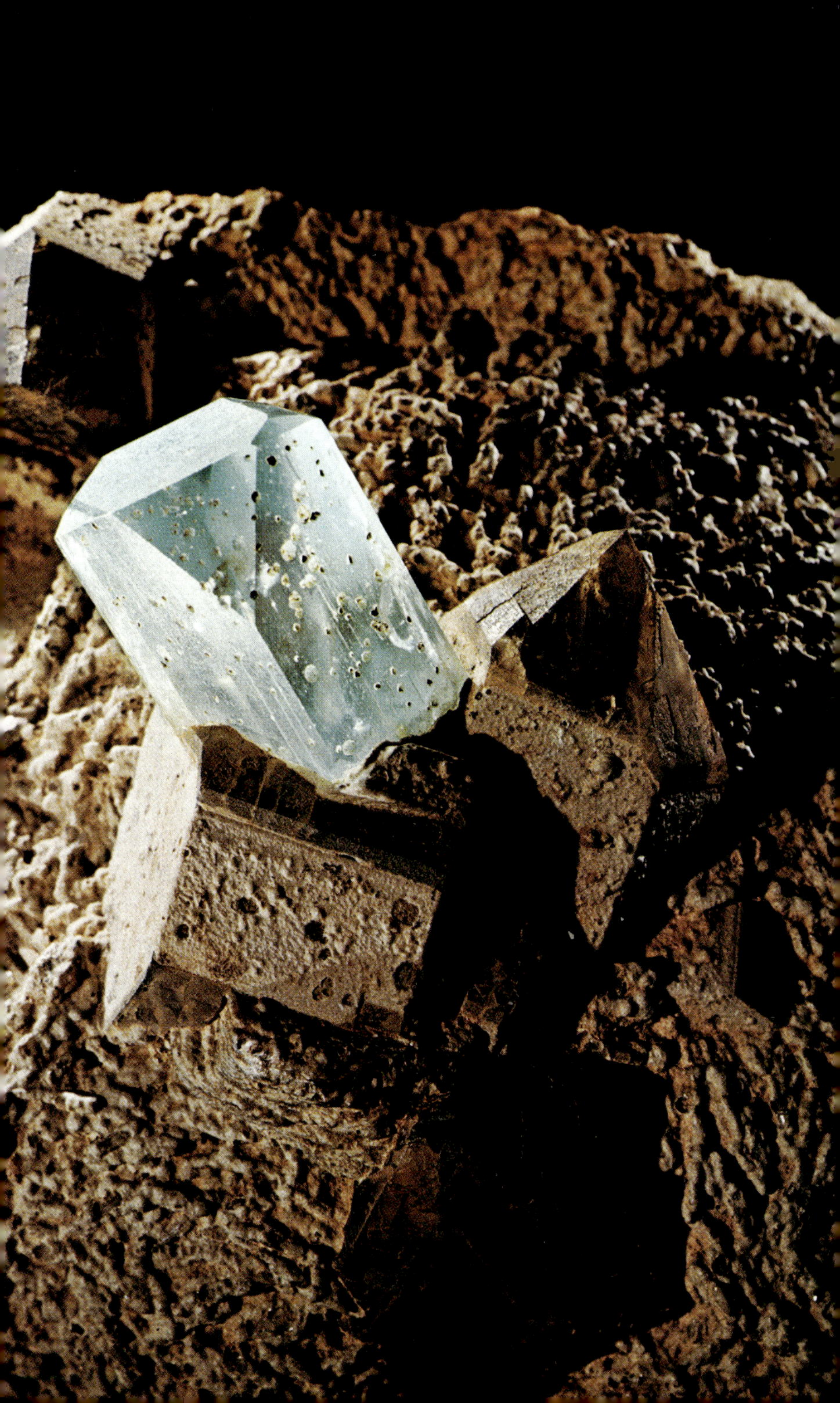

Die Lachs-Forelle

welche unser Bild zeigt, gehört wie die übrigen Forellen zur Gattung der Lachse, welche zur Laichzeit in kraftvollen Sprüngen flussaufwärts Stromschnellen und Wehre überspringen. Hildegards Fischbuch unterscheidet Salm und Lachs. Auch Forelle und Äsche gehören zu dieser Fischgattung. Über Hildegards Unterscheidung zwischen Salm und Lachs wurde schon gerätselt. Letztlich entscheidet der Sprachgebrauch im Nahegau (zur Zeit Hildegards). Wir bezeichnen heute als Salm den grossen Lachs (Salmo Salar). Vom Salm schreibt Hildegard:

«Er schwimmt lieber bei Nacht als am Tag, liebt mehr den Mond als die Sonne. Scheint der Mond, schwimmt er in seinem Licht an der Wasseroberfläche, wie wenn die Sonne schiene. Darum gleicht auch sein Fleisch etwas dem Mond, ist weich und unkräftig und für keinen Menschen gut zu essen, weil es alle schlechten (Stoffwechsel)Säfte aufrührt, welche im Menschen stecken. Der Salm sucht den Grund der Gewässer auf und frisst dort gelegentlich von Wurzeln und Kräutern, wodurch er sich lange Zeit ohne andere Nahrung am Leben erhalten kann. Auch von den Halmen frisst er, welche von den ins Wasser gefallenen Getreidekörnern auskeimen. Davon bekommt er seine Feuchtigkeit. Wenn er laicht, sucht er Lehmboden auf und entlässt dort seinen Rogen (Eier). Das Männchen giesst die Milch(Samen) darüber. Aus (diesen) Eikörnchen wird ein Fischlein. So fahren sie (mit dem Laichgeschäft) fort, bis sie sich ihres Gelaiches entledigt haben, an verschiedenen Plätzen gleichzeitig laichend. Dort ruhen (die Eier), bis sie aus dem Luftgehalt (des Wassers) Leben erhalten. Wer faules Zahnfleisch hat und schwache, brüchige Zähne, pulvere die Knochen dieses Fisches, gebe etwas Salz dazu und lege oft dieses (gesalzene Fisch-Knochen-Pulver) über Nacht um die Zähne. Es zieht Speichel aus und die Säfte des Zahnfleisches und reinigt und heilt das Zahnfleisch. Alles Übrige an diesem Fisch taugt zu keinem Heilmittel.»

Diese Fischbeschreibung kann nicht auf Beobachtungen Hildegards zurückgehen. Niemals war sie an den Laichplätzen des (Rhein)Lachses, noch weniger hat sie ihnen beim Fressen am Grund der Gewässer zugesehen und schon gar nicht beobachtet, wie lange sie ohne andere als Kräuternahrung auskommen können. Auch die Schlussbemerkung: Alles übrige taugt nicht zu Heilmitteln, ist kühn und gewiss nicht aus der Erfahrung geschöpft.

Das Fleisch des von Hildegard Lachs genannten Fisches – wahrscheinlich Renken, Felchen – ist dem Fischbuch nach gesünder als das vom «Salm» und gibt für gesunde Menschen eine gute Nahrung ab, aber Kranken macht es etwas Mühe, «weil dieser Fisch (seine Art) aus der warmen Luft hat – er liebt zum Unterschied vom Salm den Tag – ist sein Fleisch gut für gesunde Menschen, die (auch) warmer Art sind; Kranken aber, die kalter Art sind, taugt es nicht (zum Essen). Seine Leber ist weich und schadet dem Menschen. Alles übrige an ihm nützt nicht viel.»

Von den Forellen (Salmo Trutta) schreibt Hildegard: «. . . wenn kranke Menschen davon essen, haben sie nicht viel davon; Gesunden schadet es nicht. Für Heilzwecke hat die Forelle keine besondere Bedeutung.»

Von der Äsche (Salmo Thymallus) heisst es: «. . . Ihr Fleisch ist gesund und gut sowohl für kranke wie auch gesunde Menschen . . .»

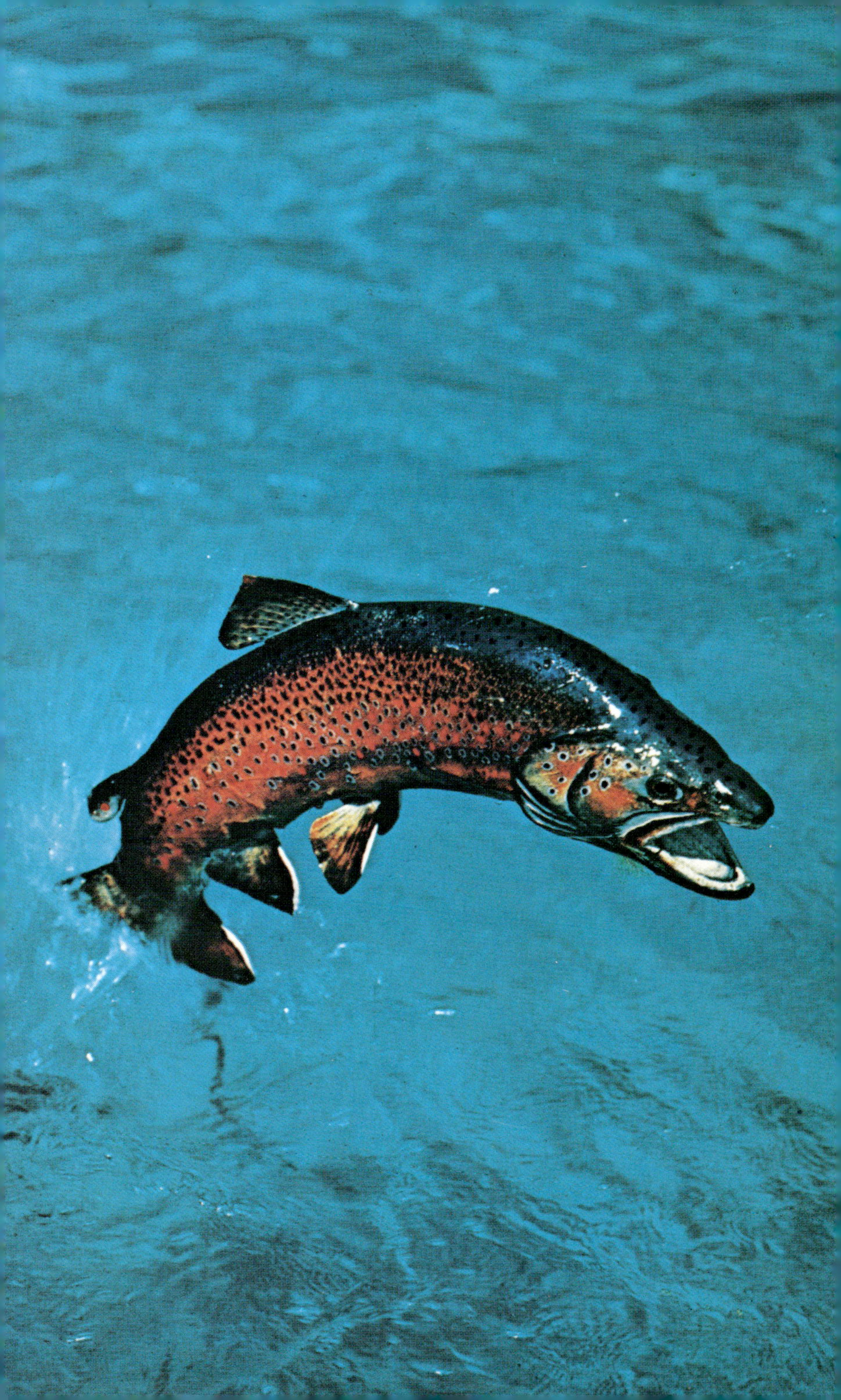

Silber

dessen schöne Kristalle auf dem Umgschlagbild unseres Buches abgebildet sind, erfährt bei Hildegard seine arzneiliche Würdigung ebenso wie das Gold und die übrigen Metalle. Demnach findet sich im Silber nur eine einzige medizinische Möglichkeit:

«Hat ein Mensch Überfluss an Säften und muss er sie daher häufig (als Auswurf) ausspucken, dann glühe er ein ganz reines Silber im Feuer und werfe es also erhitzt in guten Wein; das mache er drei- bis viermal, damit der Wein davon heiss wird. Diesen Wein soll er nüchtern (vor dem Essen) und zur Nacht häufig trinken. Das mindert den Säfteüberfluss, der verschwindet.»

Die Verwendung von Silbergeschirr bringt dem Menschen gesundheitlich weder Schaden noch Nutzen zum Unterschied vom Zinngeschirr, das nach Hildegard gesundheitsschädlich ist.

Innerlich eingenommen schadet Silber(Pulver):

«... auch wenn es vielleicht gegen ein Leiden zunächst zu helfen scheint...» (PL 1348 A)

Ich rate daher ab, gegen Magengeschwüre eine Rollkur mit einem Silberpräparat zu machen, wie dies öfters empfohlen wird, «weil es zunächst zu helfen scheint...»

Der Papagei

De Psittaco steht in der Physika. Zur Papageien-Familie gehören auch die bekannten (Wellen)Sittiche. Hildegard schreibt etwas sehr Seltsames, das auch nicht in anderen zeitgenössischen Tierbüchern steht:

«... und er hat etwas vom Flug des Greif und auch etwas von der Fähigkeit eines Löwen. Aber weder im Flug noch im Vermögen wagt er so viel wie er könnte. Er weiss, wie viel es geschlagen hat (novit tempora temporum), und je nachdem wie eine Sache ausgeht, gibt er seine Singstimme von sich. Von der Art des Feuers haben seine Federn die vielen Farben. Medizinisch ist er zu nichts brauchbar, weil er keine Eigenschaft vollkommen in sich hat, sondern nur halb...» Ich deute diese Stelle so, dass man aus den Lauten dieses Vogels bevorstehendes Heil oder Unheil einer Situation erkennen könnte, je nachdem sie schön oder schrill klingen, wie man das ja bei Wellensittichen beobachten kann: Zwitschern sie fröhlich, steht es gut. Kreischen sie, liegt Unrat in der Luft. Ähnliches steht bei Hildegard auch über den Pelikan geschrieben.

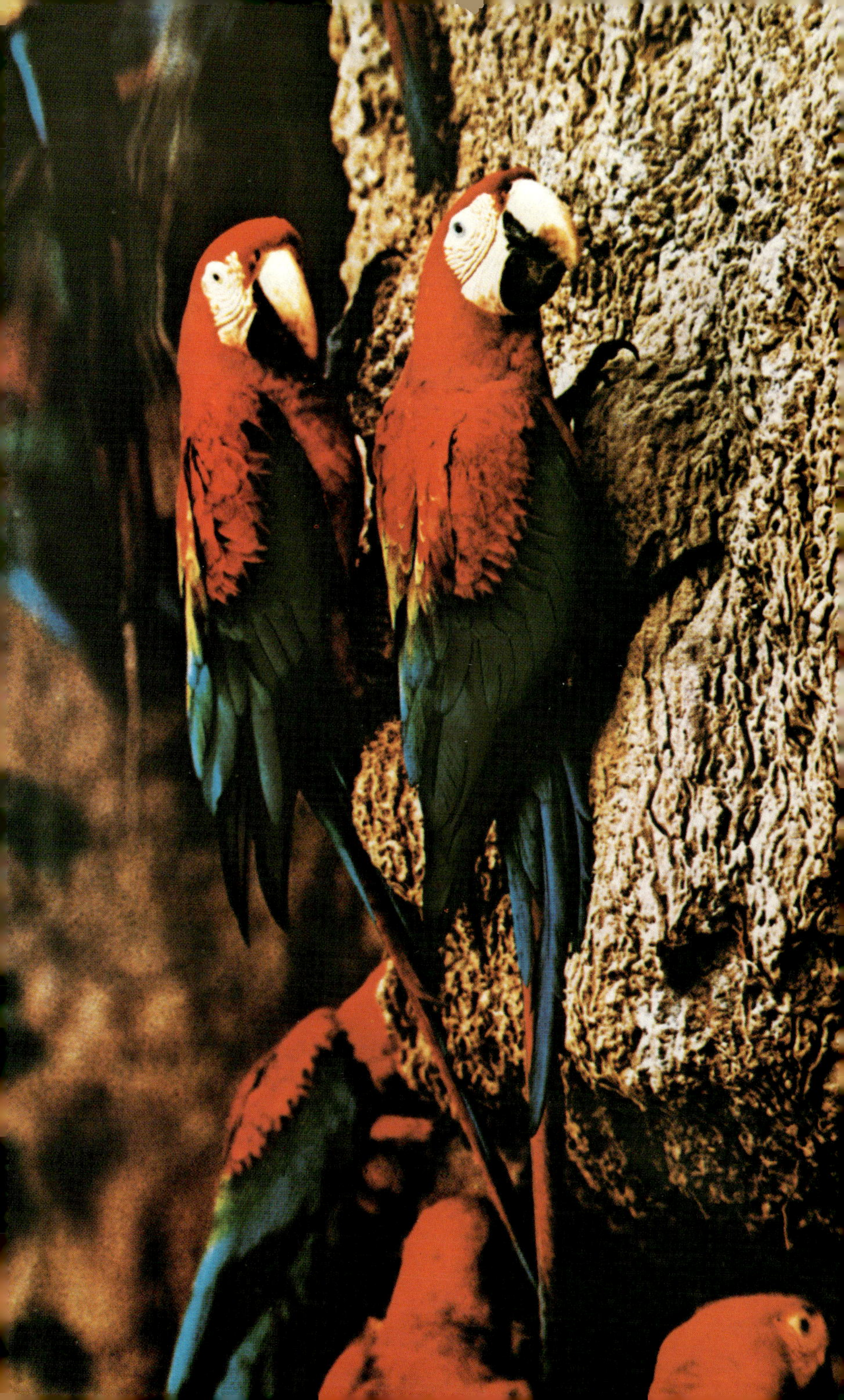

Der Hund

Hier in Gestalt des berühmten Bernhardiner «Barry». Hildegard kennt vom Hund kein Heilmittel zum Unterschied von der Volksarznei, die z.B. im Mittelalter vom Hundeschmalz ausgiebig Gebrauch machte und welches noch in der Brandenburgischen Arzneitaxe im 18. Jahrhundert als axungia canis aufgeführt war. Als Charakteristik schreibt Hildegard:

«... ganz allgemein und von Natur aus verhält sich der Hund nach Art der Menschen. Darum spürt und erkennt und liebt er den Menschen (als Menschen). Er ist treu, und deshalb hasst der Teufel ihn und schaudert vor ihm wegen seiner Treue zum Menschen. Der Hund erkennt Gehässigkeit und Zorn und Treulosigkeit beim Menschen und knurrt ihn (deshalb) an. Wenn er in einem Haus Hass oder Zorn spürt, dann ist er dort und bei sich selbst auch ohne zu bellen verdrossen und grimmig. Wenn ein Mensch mit Verrat umgeht, dann zeigt ihm der Hund die Zähne, auch wenn dieser Mensch dem Hund schön tut, weil er das beim Menschen spürt und erkennt. Ist ein Dieb im Hause oder auch nur einer, der Diebstahl plant, dann knurrt er ihn an, fletscht die Zähne und benimmt sich überhaupt anders als sonst Menschen gegenüber, geht ihm nach und schnüffelt an ihm herum und... auf diese Weise kann man einen Dieb erkennen. Manchmal erfasst er fröhliche oder traurige Handlungen und Ereignisse, die auf den Menschen zukommen oder schon eingetreten sind, und gibt Laut demgemäss und mit Verstand und offenbart es. Wenn Frohes bevorsteht, wedelt er fröhlich mit dem Schwanz, und wenn da Trauriges kommt, dann heult er traurig.

Die Wärme seiner Zunge bringt Wunden und Geschwüren Heilung, wenn er sie mit seiner warmen Zunge berührt. Macht man aus seinem Fell Schuhe, machen sie kranken Füssen Schmerzen wegen der Unreinheit, die darin steckt, weil (seine Haut) oft vom unsauberen Schweiss seines Fleisches durchtränkt wurde. Sein Fleisch nützt dem Menschen überhaupt nichts, und seine Leber und seine Eingeweide sind geradzu giftig, und darum ist auch sein Atemhauch so schädlich. Wenn der Hund in ein Stück Brot gebissen hat oder von irgendeiner Speise gefressen oder von einem Trunk gesoffen hat, soll der Mensch das Übriggebliebene nicht essen und nicht trinken, denn es könnte der Hund zu einer Stunde von Speise und Trank genossen haben, da er Gift abgegeben hat an den Rest. Wenn dann der Mensch davon essen und trinken würde, würde er sich vergiften... Was sonst noch am Hund ist, hat keine Bedeutung in der Medizin.»

Das sind also nach Hildegard die Grundbeziehungen zwischen Hund und Mensch, wie denn überhaupt alles bei Hildegard ausschliesslich in Bezugsetzung zum Menschen gesehen wird. Da solche Zusammenhänge seit jeher bestanden, wundert es uns nicht, dass schon die Weisheit der Alten und die Bibel den Hund als «unrein», also ungeniessbar bezeichnet hat.

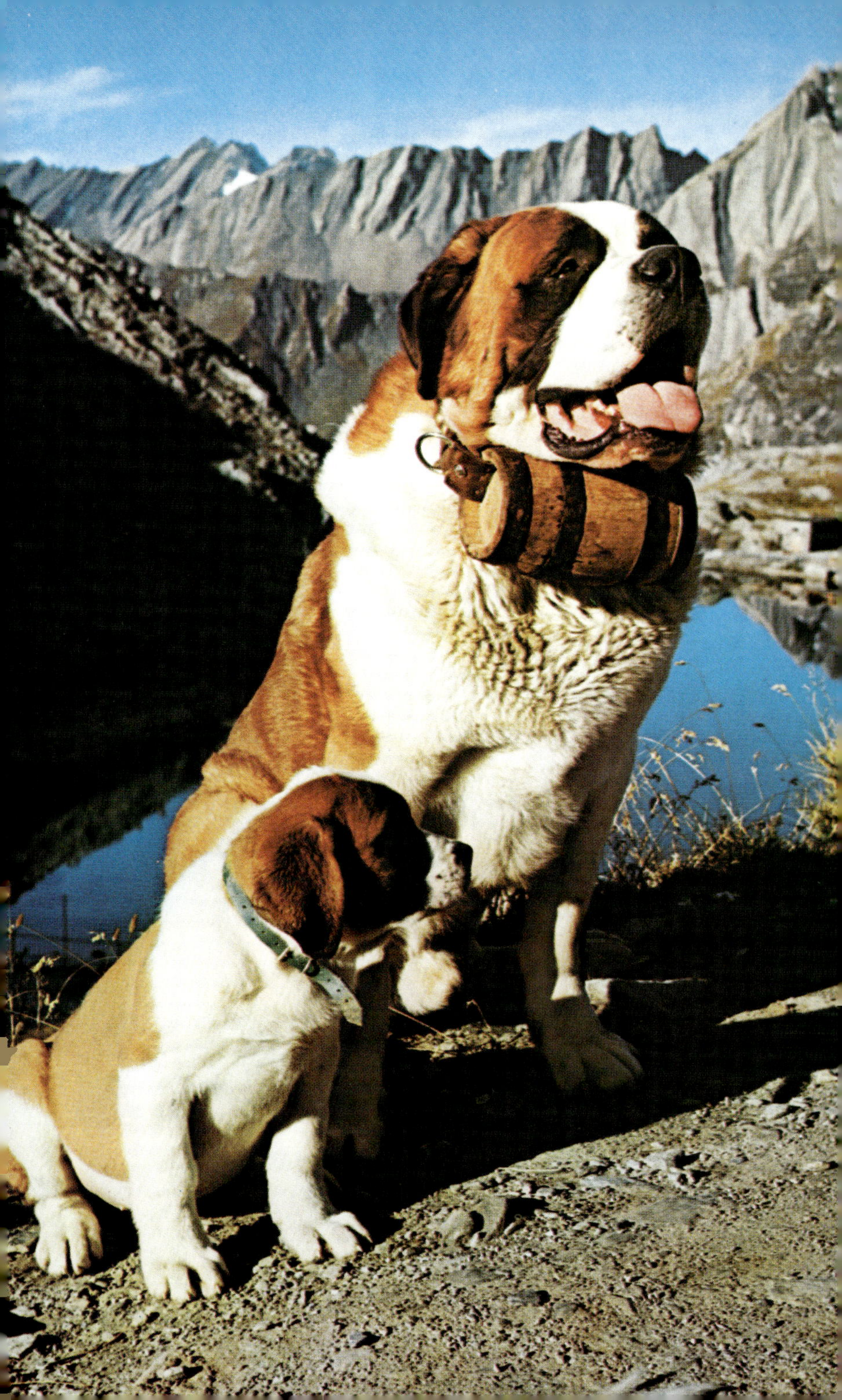

REGISTER

Sachregister

Krankheiten, Krankheitsursachen

Naturheilmittel

Eigennamen

Lateinische Begriffe

Zitate aus den Originalwerken Hildegards

CC (Causae et Curae)

Pi (Pitra)

PL (Patrologia Latina)

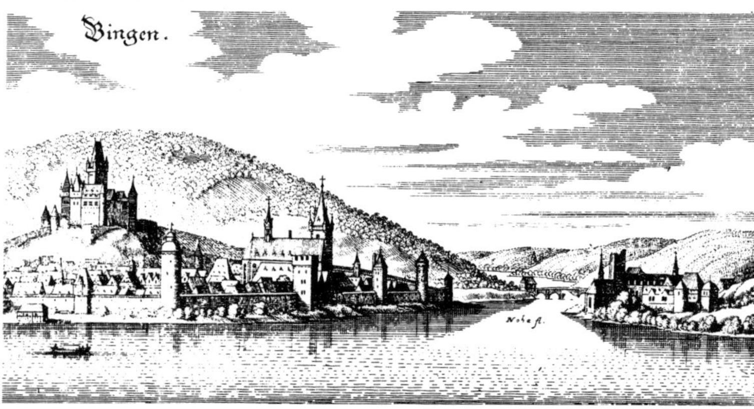

Bingen am Rhein. Stich von Merian. Rechts Einmündung des Nahe-Flusses in den Rhein. Ganz rechts liegt das Kloster St. Rupertsberg vor der Zerstörung durch die Schweden im Dreissigjährigen Krieg im Jahre 1632.

Erwähnte Literatur

Balss, H., «Albertus Magnus als Biologe», Stuttgart 1947, S. 130.
Braun, Johannes, «Die Heilige Hildegard III A», Bonn 1929, S. 80.
Dempf, Alois, «Sacrum Imperium», Verlag R. Oldenburg, München, Ausgabe der Wissenschaftlichen Buchgemeinschaft E.V., Darmstadt 1954, S. 16.
Fischer, Hermann, «Die Heilige Hildegard von Bingen», Münchner Beiträge, Verlag der Münchner Drucke 1927, S. 96.
Führkötter OSB, Adelgundis, «Das Leben der Heiligen Hildegard von Bingen», Patmos Verlag, Düsseldorf 1968 (In der Reihe: Heilige der ungeteilten Christenheit), S. 61.
Huber, A., «Mystisches Tier- und Arzneybuch», Wien, S. 70.
Jessen, C., «Ausgabe und Handschriften der Heiligen Hildegard», Sitzungsberichte Wien, math.-naturw. Kl. Bd. 45, Abt. I, 1862, S. 96.
Kaiser, Paul, «Causae et Curae», Leipzig 1902, Teubner-Verlag, S. 72.
Kaiser, Paul, «Naturwissenschaftliche Schriften der Heiligen Hildegard von Bingen», Berlin 1901, S. 73.
Kluge-Mitzka, «Etym. Wörterbuch», 20. Auflage, Berlin 1967, S. 153.
Lichtenthäler, Ch., «Geschichte», S. 597, 1977, S. 213.
Liebeschütz, «Das allegorische Weltbild der Heiligen Hildegard von Bingen», Darmstadt 1964, S. 78.
Marbod v. Rennes, «Das Edelsteinbuch», 1931, S. 92
Müller, Reiner, «Mikrobiologie», 1950, S. 204
Riethe, P.R., «Dissertation», J. Gutenberg-Univ. Mainz 1952, S. 30
Riehte, P.R., «Naturkunde», Salzburg, S. 70.
Roth, «Beiträge zur Biographie», S. 82.
Scheck, P., «Jakobus und sein Brief», München 1883, S. 173.
Schenk, Gustav, «Schatten der Nacht», Haug-Verlag, S. 161.
Schipperges, Heinrich, «Geheimnis der Liebe», Walter Verlag, Olten 1957, S. 103.
Schipperges, Heinrich, «Heilkunde», Otto Müller-Verlag, Salzburg 1957, S. 98.
Schmelzeis, J. Ph., «Das Leben und Wirken der Heiligen Hildegard», Freiburg 1879, S. 76.
Schulz, Hugo, «Deutsche Arzneipflanzen», 1919, S. 151.
Schulz, Hugo, «Ursachen und Behandlung der Krankheiten», Greifwald-München 1933, S. 98.
Widmer, Berta, «Heilsordnung», 1955, S. 83.
Woyts, Johann Jakob, «Schatzkammer medizinisch natürlicher Dinge», Leipzig 1727, S. 161.

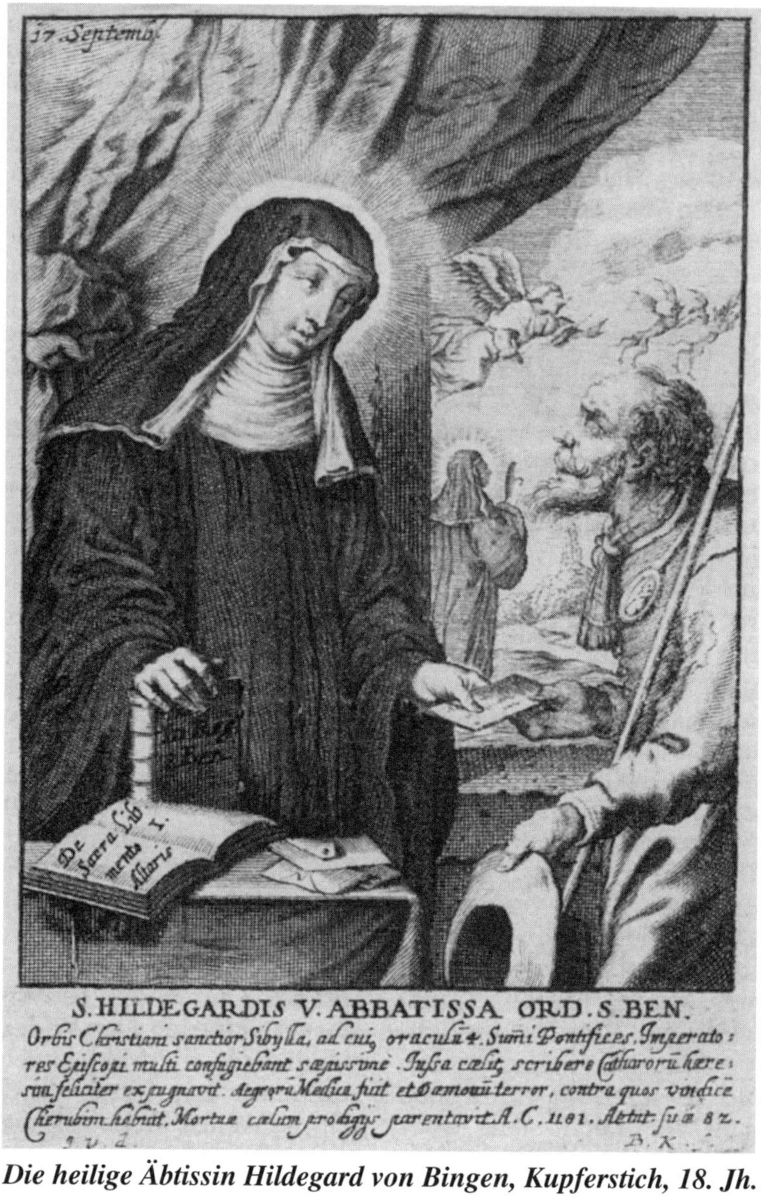
17. Septemb.
De Sacra Lib. 1. mento Altaris
S. HILDEGARDIS V. ABBATISSA ORD. S. BEN.
Orbis Christiani sanctior Sibylla, ad cuius oraculũ 4. Sumi Pontifices, Imperato:
res Episcopi multi confugiebant sæpissime. Jussa cælitus scribere Catharorũ here:
sim feliciter expugnavit. Aegrorũ Medica fuit et Dæmonũ terror, contra quos vindicē
Cherubim habuit. Mortuæ cælum prodigiis parentavit A. C. 1181. Ætat. suæ 82.

Die heilige Äbtissin Hildegard von Bingen, Kupferstich, 18. Jh.

Hildegard von Bingen

Prophetische Lehrerin der Kirche an der Schwelle und am Ende der Neuzeit

Wohl nie in der deutschen Geschichte fiel soviel Licht von oben auf einen Menschen wie bei Hildegard von Bingen. Hildegard von Bingen gilt als die grösste deutsche Frau des Mittelalters; sie war Gründerin und Äbtissin des berühmten Klosters Rupertsberg, diktierte in lateinischer Sprache drei bedeutende theologische Werke und eine Heilkunde, schuf Hymnen und musikalische Werke (ihr «Ordo virtum» wurde vom Ersten Deutschen Fernsehen ausgestrahlt). Sie unternahm weite Reisen als Klostervisitatorin und wirkte durch ihren umfangreichen Briefwechsel als Beraterin der Grossen in Kirche und Welt. Dies alles vollbringt sie nicht als wissenschaftlich arbeitende Frau, sondern lebend in der reichen klösterlichen Tradition, getrieben vom Geist Gottes, erleuchtet von prophetischer Schau und deshalb von ihren Zeitgenossen «prophetissa teutonica» genannt. Die Kraft dazu ringt sie einem lebenslang kränkelnden Organismus ab. Dies macht all ihr Schreiben und Handeln so erstaunlich lebendig und wirklichkeitsnah.

Eduard Gronau, ein evangelischer Pfarrer, durch «Zufall» mit Hildegard bekannt geworden, aber unwiderstehlich von ihr gepackt, legt uns ein grossartiges, theologisch nicht nur einwandfreies, sondern auch tiefes, das Leben und Werk der hl. Hildegard sehr anschaulich schilderndes Buch vor. Es gelingt Gronau, das Weltbild und die Theologie Hildegards so allgemeinverständlich darzustellen, dass hier ein christlicher Kosmos in universaler Fülle erstrahlt, der auf dem Hintergrund des heutigen Nihilismus und des sterilen Auswahlchristentums den Leser wie eine Offenbarung überfällt. Manche Parallelen zur gegenwärtigen Situation der Kirche und Welt drängen sich geradezu auf, und man versteht die neuesten Bestrebungen, Hildegard zur Kirchenlehrerin zu erklären. Das Werk ist bereits in zweiter Auflage (15. Tausend) im Christiana-Verlag erschienen.

BERCHTOLD VON BOMBACH

Das Leben der heiligen Luitgard von Wittichen

Die Heilige des Mutterschosses

Erstauflage: 20 000 Ex., 160 Seiten, 32 Illustrationen, farbiger Umschlag, DM 9.80, Fr. 9.–

Die Urfassung der Lebensbeschreibung Luitgards, von ihrem geistlichen Führer, Berchtold von Bombach, verfasst – lange Zeit verschollen und plötzlich neu entdeckt –, ist von brisanter Aktualität durch den Umstand, dass Luitgard von Christus eine sozusagen chiffrierte Botschaft erhielt, die nachweisbar bis in die Jetztzeit hinein nicht verstanden wurde – eben weil sie verschlüsselt war –, die aber auf dem Hintergrund des weltweiten herodianischen Kindermordes durch eine systematisch gesteuerte Abtreibungskampagne wie ein Menetekel in Flammenschrift über unserer Zeit aufleuchtet. Wer Gottes Handschrift zu lesen versteht, dem wird dieses Buch viel zu sagen haben, aber auch viel neue Kraft und Hoffnung schenken.

ERICH BLECHSCHMIDT

Wie beginnt das menschliche Leben

6. Auflage: 50 000 Exemplare, 168 Seiten, 55 Abbildungen, DM 15.50, Fr. 14.–

Was sich im Dunkel des Mutterschosses abspielt, ist ein Schöpfungsakt von grandioser Komplexität, und erstmals hat hier der Mensch die Möglichkeit, mit den Röntgenaugen der Wissenschaft einen Blick in die geheimnisvollste aller Werkstätten zu werfen.

ARTHUR MAXIMILIAN MILLER

Crescentia von Kaufbeuren

Das Leben einer schwäbischen Mystikerin

3. Auflage, 424 Seiten, 20 Bildtafeln, Leinen, DM 28.–, Fr. 24.50

«Es ist erstaunlich, wie diese schwäbische Mystikerin schon bei Lebzeiten für Fürsten und Bischöfe, für Arm und Reich Ratgeberin und Helferin war, und wie jahrhundertelang nach ihrem Tode unzählige Wallfahrer zu ihrem Grabe im Crescentiakloster zu Kaufbeuren pilgerten: Heute noch gilt sie als eine der grössten Heiligen im Allgäu. Es mag als Wagnis erscheinen, dieses mit soviel Absonderlichkeiten, ja Unbegreiflichkeiten, belastete Leben den aufgeklärten, so wunderscheuen Menschen unserer Tage in Erinnerung zu bringen. Der Verfasser hat sich seine Aufgabe nicht leicht gemacht. Aufgrund eingehender Quellenstudien hat er das Bild Crescentias in grossen Linien gezeichnet; kritisch zwar, aber durchaus sachlich ist er auch den religiösen Phänomenen dieser Mystikerin nachgegangen und hat versucht, sie uns Heutigen menschlich begreifbar zu machen.» *Amtsblatt der Diözese Regensburg*

CHRISTIANA-VERLAG CH-8260 STEIN AM RHEIN

WOLFGANG KUHN

Gross sind Deine Werke

108 Seiten, 50 Farbtafeln, DM 25.–, Fr. 22.50

Als Biologe ist Prof. Wolfgang Kuhn in der Lage, an fünfzig Beispielen die brillante Handschrift des Schöpfers zu entziffern. Von der ersten bis zur letzten Seite kommt man aus dem Staunen nicht heraus. Wenn Gott den Menschen schon als Herrn über die Schöpfung gesetzt hat, so verpflichtet das. Die Wunder der Schöpfung sind aber nicht dazu da, nur unsere Neugier zu befriedigen, sie sollen vielmehr zu neuen Erkenntnissen und Entdeckungen und letztlich zu einer Begegnung mit dem Schöpfer führen, denn nach Paulus können auch die Heiden Gott aus den Werken der Schöpfung erkennen (Röm 1,19).
Die fünfzig Farbfotos sollen Einblicke gewähren in einige dieser Geheimnisse Gottes und seiner Schöpfung. Die zugehörigen kurzen Texte erläutern nicht nur, sondern regen zum Nachdenken, ja zur Meditation, an. Habakuk, ein Prophet des Alten Bundes, schrieb: «Herr, ich habe Kunde von dir vernommen, ich habe dein Werk, o Herr, geschaut... Offenbare es in dieser Zeit» (Hab 3,2).

BRUNO VONARBURG

Gottes Segen in der Natur

Ein Handbuch der Naturheilkunde

5. Auflage, 30 000 Exemplare, A5, 384 Seiten, 50 ABbbildungen,
DM 28.50, FR. 25.–

Noch nie war das öffentliche Interesse für Naturheilkunde so gross wie heute. In diesem Handbuch werden uns die grossen Pioniere der Heilkunde in Wort und Bild vorgestellt, angefangen bei den alten Griechen über Hildegard von Bingen, Albertus Magnus, Paracelsus, Hahnemann, Kneipp, Künzle, Bircher-Benner und viele andere; wir erfahren, wie sie ihre sensationellen Entdeckungen und Erkenntnisse unter schweren Kämpfen, Anfechtungen und Enttäuschungen schliesslich zu brauchbaren Heilmethoden entwickelten. Das Buch bietet eine Einführung in die Gesundheitslehre und erläutert die Kräuter-, Ernährungs-, Erd-, Wasser- und Lichttherapie; es bringt Rezepte, Anwendungen und Erklärungen. Schliesslich werden die wichtigsten Heilpflanzen in Wort und Bild beschrieben. Tabellen und Stichwortregister ermöglichen eine rasche Orientierung. Dieses Buch wartet darauf, auch Ihr Ratgeber und Führer zu einem gesunden Leben zu werden.

BRUNO VONARBURG

Kräutersegen auf allen Wegen

2. Auflage, Format A5, 252 Seiten, 80 Abbildungen, 18 Zeichnungen, 20 Farbfotos,
DM 22.–, Fr. 19.80

Hier wird nicht trocken und langweilig doziert, nein, hier verrät ein Freund seinen Freunden sein reiches naturheilkundliches Wissen in all seinen Zusammenhängen (Pflanzenkunde, Geschichte, Kultur, Medizin, Therapie), hier wird die Liebe zur Natur, das Erkennen körperlicher Störzonen und Krankheiten und die Sorge und der Kampf um die eigene Gesundheit zum faszinierenden Erlebnis. Die 20 wichtigsten Heilkräuter werden in Wort und Bild ausführlich behandelt und vorgestellt. Parallel dazu erfährt man Interessantes über Wildsalate und Wildgemüse, Kräutergarten und Kräuterherbarium, Bowlenzeit und Naturkosmetik.